U0265494

药师处方审核培训系列教材（案例版）

抗肿瘤药物审方要点

广东省药学会　组织编写

总 主 审　郑志华（广东省药学会副理事长兼秘书长）

魏　理（广东省药学会药物治疗学专委会副主任委员）

总 主 编　吴新荣（广东省药学会药物治疗学专委会名誉主任委员）

王若伦（广东省药学会药物治疗学专委会主任委员）

副总主编　刘　韬（广东省药学会药物治疗学专委会副主任委员）

王景浩（广东省药学会药物治疗学专委会副主任委员）

郑锦坤（广东省药学会药物治疗管理专家委员会副主任委员）

主　　编　刘　韬（中山大学肿瘤防治中心）

黄红兵（中山大学肿瘤防治中心）

陈卓佳（中山大学肿瘤防治中心）

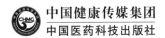

中国健康传媒集团

中国医药科技出版社

内容提要

本书是"药师处方审核培训系列教材（案例版）"之一，内容涵盖抗肿瘤药物基本特点、抗肿瘤及相关支持治疗药物分类、抗肿瘤用药审方依据和处方审核要点。列举大量具有代表性的案例，分析问题处方并提出干预建议。本书是一本审方基础理论和实践经验相结合的应用型书籍，内容丰富，实用性强。

本书可作为临床药师、临床医师、护士（特别是基层医疗机构医务人员）以及高等院校临床药学、医院药学专业学生的参考用书。

图书在版编目（CIP）数据

抗肿瘤药物审方要点 / 刘韬，黄红兵，陈卓佳主编. –– 北京：中国医药科技出版社，2024.12
药师处方审核培训系列教材：案例版
ISBN 978–7–5214–4592–3

Ⅰ.①抗… Ⅱ.①刘… ②黄… ③陈… Ⅲ.①抗癌药–处方–检查–岗位培训–教材 Ⅳ.①R979.1

中国国家版本馆CIP数据核字（2024）第087483号

美术编辑 陈君杞
版式设计 友全图文

出版 **中国健康传媒集团** | 中国医药科技出版社
地址 北京市海淀区文慧园北路甲 22 号
邮编 100082
电话 发行：010-62227427 邮购：010-62236938
网址 www.cmstp.com
规格 710 × 1000 mm $^1/_{16}$
印张 19 $^3/_4$
字数 349 千字
版次 2024 年 12 月第 1 版
印次 2024 年 12 月第 1 次印刷
印刷 大厂回族自治县彩虹印刷有限公司
经销 全国各地新华书店
书号 ISBN 978–7–5214–4592–3
定价 **69.00 元**

版权所有 盗版必究
举报电话：010-62228771
本社图书如存在印装质量问题请与本社联系调换

获取新书信息、投稿、为图书纠错，请扫码联系我们。

编 委 会

总 主 审　郑志华（广东省药学会副理事长兼秘书长）

　　　　　魏　理（广东省药学会药物治疗学专委会副主任委员）

总 主 编　吴新荣（广东省药学会药物治疗学专委会名誉主任委员）

　　　　　王若伦（广东省药学会药物治疗学专委会主任委员）

副总主编　刘　韬（广东省药学会药物治疗学专委会副主任委员）

　　　　　王景浩（广东省药学会药物治疗学专委会副主任委员）

　　　　　郑锦坤（广东省药学会药物治疗管理专家委员会副主任委员）

主　　编　刘　韬　黄红兵　陈卓佳

副 主 编　余柱立　张云惠　房财富

编　　委　（以姓氏笔画为序）

　　　　　王琳环　刘　庆　刘　韬　刘　澍　观荣贵　李晓燕

　　　　　邱　孟　余柱立　张云惠　张宇虹　陈卓佳　陈倩超

　　　　　林晓泉　房财富　黄红兵　梁蔚婷　曾晓华　雷玮成

　　　　　廖文锋　潘　莹　魏　雪

写给读者的话

亲爱的读者们：

在这个医疗健康领域发展日新月异的时代，我们自豪地呈献给您——《药师处方审核培训系列教材（案例版）》；它既是广大药师对自身角色定位和转变的深刻理解，更是药学服务与实践经验的无私分享。

随着"健康中国"战略的深入推进，医疗卫生服务体系正经历着一场深刻的变革。药师，已从传统的调剂小角色，转向以患者为中心、提供全方位药学服务的新身份，成为人民大众安全、合理用药的重要守护者。

2018年，国家卫生健康委员会办公厅等联合发布的《医疗机构处方审核规范》，将广大医院药师确定为处方审核工作第一责任人，赋予了我们新的使命。这不仅是对药师专业地位的认可，也对药师服务水平提出了更高要求。

在这样的大背景下，广东省药学会及时顺应国家政策导向，满足药师同仁的迫切需求，率先在全国开展"处方审核能力"培训工作。自2018年7月开办全国第一个"审方培训班"起，我们先后组织了由资深药师组成的师资团队、出版了标准的"培训教材"、构建了系统的处方审核培训体系，在全省乃至全国范围内，开展了全方位、多模式处方审核培训。同时，为了满足基层特别是边远地区广大药师的审方培训需求，我们还开辟了线上培训渠道。截至2024年8月，已为全国各省市培训了超过20000名合格的审方药师，约占我国医院药师总人数的4%。基于我们审方培训项目的规范性、实用性，培训效果得到业界充分认可，深受广大药师欢迎，被亲切称为"广式审方培训"。经过培训的药师成为各地、各单位的审方骨干乃至培训老师。

为了规范和引领处方审核培训项目的深入开展，广东省药学会相继发布了《广东省药师处方审核能力培训标准》《处方审核标准索引》（2023年更新），并出版了国内首部审方教材《药师处方审核培训教材》以及配套的《临床处方审核案例详解丛书》。

在历时5年2个月、累计45期线下审方班以及药师自发的线上学习教学实践中，我们的培训专家们收集了大量宝贵的问题处方案例，这些案例对于提升审方药师的处方分析能力和技能具有重要的参考价值。因此，广东省药学会组织了各大医院的专业团队，在处方审核理论丛书的基础上，结合丰富的实战经验，增加了更多、更有代表性的典型案例分析和练习试题，共同编写了这套《药师处方审核培训系列教材（案例版）》。

本套教材可以当作《药师处方审核培训系列教材》的延伸学习材料，内容广泛而全面，实用性强。它不仅介绍了药师审方工作所涉及的法律、法规，审方药师的职责、规范的操作流程，审方所需的检索工具；还概述了各类系统疾病的药物使用原则、不同给药途径、不同应用类别药物的药理、药效学理论；更重要的是，陈述了案例的客观资料，总结了案例特征，并以药品说明书为基础，结合相关"指南"或"专家共识"，全面系统地分析了处方中药物使用的合理性及存在的问题。并列举了各类具有代表性的处方审核真实案例，对案例进行了问题提出、处方分析、干预建议的首创"三步式案例教学"，力求做到科学、规范、实用，真正做到给读者"授人以渔"的师者用心。

书中还提供了大量练习题，并附上答案。通过学习，能够使一线药师得到现场培训的效果，从而更有针对性地提升了药师独立学习、分析问题以及解决问题的思维和实战技能，使他们成为审方骨干。这种理论和案例充分结合的编写模式，也是本丛书的一大特色。

习题集中的不少案例来源于参加国内和广东省内举办的各期审方药师培训班的优秀学员在作业练习中提交的真实案例，具有很高的实用参考价值。在此，我们对所有贡献智慧和经验的学员表示衷心的感谢！

此外，本书也可作为临床药师、临床医师（特别是基层医疗机构年轻的医务人员）、护士、临床药学专业学生的宝贵参考资料。

我们深知，基于医药科技的迅猛发展和编者的知识、能力所限，本丛书所述的案例及机制分析可能存在滞后情况，有些案例的分析和干预建议可能存在一定程度的主观性和局限性。在此，恳请医药学界的专家和广大读者不吝赐教，提出宝贵的批评和指正，以便我们在再版修订时改进、完善。

最后，感谢您选择《药师处方审核培训系列教材（案例版）》。我们承诺，将继续致力于提供高质量的药学教育资源，以支持药师队伍的成长和药学服务水平的提升。

总编组

前　言

　　恶性肿瘤是严重威胁人类健康和生命的重大疾病。国家癌症中心2024年报道的国内最新癌症数据显示，我国癌症发病人数为482.47万人，死亡人数为257.42万人。目前我国高发的癌症排序为肺癌、结直肠癌、甲状腺癌、肝癌、胃癌、乳腺癌和食管癌等，患者平均5年生存率仅为40.5%，而且随着人口老龄化的加速以及癌症慢病化趋势的凸显，我国恶性肿瘤发病人数日益增加。所幸的是越来越多的新型抗肿瘤药物，尤其是靶向药物、免疫治疗药物以及细胞疗法不断问世，并和传统的化疗药物、内分泌药物组成了各种新的疗法在临床上共同使用，使得药物的可及性得到了极大的提高，疗效也有了明显的提高。但同时我们也要看到，各类抗肿瘤药物在发挥治疗作用的同时，也会对人体正常器官、组织造成损害，例如细胞毒类药物容易导致骨髓抑制、神经毒性、消化系统不良反应；靶向药物容易导致高血压、蛋白尿、手足综合征；肿瘤免疫疗法会因T细胞过度激活而导致免疫相关不良事件。同时，在肿瘤诊疗领域，近年来创新药物得到快速审批获得附条件批准上市、新的研究成果不断发表、循证依据不断更新迭代，药物安全有效性证据的不确定明显增大，这使肿瘤的规范化诊疗问题成为焦点，受到各方重视。因此，国家卫健委近年来陆续颁布了《关于加强肿瘤规范化诊疗管理工作的通知》《关于开展肿瘤多学科诊疗试点工作的通知》《抗肿瘤药物临床应用管理办法（试行）》《新型抗肿瘤药物临床应用指导原则》《抗肿瘤药物临床合理应用管理指标》等政策性文件，要求各级医疗机构构建肿瘤的多学科综合诊疗团队，共同为患者个体化治疗制订安全、有效、经济、适宜的药物治疗方案，并积极发挥临床药师和审方药师的作用，通过处方前置审核、事后处方和医嘱点评，加强对临床合理用药的监督管理，不断提升合理用药水平，确保医疗质量和患者安全。

　　在广东省药学会搭建的学术平台上，汇聚了中山大学肿瘤防治中心长期工作在肿瘤药物治疗一线的中青年临床药学专家，他们根据肿瘤诊疗特点，及时把握最新诊疗前沿、诊疗指南和诊疗规范，从工作实践出发，围绕处方审核中常见、多发、易错的问题进行广泛调研和分析，编写成本书。本书依照审方药师应当具备"了解抗肿瘤用药基本概念和特点""掌握抗肿瘤及相关治疗药物分类""熟悉抗肿瘤用药审方依据""充分运用抗肿瘤用药处方审核要点"四项基本功的指导思想，科学设置章节，主要内容包括恶性肿瘤诊疗基本概述、治疗药物分类与合理使用、处方常见问题与审方要点等，并通过大量案例解析，重点从适应证是否适宜、药物治疗方案是否合理、化疗预处理方案是否规范、联合用药是否适宜、是否存在超说明书用药等多方面详细阐述了抗肿瘤药物处方审核的依据、步骤、要点与注意事项，通过大量简明的表单，提供新颖、全面的抗肿瘤药物治疗进展知识，帮助广大临床药师和青年医师更快捷、更准确地开展肿瘤治疗处方审核和相关药学监护和临床诊疗工作，满足广大医务工作者和医疗机构加强抗肿瘤药物临床应用管理，提高抗肿瘤药物临床应用水平，保障医疗质量和医疗安全的迫切需求。

随着肿瘤诊疗不断进展，临床试验结果不断更新，新药不断投入临床使用，原有药物的适应证和使用方法也在逐渐扩大和变化，尽管我们期望能够尽可能收纳更多最新的知识点，力求反映最新成果，使本书能够更加贴近现实，满足大家实际工作的需求，但是受编者学识所限，编写中难免有疏忽及不足之处，敬请读者批评指正，以期再版时修正。

感谢广东省药学会的大力帮助和指导，感谢全体编写人员的辛勤付出。

编　者

2024 年 2 月

目　录

第一章　抗肿瘤用药基本概念和特点

第二章　抗肿瘤及相关支持治疗药物分类

第三章　抗肿瘤用药审方依据

第四章　抗肿瘤用药处方审核要点

第一章 抗肿瘤用药基本概念和特点

第一节 恶性肿瘤概述

一、恶性肿瘤的定义

肿瘤被认为是机体在内、外各种致瘤因素的综合作用下，细胞在基因层面失去对正常生长的控制，导致其异常增殖而形成的新生物。恶性肿瘤，俗称癌症，除了对周围组织的侵犯，也可经血液或淋巴转移至全身而导致死亡。

恶性肿瘤是严重危害人类健康的重大疾病之一。世界卫生组织国际癌症研究机构（IARC）2020年的数据显示，全球新发癌症病例1929万例，死亡996万例，我国分别为457万例（占全球发病的23.7%）和300万例（占全球死亡的30.1%）。目前我国最常见的癌症为肺癌、结直肠癌、胃癌、乳腺癌和肝癌等，患者平均五年生存率仅为40.5%。所幸的是越来越多的靶向药物、免疫治疗药物以及细胞疗法不断问世，而且它们和传统的化疗药物、内分泌药物组成了各种新的疗法共同用于临床，使药物的可及性得到了极大提高，疗效也有了明显的提升。

二、肿瘤的分级和分期

恶性肿瘤的分级和分期是确定其发生发展的重要方式。分级是根据肿瘤的分化程度、异型性、核分裂象以及肿瘤的类型等病理形态指标来确定肿瘤的恶性程度，可以为临床治疗和预后提供依据。

分期是根据肿瘤的发生部位、大小、数量、侵袭范围、区域以及周边淋巴结的受侵情况、远处转移的发生与否和基因突变或扩增情况等，评估肿瘤的扩散情况，以帮助医师制订治疗方案、判断预后、协助评价疗效和便于医师之间的信息交流。目前最为广泛使用的分期方式为国际抗癌联盟（UICC）和美国癌症联合委员会（AJCC）共同制定的TNM分期系统。

在这套系统中，涉及肿瘤发展的三个重要因素：肿瘤的局部生长（T：tumor/topography）、淋巴结转移（N：lymph node）和远处转移（M：metastasis）。通过对这三个因素的分级，可以了解肿瘤的基本情况。

表1-1　肿瘤TNM分期的原则

T	原发肿瘤本身的情况
T_x	无法评估原发肿瘤
T_0	未发现原发肿瘤的证据
T_{is}	原位癌
$T_{1\sim4}$	原发肿瘤大小和（或）局部侵及范围（随数字增加而递增）
N	引流淋巴结的受侵情况
N_x	无法评估区域淋巴结情况
N_0	未出现区域淋巴结转移
$N_{1\sim3}$	区域淋巴结受累范围（随数字增加而递增）
M	远处转移情况
M_x	无法评估远处转移情况
M_0	未发现远处转移
M_1	发生远处转移

进一步将T、N、M组合后可以得到相应的肿瘤分期，即Ⅰ期、Ⅱ期、Ⅲ期和Ⅳ期。

三、肿瘤细胞增殖动力学

用时间和数量的概念表示细胞在体内生长、破坏过程的理论叫细胞动力学。一个细胞从一次分裂结束到下一次分裂结束，即从一个细胞分裂成两个细胞所需要的时间为一个细胞周期。细胞分裂（细胞周期）一般经过四个时相：DNA合成前期（G_1期）、DNA合成期（S期）、分裂前期（G_2期）、分裂期（M期）；部分细胞处于非增殖状态的静止期（G_0期），各期时间长短各不相同。人类细胞的细胞周期时间范围很广，一般而言G_1期18～30h，S期16～20h，G_2期2～10h，M期0.5～1h。大多数化疗药物按照其是否作用于细胞周期进行分类，可以分为时相特异性药物、周期特异性药物（CCSA）和周期非特异性药物（CCNSA），作用于细胞周期某个时相的药物称为时相特异性药物，而CCSA发挥作用并不依赖于细胞是否处于特定的时相，因此也可将CCSA称为时相非特异性药物。

一般来讲，成熟程度高、分化良好的良性肿瘤生长较缓慢，而成熟程度低、分化差的恶性肿瘤生长较快。影响肿瘤生长速度的因素很多，如肿瘤细胞的倍增时间、生长分数、生成与丢失的比例、肿瘤细胞数目等。

肿瘤细胞的倍增时间（DT）指肿瘤细胞数增加1倍所需的时间。多数恶性肿瘤细胞的倍增时间并不比正常细胞短，绝大多数肿瘤细胞的倍增时间比生长活跃的正常细胞慢。所以，肿瘤细胞倍增时间的长短可能不是决定恶性肿瘤生长速度的主要原因。

肿瘤细胞的生长分数（GF）指肿瘤细胞群体中处于增殖状态（S期和G_2期）的细胞比例。生长分数越大，肿瘤生长便越迅速；反之则生长缓慢。在细胞恶性转化的初期，绝大多数的细胞处于增殖期，所以生长分数较高。随着肿瘤的持续生长，不断有肿瘤细胞发生分化，大多数细胞处于G_0期（静止期），停止分裂增殖。即便是生长最迅速的肿瘤，其生长分数一般也只有20%左右。

正常组织的细胞生成与丢失会保持动态平衡。在肿瘤实质中，既有肿瘤细胞因丧失细胞间的接触抑制而不断生成，又有肿瘤细胞因凋亡、坏死、营养供应不足以及机体抗肿瘤反应而丢失，这两者之间的平衡状态直接影响肿瘤组织的生长速度。

肿瘤细胞的数目指的是细胞生长时的计数，与正常器官的功能受损相关。当肿瘤细胞的数目增加时，抵抗药物的细胞数目也会增加，治愈的可能性下降。另外，肿瘤体积的增大使内部的血供和氧和出现问题，药物难以进入细胞内，导致肿瘤对化疗和放疗的敏感性下降。

第二节 抗肿瘤药物治疗模式

抗肿瘤药物治疗属于内科治疗的范畴，是除外科治疗和放射治疗外的一种重要的肿瘤治疗手段。抗肿瘤药物种类广泛，包括细胞毒药物、内分泌药物、分子靶向药物、生物及免疫制剂、基因治疗药物等。随着对肿瘤认识的加深，治疗方式也随之发生改变，由原来的单一使用细胞毒药物治疗到现在的综合治疗。其中产生了多种治疗模式，比如与外科治疗相结合的新辅助/辅助治疗，与放疗结合的同步放化疗等。这些模式的组合并不是简单的堆叠，在实际应用中，应该根据患者肿瘤的不同部位、病理类型、药物的作用机制等综合考虑，以取得最佳的治疗效果。

一、根治性治疗

血液、淋巴和生殖细胞系统肿瘤属于化疗药物高度敏感性肿瘤，部分可以通过药物获得根治，内科药物治疗在这些肿瘤的综合治疗中占主导地位。治疗中强调足剂量、足疗程的标准化疗，须保证治疗的安全性、患者的耐受性及依从性，尽量避免减低剂量及延长化疗后间歇期，不可在取得临床完全缓解后即终止治疗，应要求患者完成根治性的全程治疗方案。

二、姑息性治疗

对于部分晚期上皮或结缔组织来源的肿瘤，如晚期肺癌、乳腺癌、肾癌、恶性黑色素瘤等，内科药物治疗可以减小瘤体，缓解肿瘤压迫症状，改善患者营养状况和生活质量或延长生存期。

三、辅助治疗

辅助治疗指根治性手术后的化疗、内分泌药物治疗和靶向药物治疗等全身性治疗，可以有效降低体内可能的肿瘤负荷，从而降低耐药细胞的发生率，提高化疗敏感性，达到提高治愈率的目的。

四、新辅助治疗

新辅助治疗指手术前的化疗、内分泌药物治疗和靶向药物治疗等全身性治疗，治疗的主要目的：①降低临床分期，提高手术切除率；②减少手术对身体器官的损伤；③减少手术中肿瘤细胞播散的机会；④同时也为术后的辅助化疗提供参考。从应用目的来讲，新辅助治疗是为外科手术提供一种可能性，因此在药物的选择方面，除了要顾及疗效，还需要考虑不可增加手术并发症的风险。

五、同步放化疗

同步放化疗指化疗与放疗同时进行的治疗方式。可以通过化疗药物的增敏作用，提高放疗对于肿瘤的局部控制效果，同时发挥化疗的全身性治疗作用，控制可能的远端转移，协同达到提高疗效的目的。

六、维持治疗

维持治疗仅用于晚期患者的一线、二线治疗。目前维持化疗证据最充分的见于晚期肺癌，是指患者在完成4~6个周期的一线化疗后疾病稳定、身体状况允许情况下的继续化疗，以进一步推迟疾病进展时间，改善患者的生活质量，延长生存时间。

七、支持治疗

支持治疗包括化疗、内分泌治疗、靶向与免疫治疗等全身性治疗相关不良反应的预防与处理，肿瘤相关并发症的预防与治疗，镇痛、营养、抗凝等药物治疗。例如在化疗中应积极给予止吐药物和集落刺激因子等药物。

第三节　肿瘤治疗常用临床疗效评价指标

肿瘤治疗后的疗效评估是评价肿瘤治疗的重要环节，一方面可以了解患者疗效，另外也为下一步治疗提供重要依据。目前，主要通过患者的生存情况、肿瘤的大小和肿瘤标志物了解肿瘤治疗的效果。生存情况是通过对某一疾病的大样本量研究中，观察患者的生存时间或疾病复发时间所得到一定比例的数据。有效的治疗通常能降低肿瘤负荷，因此肿瘤体积的缩小常作为疗效评价的重要部分，对于可被测量的实体瘤而言，有国际上通用的实体瘤疗效评估标准（RECIST）。在标准中，通过对可测量病灶大小发生的变化对疗效进行定义。对于一些非实体肿瘤或有明确证据支持下，肿瘤标志物也能用于评价疗效，如多发性骨髓瘤中的M蛋白，前列腺癌中的前列腺特异性抗原等。

关于疗效评估的标准有以下术语。

（1）完全缓解（CR）　所有靶病灶消失，无新病灶出现，且肿瘤标志物正常，至少维持4周。

（2）部分缓解（PR）　靶病灶最大径之和减少≥30%，至少维持4周。

（3）疾病稳定（SD）　缩小未达PR（基线病灶长径总和缩小≥30%）或增加未到PD［基线病灶长径总和增加≥20%或出现新病灶，或（和）非目标病灶进展］，一个或多个非目标病灶和（或）标志物异常。

（4）疾病进展（PD）　靶病灶最大径之和至少增加≥20%，或出现新病灶。

（5）总生存期（OS） 从随机化开始至因任何原因引起死亡的时间。

（6）无进展生存期（PFS） 从接受治疗开始到肿瘤进展或死亡之间的时间，适用于肿瘤无法清除而仍旧存在的情况。

（7）疾病控制率（DCR） CR+PR+SD。

（8）客观缓解率（ORR） 指肿瘤缩小达到一定量并且保持一定时间的患者的比例，包括CR+PR的病例。

（9）无病生存期（DFS） 从随机化开始到第一次肿瘤复发或因任何原因引起死亡的时间，适用于患者已实施根治性手术等治疗后且无检出病灶的情况。

（10）疾病进展时间（TTP） 从随机化开始到第一次肿瘤进展的时间。

第四节　肿瘤相关标志物

肿瘤标志物（TM）又称肿瘤标记物，是指特征性存在于恶性肿瘤细胞，或由恶性肿瘤细胞异常产生的物质，或是宿主对肿瘤的刺激反应而产生的物质，并能反映肿瘤发生、发展，监测肿瘤对治疗反应的一类物质，除传统的体液肿瘤标志物（如酶、激素、糖蛋白等），还有基因水平的分子肿瘤标志物。肿瘤标志物存在于肿瘤患者的组织、体液和排泄物中，能够用免疫学、生物化学及分子生物学的方法检测到。

需要注意的是，肿瘤诊断不能单独依靠肿瘤标志物的检查，发生异常也不意味着就是发生了肿瘤，单次肿瘤标志物的升高临床意义并不大，相关指标动态持续升高才有意义，只有综合考虑病理学和影像学才能准确地诊断。

一、肿瘤标志物的分类

根据临床应用需要，按照来源对肿瘤标志物进行分类。

（一）酶类

酶作为人体内数量庞大且高效的活性物质，参与多个生化反应，在肿瘤发生发展的过程中酶的特性可能会发生改变。因此，酶类作为肿瘤标志物被检测是有一定临床意义的。由于肿瘤在生长过程中容易被破坏，导致细胞内的酶被迫释放入血，许多酶的种类也不是某种细胞所特有，所以酶是一种非特异性的肿瘤标志物。下面列举几种与肿瘤相关的酶类肿瘤标志物。

1.**碱性磷酸酶（ALP）** 该酶广泛分布于体内，如肝脏、胎盘和骨中。ALP升高主要见于肝癌、胆管癌、前列腺癌、白血病、肉瘤、淋巴瘤等。

2.**神经元特异性烯醇化酶（NSE）** 该酶主要存在于神经组织及神经内分泌系统中，NSE升高主要见于小细胞肺癌、神经母细胞瘤、嗜铬细胞瘤、甲状腺瘤、多发性骨髓瘤、类癌、胰腺癌等，另外，NSE也与不良预后成正相关。

3.**前列腺特异性抗原（PSA）** 该酶是前列腺癌最重要的标志物，由于其具有高度器官特异性，可作为前列腺癌筛查的工具，但部分前列腺的良性病变也可使PSA升高。

（二）激素类

激素是人体内分泌腺分泌的一种具有生物活性的物质，当该类腺体发生癌变时，可能导致激素水平异常。下面列举几种与肿瘤相关的激素类肿瘤标志物。

1.**降钙素（CT）** 该激素由甲状腺C型细胞分泌，具有降低血钙和血磷的作用，其升高与甲状腺髓样癌（MTC）相关，且可指示其分化和侵袭能力，可作为筛查工具。

2.**人绒毛膜促性腺激素（HCG）** 该激素由妊娠期滋养细胞分泌，肿瘤分泌的HCG通常为β亚单位，β-HCG升高主要见于滋养细胞瘤、绒毛膜上皮癌、精原细胞型睾丸癌及非精原细胞型睾丸癌。

3.**雌激素受体、孕激素受体（ER，PR）** ER和PR的升高见于乳腺癌、卵巢癌、宫颈癌和子宫内膜癌，这两类激素水平还可用于指导乳腺癌内分泌用药。

（三）胚胎抗原类

该类物质具有人类胚胎抗原特性，一般只存在于胎儿中。由于一些患者体内的肿瘤基因激活的缘故，表达了该类抗原。

1.**甲胎蛋白（AFP）** AFP在胎儿的卵黄囊和肝中合成，出生后18个月含量下降，成人血清中含量应低于10μg/L。AFP升高见于肝癌和生殖细胞肿瘤，肝脏良性病变也可见AFP有限升高，AFP与HCG可联合判断精原细胞瘤的分型分期。

2.**癌胚抗原（CEA）** CEA是一种广泛肿瘤标志物，存在于内胚层起源的消化系统肿瘤，与直肠癌、胰腺癌、胃癌、肺癌、乳腺癌等有关，也可见于部分良性疾病如肝硬化、直肠息肉、溃疡性直肠炎、某些乳腺疾病等，由于其假阳性率和假阴性率较高，并不适合用于癌症筛查。CEA的升高主要与肿瘤的分期、器官组织类型、病情的恶化相关，可以用于观察化疗后或术后疗效。

（四）特殊蛋白类

该类肿瘤标志物大多由上皮细胞衍生而来，肿瘤细胞快速生长过程中表达了大量原本不存在于正常组织的组分。下面列举几种与肿瘤相关的特殊蛋白类肿瘤标志物。

1.细胞角蛋白19可溶性片段（CYFRA21-1） 细胞角蛋白（CK）在上皮细胞中起支撑和支架的作用，以CK18和CK19最为常见，胞体破坏后释放入血，CK19的可溶性片段CYFRA21-1在非小细胞肺癌中具有重要的诊断意义。

2.鳞状细胞癌抗原（SCCA） 该抗原与鳞癌相关，SCCA升高见于宫颈癌、非小细胞肺癌、皮肤癌、头颈部肿瘤、消化系统肿瘤、泌尿系统肿瘤等。

3.铁蛋白 该蛋白在体内发挥铁相关的储存、转运和代谢作用，铁蛋白升高可见于肝病、淋巴瘤、白血病、肝癌、乳腺癌等。

（五）糖蛋白类

肿瘤细胞膜表面存在一类糖蛋白，与正常细胞相比，肿瘤细胞上的糖蛋白常常发生变异而具有一定的特性，其可作为肿瘤标志物进行识别。下面列举几种与肿瘤相关的糖蛋白类肿瘤标志物。在命名方面，CA表示癌症，后接的数字表示抗原肿瘤细胞系的编号。

1. CA125 该糖蛋白与卵巢浆液性癌及未分化癌相关，可作为中晚期卵巢癌诊断依据，但其特异性较差，CA125升高也可见于宫颈癌、乳腺癌、胰腺癌、胃癌、结直肠癌及部分妇科良性疾病（如子宫肌瘤、子宫内膜异位症、卵巢囊肿等）。

2. CA15-3 CA15-3可以作为乳腺癌的特异性标志物，临床上用于监测术后疗效及是否复发，CA15-3升高也见于胰腺癌、肺癌、卵巢癌、直肠癌、肝癌及一些肝脏和乳腺的良性疾病。

3. CA19-9 CA19-9升高主要见于胰腺癌和大肠癌，尤其对晚期胰腺癌的敏感度较高，也可见于胃癌、胆囊癌或某些消化道炎性反应中。

4. **CA72-4**　CA72-4与CEA联合可用于诊断胃癌，一般来说，对晚期及复发的诊断较为准确。CA72-4升高也可见于结直肠癌、胰腺癌、肝癌、肺癌、乳腺癌、卵巢癌等。

5. **CA24-2**　CA24-2升高见于胰腺癌和结直肠癌，可用于预后和复发的判断。

6. **CA50**　CA50属于非特异性的糖蛋白肿瘤标志物，用于胰腺癌、结直肠癌、胃癌的辅助诊断。

（六）病毒类

某些病毒的感染与肿瘤有着密切的联系，我们将一部分能使正常细胞转化为肿瘤的病毒称为肿瘤病毒。下面列举几种肿瘤相关病毒。

1. EB病毒　EB病毒与Burkitt淋巴瘤和鼻咽癌密切相关，研究发现，这类患者血中有较高滴度的EB病毒抗体。EB-IgA抗体升高见于鼻咽癌，该指标也可用于筛查及疗效的检测。

2.人乳头瘤病毒（HPV）　HPV病毒与宫颈癌密切相关，可以作为宫颈癌的早期筛查工具。

3.肝炎病毒　乙型肝炎病毒（HBV）和丙型肝炎病毒（HCV）的感染与肝癌密切相关。

（七）基因类

1.癌基因

（1）RAS基因　家族主要成员有K-RAS、H-RAS和N-RAS，临床上以K-RAS突变为主，可见于胃肠道肿瘤、膀胱癌、胰腺癌、卵巢癌、乳腺癌等。

（2）MYC基因　MYC基因参与体内DNA合成、转录和分化，基因突变扩增和高表达可见于肝癌、胃腺癌、结直肠腺癌、乳腺癌、白血病、淋巴瘤等。

（3）C-ERBB基因　该基因编码的蛋白称为EGFR蛋白家族，包括HER1（EGFR）、HER2、HER3和HER4，HER1（EGFR）过表达见于肺癌、大肠癌、卵巢癌和头颈部肿瘤。HER2过表达见于乳腺癌、胃癌和卵巢癌。

2.抑癌基因

（1）TP53基因　该基因可通过检测基因组的完整性来阻止体内发生癌变，TP53基因突变可导致乳腺癌、结直肠癌、小细胞肺癌、淋巴瘤和白血病。

（2）RB1基因　RB1基因编码的蛋白为转录因子，负责控制细胞进入分裂过程，发生突变时细胞增殖速度加快，可见于视网膜母细胞瘤、骨肉瘤、白血病、淋巴瘤、肺癌、乳腺癌等。

3.DNA修复基因

（1）BRCA1/2基因　BRCA1/2基因参与DNA修复、细胞转录、诱导细胞凋亡、雌激素相关转录和维持基因组的稳定性，BRCA1/2基因突变见于乳腺癌和卵巢癌。

（2）ERCC1基因　ERCC基因在核苷酸切除修复系统（NER）发挥重要作用，若表达降低会使癌症发生概率增大，过表达则会导致耐药。

4.转移相关基因　肿瘤转移涉及相关的基因，如血管内皮生长因子（VEGF），它可以促使肿瘤的血管生长，与肿瘤生长和转移密切相关。

5.耐药相关基因

（1）多药耐药基因（MDR1）　MDR1基因编码P-糖蛋白（P-gp），其高表达与蒽环类、长春碱类和多柔比星的耐药有关。

（2）MRP基因　MRP基因编码多药耐药蛋白（MRP），其高表达与长春新碱和多柔比星耐药有关。

二、肿瘤标志物的应用

（一）乳腺癌

乳腺癌作为发病率居首位的恶性肿瘤，严重危害女性的健康，生物标志物的发展在乳腺癌的早期诊断和合理治疗中提供巨大帮助。目前，针对乳腺癌的生物标志物中，CA15-3有较好的特异性，可用于监测乳腺癌的复发和转移，结合组织多肽特异性抗原（TPS）能进一步提高检测的敏感性。另外，对ER和PR的检测能更好地反映患者是否能进行内分泌治疗；HER2基因的检测也能进一步评估是否适合分子靶向治疗。

（二）肺癌

肺癌在男性中的发病率位居首位，一般将肺癌分为非小细胞肺癌（NSCLC）和小细胞肺癌（SCLC）两类，它们的生物标志物不相同。在NSCLC中，CYFRA21-1、CEA和SCCA呈高表达，而SCLC中NSE和前胃泌素释放肽（ProGRP）更为特征。随着分子靶向治疗的广泛应用，检测相应靶点的突变有利于药物的选择，较为常见的靶点有EGFR和间变淋巴瘤激酶（ALK）。

（三）胃癌

单一生物标志物在胃癌检测中的特异性较差，目前联合应用诊断早期胃癌及评价预后较准确。在体液标志物方面，CA72-4敏感性较高，可联合CEA和CA19-9综合判断癌症分期及预后等信息。晚期胃癌患者在检测HER2表达后可选择使用分子靶向药物治疗。

（四）大肠癌

针对大肠癌目前仍未有特异性的标志物，CEA、CA19-9和CA24-2的高表达可能与之相关，另外，K-RAS基因的突变提示晚期大肠癌患者对EGFR治疗不佳。

（五）肝癌

肝癌目前仍缺乏特异性高的标志物，AFP在早期肝癌的诊断方面有较高的价值。

（六）胰腺癌

胰腺癌目前仍没有准确可供参考的标志物，结合CA19-9和CEA可进行综合评估。

（七）血液肿瘤

在血液肿瘤中，相关基因的激活容易引起染色体易位，基因的重构可能发生基因融合，如早幼粒细胞白血病（APL）中常见PML-RARα融合基因，慢性粒细胞白血病中形成的BCR-ABL融合基因。

第五节　抗肿瘤药物治疗的方案与周期

肿瘤化学治疗方案的制订包括药物选择、剂量确定、用药周期，需要考虑化疗药物的药理作用特点、不良反应及人体恢复周期。

化疗药作用于某个细胞周期，影响细胞的正常生长，而细胞分裂是有周期的，所以一个化疗周期的时间长短有具体要求，不同药物化疗周期不同。不同的化学治疗方案有不同的周期，一个周期指一段时间的治疗和接下来一段时间的休息。在休息时间段，使因化疗而受损的健康细胞得以自我修复，生成新的细胞。

化疗过程中，根据不同化疗药的药动学特点和患者的特点，选择合理的药物组合、剂量和疗程。

1.联合化疗 肿瘤具有异质性，肿瘤细胞在组织中分别处于不同周期时相，对药物敏感性各异，单用一种药物很难完全杀灭。不同作用机制的药物联合应用，有助于更快速地杀灭不同类型、不同时相的肿瘤细胞，减少耐药的发生，提高疗效。联合化疗并非随意选择几种药物进行简单相加拼凑，在设计方案时需要遵循的原则如下。

（1）选用的药物一般应为单药应用有效的药物。只有在已知有增效作用并且不增加毒性的情况下，方可选择单用无效的药物。

（2）选择不同作用机制的药物或作用于不同细胞周期的药物。

（3）各种药物之间有或可能有互相增效作用。

（4）毒性作用的靶器官不同，或者虽然作用于同一靶器官，但是作用的时间不同。

（5）各种药物之间无交叉耐药性。

（6）合适的剂量和方案，根据药动学作用机制安排给药顺序，避免拮抗。

在进行合理思考和设计后，联合方案的疗效和安全性仍需经临床研究证实，特别是考虑替代现有的标准治疗时，更加需要进行严谨的比较。

2.多周期治疗 根据对数杀伤理论，化疗药物按比例杀灭肿瘤细胞，鉴于目前的化疗药物有效率，即使对于较小肿瘤，单周期化疗也难以将肿瘤细胞减少到可治愈的数量级。多周期治疗即通过定期给予的多次用药，实现肿瘤细胞数目的持续逐级递减，可以提高疗效。

3.合适的用药剂量 多数化疗药物的治疗窗狭窄，在组成联合方案时尤其需要谨慎确定剂量。通过临床研究进行剂量递增方案确定各种药物的推荐剂量，并根据患者的体表面积计算具体用量。目前描述剂量使用情况的度量单位仍为剂量强度，是指化疗周期内单位时间内给予的药物剂量，单位为 mg/m^2。

4.合适的用药时间 药物的给药间隔时间和顺序都可能影响疗效和毒性，其设定需依据所选药物的作用机制。化疗药物主要作用于增殖旺盛的细胞，因此剂量限制性毒性往往为骨髓毒性和消化道等其他系统或器官毒性反应，一定的给药间隔是保证正常组织及时修复所必需的，在不良反应消失或减低至 I 度前不宜给予同种药物或具有相同毒性的其他药物。

5.合适的给药顺序 出于细胞周期和药动学的考虑，一些化疗方案中规定了给药顺序。联合化疗中常用的策略之一为先使用细胞周期非特异性药物，减小肿瘤负荷，使更多的G_0期细胞进入增殖周期后，再使用细胞周期特异性药物，杀灭增殖活跃的肿瘤细胞。如：顺铂可使紫杉醇的清除率减低，若使用顺铂后再给予紫杉醇，可产生较为严重的骨髓抑制，因此应先给予紫杉醇，再给予顺铂；甲氨蝶呤滴注6h后再滴注氟尿嘧啶的疗效最好且毒性低。

6.合适的给药途径　化疗药物给药途径可分为静脉给药、口服给药和局部给药3种方式。3种方式分别具有不同的优缺点，治疗时应该根据治疗目的选择合适的给药途径。

第六节　抗肿瘤药物的不良反应

细胞毒药物是常用的抗肿瘤药物，由于其不具有靶向性，在杀伤肿瘤细胞的同时，会损伤正常细胞导致各种不良反应，尤其在一些生长较快的组织细胞中，包括：恶心、呕吐、口腔黏膜炎等消化道反应，血液系统毒性、神经毒性以及心脏、肺、肾脏和肝脏等重要脏器损害。

靶向药物通过特异性针对癌细胞中唯一的或表达异常的分子，不良反应的类型取决于药物作用的相关靶点，主要包括高血压、手足综合征、皮疹和腹泻等。

与传统抗肿瘤药物一样，免疫检查点抑制剂也存在不良反应，称为免疫治疗相关不良反应（irAEs），免疫治疗药物比较多见的不良反应包括免疫相关的皮肤黏膜毒性、肺部不良反应、胃肠毒性、肝毒性、甲状腺功能减退症、垂体炎等；少见不良反应有免疫相关的神经毒性、血液毒性、肾毒性、心脏毒性和眼毒性等。

一、细胞毒药物不良反应

（一）骨髓抑制

大多数抗癌药物可抑制骨髓及淋巴组织的细胞分裂。药物对迅速增殖的较幼稚的造血干细胞作用强，对较成熟的非增殖细胞和缓慢增殖的多能干细胞作用弱。当较成熟的细胞继续分化时，外周血细胞数仍可保持在正常范围内，以后由于较幼稚细胞已被药物杀伤，外周血细胞数即迅速下降。成熟细胞的减少，常见于白细胞尤其是粒细胞，因其寿命只有 $1 \sim 2$ 天；血小板减少较少出现（寿命为几天）；红细胞减少罕见（平均寿命120天）。

外周粒细胞减少，可通过反馈机制刺激干细胞增殖，使血常规恢复。一些药物，如环磷酰胺和多柔比星，治疗后 $3 \sim 4$ 周血常规可恢复正常，进一步治疗则对骨髓的损伤相对较小。苯丙氨酸氮芥和亚硝脲类所致粒细胞和血小板的减少恢复较慢，一般需要6周，对下次治疗的耐受较差。产生延迟性骨髓抑制的药物如白消安和卡莫司汀对造血干细胞呈持续性损伤，影响了干细胞库的重建，在干细胞数量减少的情况下，血常规难以恢复。博来霉素和长春新碱对骨髓毒性很小，在血常规已经低下的情况可采用这类药物。

粒细胞减少的主要后果为严重感染的危险性增加。如果白细胞数在 $1 \times 10^9/L$ 以下持续 $7 \sim 10$ 天，尤其是粒细胞绝对数低于 $5 \times 10^5/L$ 持续5天以上，发生严重细菌感染的机会将明显增加。此时患者如果有寒战和体温高于 $38.5 ℃$，应做血培养和可疑感染部位的培养，并尽快用有效的广谱抗菌药物治疗。粒细胞–单核细胞集落刺激因子（GM-CSF）或粒细胞集落刺激因子（G-CSF）能促进骨髓干细胞的分化和粒细胞的增殖，减轻化疗引起的粒细胞降低程度及缩短粒细胞减少持续的时间。

对于化疗引起的短期血小板显著降低，可用低剂量皮质激素治疗（泼尼松 $5 \sim 10mg$，每天2次）。严重血小板减少的患者出现出血症状或血小板数低于 $15 \times 10^9/L$ 时，通常需要输注血小板。

（二）胃肠道反应

恶心和呕吐是化疗药物引起的最常见的早期毒性反应，严重的呕吐可导致脱水、电解质紊乱、衰弱和体重减轻，可能使患者拒绝有效的化疗。除了化疗药物直接刺激胃肠道引起呕吐外，血液中的化疗药可引起肠壁嗜铬细胞释放5–羟色胺（5–HT），5–HT作用于小肠的 $5-HT_3$ 受体，受体被激活后兴奋通过迷走神经传至位于第四脑室后区的化学感受区（CTZ），5–HT也可直接激活CTZ的5–HT受体，CTZ激活位于延脑的呕吐中枢，从而引起呕吐。在常用的止吐药中，$5-HT_3$ 受体拮抗剂止吐疗效最好，不良反应最轻，目前以昂丹司琼和格拉司琼应用较为广泛。

化疗药物会影响增殖活跃的黏膜组织，对消化道黏膜的损害表现为口腔炎、咽喉炎、口腔溃疡和食管炎，导致疼痛和进食减少；胃肠黏膜水肿及炎症可导致腹泻，甚至血便，严重者有生命危险。最常引起黏膜炎的药物包括甲氨蝶呤（MTX）、抗肿瘤抗生素［尤其是放线菌素D（Act-D）］和氟尿嘧啶（FU）等。静脉应用大剂量FU所引起的黏膜炎可并发血性腹泻，危及生命。FU每周给药1次对黏膜的毒性比连续5天给药的毒性轻。最常引起腹泻的化疗药包括阿糖胞苷（Ara-C）、Act-D、阿扎胞苷、FU、MTX、羟基脲（HU）和亚硝脲类药。长春碱类药，尤其是长春新碱可影响肠道的运动功能而引起便秘和麻痹性肠梗阻，老年人和长春新碱用量高的患者较易发生。

黏膜炎的治疗以对症为主，口腔炎或口腔溃疡疼痛可用局麻药止痛。如果合并念珠菌感染可用制霉菌素悬液含漱及口服。持续腹泻需要治疗，以减少脱水、电解质紊乱、衰弱、热量摄取不足和体重减轻等并发症的发生。应避免刺激性饮食，进食少渣、含蛋白质、钾和热量高的食物，补充水分。根据病情使用止泻药。

（三）肺毒性

博来霉素的肺毒性是博来霉素最严重的不良反应，发作隐匿和迟缓，可于停药后1个月以上发生。临床表现为干咳和呼吸急促，X线片表现为肺弥漫性间质性病变及肺部片状浸润。肺活检可发现肺泡非典型的细胞、纤维性渗出和透明膜等急性期病变，这些改变可发展成为广泛的间质纤维化和肺泡纤维化。博来霉素引起的肺改变属于非特异性。早期诊断比较困难，要与肺部机会性感染或肿瘤发展鉴别。肺毒性的发生率与博来霉素的剂量和患者的年龄有关，70岁以上患者较容易发生，以往接受过胸部放疗的患者也容易发生。治疗措施包括停用博来霉素，给予皮质类固醇药物。约一半轻度或中度肺病变的患者在治疗结束后9个月内肺部改变恢复正常。

白消安（BUS）是第一个被发现可引起肺毒性的化疗药物，肺毒性的临床病理特征与其他化疗药的肺毒性相似，但潜伏期较长，可在治疗开始8个月至10年后才发生，平均时间为4年。白消安肺毒性的发生率约为4%。毒性产生与药物剂量无直接关系。治疗措施包括停用白消安，给予皮质类固醇药物，但是预后较差。

卡莫司汀（BCNU）的肺毒性与累积剂量有关，肺毒性发生的时间可在用药后5天至5年，肺毒性的临床病理特征与其他化疗药的肺毒性相似。皮质类固醇与BCNU同时应用不能预防肺毒性产生，用皮质类固醇治疗也无效，因此，用药后要注意监测，早期发现肺毒性，及时停药。其他亚硝脲类药由于蓄积量较低，很少引起肺毒性。

丝裂霉素肺毒性的发生率差别较大，从3%～36%不等，毒性发生与剂量无关，环磷酰胺、放疗和氧治疗等可增加丝裂霉素的肺毒性。丝裂霉素肺毒性的病理特征和临床特征与博来霉素等化疗药相似，它通常发生于治疗后的6～12个月，但是也可于停药后短期内发生。丝裂霉素可引起胸腔积液和毛细血管渗漏肺水肿综合征，后者可合并发生其他全身性临床表现，例如溶血性尿毒综合征。一旦发现有可疑的肺毒性，应及早停用丝裂霉素，尽快应用皮质类固醇，后者可产生显著疗效。

（四）心脏毒性

抗肿瘤药物诱发的心脏毒性包括可导致充血性心力衰竭的心肌病心电图改变、严重心律失常、心包炎、心肌缺血和心肌梗死。抗肿瘤药除了本身可引起心脏病变外，在临床上对患者原有心脏病变的加重要引起高度重视，既要防止过早终止有效的抗肿瘤治疗，也要避免出现与治疗有关的严重并发症。

蒽环类药物是最常引起心脏毒性的化疗药物之一，心脏毒性是这类药物的剂量限制毒性，有约11%接受多柔比星治疗的患者会发生短暂性的心电图改变，包括室性心动过速、ST段低下、T波变平和偶发性室性期前收缩，这些急性异常与多柔比星总剂量无关，在静脉给药期间或刚给药时发生，停药后心电图改变通常恢复正常，无远期后遗症。充血性心力衰竭是一种与剂量有关的心脏毒性，经常于用药结束1～6个月后发生，也可发生于停药2周后，其发作与双侧心室心力衰竭的典型症状和体征相似，心脏组织学和超微结构研究显示，存在局灶性心肌损伤和变性。心衰的发生与多柔比星的总剂量有关，虽然剂量达到550mg/m^{2}时心力衰竭的发生率增加，但是多柔比星诱发的充血性心力衰竭可发生于所有剂量水平。为了预防出现严重的心脏毒性，目前推荐多柔比星的累积总剂量不超过500mg/m^2。心脏毒性增加的危险因素包括老年人，15岁以下儿童，有心脏病病史的患者。纵隔放疗或左侧乳腺放疗可增加蒽环类药的心脏毒性，如果这些部位过去接受过放疗，多柔比星的总剂量不应超过350mg/m^2。虽然心力衰竭有时候是不可逆的，但是用洋地黄和利尿剂治疗通常有效。早期发现和治疗可减轻病情，降低死亡率。可用心电图、左心室射血分数和内膜活检等监测心脏毒性，其中经皮心腔内心肌活检监测心脏毒性最为敏感和准确。

（五）肝脏毒性

肝细胞功能障碍通常由药物或其代谢物引起，是一个急性过程，常见血清转氨酶升高，病情发展可产生脂肪浸润和胆汁淤积。容易引起转氨酶异常的药物有门冬酰胺酶（L-ASP）、大剂量 BCNU、Ara-C、VP-16、硫唑嘌呤（AZ）、6-MP、大剂量MTX、放线菌素D、链脲霉素和长春新碱（VCR）。所有这些药物都可引起血清谷丙转氨酶和谷草转氨酶升高以及血清胆红素升高，其中AZ和6-MP常引起胆汁淤积性黄疸，L-ASP肝毒性的发生率最高，可引起较广泛的肝异常，包括酶改变和蛋白质合成障碍，导致血浆白蛋白和脂蛋白及凝血因子降低，凝血酶时间和凝血酶原时间延长，肝脂肪变性也较常见。肝毒性一般在停药后可恢复。对肝功能较差的患者注意观察肝功能的变化，对已存在严重肝功能异常的患者禁用化疗；对轻微肝功能异常，如病毒性肝炎血清标志物阳性、脂肪肝或轻度肝硬化者，如确需化疗，必须同时用保肝药物；对化疗过程中出现的轻度单项谷丙转氨酶升高者，也应同时用保肝药物；对严重肝损害，尤其是发生药物性黄疸者应停用化疗药，积极进行保肝排毒治疗。

（六）肾毒性和膀胱炎

抗肿瘤药物引起的泌尿系统反应主要有泌尿道刺激反应和肾实质的损害。引起氮质血症的药物有MTX、DDP、亚硝脲类、MMC等。引起肾小管损伤的药物有DDP和CTX等。CTX的活性代谢物从尿中排出，刺激性大，可引起化学性膀胱炎。对于肾脏毒性主要是以预防为主。应用MTX可配合大量输液和尿液碱化；应用DDP可配合利尿剂加水化，增加尿量，降低肾小管中DDP的浓度，减轻肾损伤；应用CTX需大量摄取水分；应用亚硝脲类应注意药物剂量，一旦出现肾毒性应停药。发现尿素氮轻度增高时，可用尿素氮吸附剂包醛氧淀粉，每次5~10g，一日2~3次。重度尿毒症患者则需做血液透析。肾功能异常者应及时减量或停药。一旦出现膀胱炎，应立即停药，通常停药几天后膀胱炎消失。水化和利尿可稀释尿中的药物代谢产物，降低毒性。应用大剂量CTX时，还需给予泌尿道保护剂，常用美司钠，后者与药物代谢产物形成对泌尿道无毒性的复合物，从而发挥保护作用。

（七）神经毒性

化疗药物在杀伤肿瘤细胞的同时，所引起的不同程度的神经毒性是临床常见的药物剂量限制性不良反应。长春新碱具有严重的神经毒性，慢性神经毒性是长春新碱的剂量限制不良反应，主要表现为较轻的可逆性损伤，以外周神经损伤为主，最常见的症状为跟腱反射受抑制，由于不易通过血-脑屏障，脑神经障碍较少见，但可见复视、角膜反射消失、眼睑下垂等。

铂类药物的神经毒性主要表现在外周神经系统和背根神经节，而对大脑的损伤较小。对外周神经系统的影响，主要表现为感觉神经传导速度下降，而运动神经传导速度不受影响，甚至出现运动神经的高度兴奋。紫杉醇的神经毒性是外周性的，最常见的是累及感觉神经纤维的周围神经病变，主要表现为双手和足麻木疼痛、腱反射消失；感觉神经病变与紫杉醇的剂量成正比，运动神经病变主要影响近端肌肉；其临床特征是肢端呈手套-袜子状的麻木、灼热感，振动感下降，腱反射消失，进一步发展则可产生运动神经受损。门冬酰胺酶可致大脑功能失常，可见抑郁、昏睡、精神错乱、谵妄、痴呆等。抗神经毒性药物主要是神经营养药物，如维生素类、核苷酸类、钙拮抗剂、还原型谷胱甘肽等。三磷酸胞苷二钠对草酸铂的神经毒性有明显的预防和治疗作用；葡萄糖酸钙和硫酸镁为草酸盐螯合剂，可避免或减轻草酸铂对神经膜通道的影响；硫酸镁能抑制中枢神经系统的突触传递，并能抑制神经纤维的应激性，还能使镁依赖的ATP酶恢复功能有利钠泵的运转；化疗药物诱发的急性神经病变与钠离子通道改变有关，多项临床研究认为钠离子通道阻滞剂可以减轻神经毒性，卡马西平具有阻断钠离子通道的作用。但总体来讲，目前尚缺乏非常有效的减少或治疗神经毒性的药物。

（八）毛发毒性

毛发脱落系药物对毛囊中增殖细胞的毒性所致。用药后两周开始出现症状，停药后可以完全恢复，表明毛囊中存在对药物较耐受的慢增殖细胞。有的患者再次使用曾经引起毛发脱落的同一药物时，毛发仍可再生。通过头皮止血带或冰帽局部降温减少药物循环到毛囊，对脱发可能起预防作用。

（九）生殖毒性

男性精子生成和女性卵泡形成均可受CTX、苯丁酸氮芥、氮芥等抗肿瘤药物的抑制，生殖毒性可以是暂时性的，但也可以造成永久性不育。累积剂量大，用药持续时间长，往往影响更大。选用适当的药物和适当的联合治疗方案是目前主要的防治措施，预存精子备用也是一种办法。如果女性患者停止化疗后月经开始恢复正常，一般仍可怀孕，但对于乳腺癌患者，生育有可能不利于病情控制和稳定，应当避免。

（十）致癌性

许多抗肿瘤药物与致癌物相似，可引起细胞染色体损伤和突变，因此，对于化疗后长期生存的患者，常见于对化疗较敏感的肿瘤，如淋巴瘤、骨髓瘤和卵巢癌等，发生二次肿瘤的风险增加。二次肿瘤多为急性白血病，常发生在化疗后2~4年。烷化剂和甲基苄肼引发二次肿瘤的报道较多，与放疗合用时，发生率则更高。很难鉴别二次发生的肿瘤是新发的原发肿瘤还是继发于化疗。药物引起的二次肿瘤可能与药物对DNA的损伤和免疫抑制有关。但是，对有可能治愈的肿瘤，如霍奇金病等，即使存在引发二次肿瘤的风险，争取化学治疗依然是值得的。

二、靶向药物不良反应

（一）手足综合征

手足综合征（HFS）与许多癌症治疗药物有关，包括一些靶向药物。这种综合征的原因尚不确定，它可能与手和脚的微小血管损伤有关，或者与药物本身从血管中渗出并造成损伤有关。HFS通常在治疗的头2~6周开始。手和脚的疼痛敏感、刺痛或麻木是HFS最早的症状。然后，手掌和脚底变红和肿胀。红肿看起来很像晒伤，可能会起水泡。在严重的情况下，水泡会裂开，成为溃疡。受影响的皮肤也可能变得干燥、脱皮和开裂。手足可能疼痛剧烈，并可能影响患者的行走和正常活动能力。如果情况变得严重，可能需要服用止痛药。如果存在轻微的HFS的症状，应立即就医。HFS是可防可治的，尽早治疗可以帮助防止它加重。

（二）高血压

一些靶向药物，特别是血管生成抑制类的药物，可以使血压升高。在服药过程中血压升高是有可能发生的，当出现相应的不良反应时，用药期间密切监测血压。有些人在治疗期间需要用药将血压降到安全水平。若患者需要停药，应该在医师指导下进行。

（三）皮疹

皮疹，是靶向药物最常见的皮肤不良反应。患皮疹的风险和症状的严重程度取决于靶向药物的类型和剂量。在大多数人中，皮疹较为温和。通常看起来像痤疮，出现在头皮、面部、颈部、胸部和上背部。在严重的情况下，皮疹可以出现在身体的其他部位。皮疹最常以皮肤发红和肿胀开始，往往在治疗的头几周内最严重，到了治疗的一个月左右，皮肤通常会结痂，变得非常干燥和发红。在此后的几周内，往往会出现圆形、扁平或凸起的红斑和中心有脓液的丘疹。有些人可能会发生皮肤感染。皮疹通常发痒、烧灼或刺痛，可能会有疼痛感。在治疗的后期，皮疹可能会自行好转或保持不变，但在停止治疗后一个月左右，皮疹应该完全消失。皮疹是可以预防和治疗的。

（四）腹泻

腹泻是指每天数次排出松散或水样的粪便，伴有或不伴有不适感。当肠道（结肠或肠道）中的水分由于某种原因没有被吸收回体内时，就会发生这种情况。靶向药物引起的腹泻是十分常见的，在接受治疗后的数小时、数天乃至数周都有可能发生。如塞瑞替尼、吉非替尼、厄洛替尼、埃克替尼和阿法替尼都容易引起腹泻。

当出现腹泻≤4次/日时，就可以定义为1级腹泻，此时需观察或做一般性的对症治疗；而当腹泻＞4次/日时，就应该及时就医，由医师制订治疗方案。除了靶向药以外，患者接受放化疗或免疫治疗，甚至生活方式和食物的改变（如高糖、高油饮食）都可能导致腹泻，因此除了对症治疗外，还要仔细区分是否是其他因素改变导致的腹泻，并且要及时纠正。应该补充水分，但要避免酸性饮品，如橙汁、葡萄汁，服用治疗腹泻的药物（在医师指引下）并记录腹泻的频次。

三、免疫相关不良反应

（一）皮肤不良反应

皮肤不良反应是与PD-1抑制剂有关的最常见的免疫相关不良反应（irAEs），可影响多达50%的患者，其中大多数为轻度反应。最常见的皮肤不良事件是红斑、皮疹（斑丘疹、脓疱疹）、瘙痒、反应性毛细血管增生症（RCCEP，使用卡瑞利珠单抗的患者较常见，卡瑞利珠单抗单药治疗发生率

66.8%）和白癜风（白癜风最常见于黑色素瘤患者）。少见的不良反应包括：斑秃、口腔炎、皮肤干燥症和光敏感；也有报道称有患者出现了银屑病加重，既往无皮肤病史的患者，发生了银屑病或苔藓样皮肤反应。罕见的有：中毒性表皮坏死松解症（TEN）、Steven-Johnson综合征和嗜酸性粒细胞增多和系统症状的药疹（DRESS）、急性发热性中性粒细胞增多性皮肤病（Sweet综合征）。皮肤不良反应出现较早，通常在PD-1抑制剂治疗之后2~4周内出现。

（二）内分泌不良反应

免疫检查点抑制剂（ICIs）相关的内分泌不良反应，主要包括甲状腺功能异常（主要是甲状腺功能减退、甲状腺功能亢进和甲状腺炎等）和急性垂体炎（导致垂体功能减低，包括中枢性甲状腺功能减退、中枢性肾上腺功能不足和低促性腺激素引起的性腺功能减退症等），发生率分别为5%~10%与0.4%。也有发生其他免疫相关内分泌疾病的报道，但少有发生，包括原发性肾上腺功能减退、1型糖尿病、高钙血症和甲状旁腺功能减退等。PD-1抑制剂相关的内分泌不良反应出现时间跨度较大，但通常出现较慢，一般发生在治疗期间的第10~24周。

ICIs治疗期间，如果患者出现无法解释的乏力、体重增加、毛发脱落、畏寒、便秘、抑郁和其他症状，需要考虑甲状腺功能减退的可能；如果患者出现无法解释的心悸、出汗、进食和便次增多和体重减少，需要考虑甲状腺功能亢进的可能；如果患者出现无法解释的持续头痛和（或）视觉障碍，需要立即评估是否合并垂体炎，但注意鉴别脑转移癌、软脑膜疾病和脑血管疾病等。

（三）肝脏不良反应

免疫检查抑制剂相关肝脏不良反应为免疫相关性肝炎，主要表现为谷丙转氨酶（ALT）和（或）谷草转氨酶（AST）升高，伴或不伴有胆红素升高。一般无特征性临床表现，有些患者可伴有疲乏、发热、食欲下降、早饱等非特异性表现；胆红素升高时可出现皮肤巩膜黄染、茶色尿等。PD-1抑制剂单药使用时肝炎发生率约为5%，与CTLA-4联合治疗时，肝炎发生率增至25%~30%。免疫检查点抑制剂相关肝脏不良反应可出现在首次使用的任意时间，最常出现在首次用药后8~12周。肝脏不良反应发生率差异很大，从0.7%~16%不等，取决于ICIs的种类、剂量以及是否使用联合治疗。任何级别的肝脏不良反应发生率在PD-1抑制剂中最低（0.7%~2.1%），在PD-L1抑制剂中为0.9%~12%。

初次ICIs治疗前应全面评估肝脏功能，对于合并HBV感染的患者，需在HBV-DNA低于2000IU/ml后再开始免疫治疗。英夫利西单抗因其自身潜在的肝脏毒性，不考虑用于免疫治疗相关肝脏不良反应患者的治疗。

（四）胃肠道不良反应

免疫检查点抑制剂相关胃肠道不良反应是最常见的不良反应之一，主要表现为腹泻、结肠炎。腹泻是最常见的胃肠道不良反应，发生率<19%，一般发生在平均3次免疫检查点抑制剂治疗后，也可能紧随第一次治疗。当出现腹泻合并腹痛、大便带血、黏液便和（或）发热等症状时，应警惕结肠炎的发生。此外，有的患者腹泻和（或）结肠炎也可在中止免疫治疗后数月出现，临床表现类似于慢性炎症性肠病。CTLA-4抑制剂的胃肠道毒性发生风险远远高于PD-1/PD-L1抑制剂，PD-1/PD-L1抑制剂的胃肠道毒性发生的中位时间为用药后6~8周。

（五）肺不良反应

免疫相关性肺炎是一种罕见但有致命威胁的严重不良反应，临床症状主要包括：呼吸困难（53%）、咳嗽（35%）、发热（12%）或胸痛（7%），偶尔会发生缺氧且会快速恶化以致呼吸衰竭，但也有约1/3的患者无任何症状，仅有影像学异常（磨玻璃结节影或斑片结节浸润影）。临床研究表明，接受PD-1/PD-L1抑制剂单药治疗的患者，肺炎发生率小于5%，3级以上肺炎发生率0%~1.5%。与PD-L1抑制剂相比，接受PD-1抑制剂单药治疗的患者免疫相关性肺炎的发生率更高，PD-1抑制剂与PD-L1抑制剂导致所有级别的肺炎发生率分别为3.6%和1.3%，重症肺炎发生率为1.1%和0.4%。免疫相关性肺炎可能发生在治疗的任何阶段，中位发生时间在2.8个月左右。

（六）类风湿性/骨骼肌不良反应

免疫检查点抑制剂相关类风湿性/骨骼肌不良反应主要表现为关节肿胀、疼痛、晨起活动不灵/晨僵持续约30~60min；其他免疫治疗相关类风湿性不良反应比较少见，如：干燥综合征、腮腺炎、炎症性肌炎，偶尔出现横纹肌溶解、血管炎、系统性红斑狼疮和结节病。使用ICIs治疗的患者中，关节痛的发生率约为15%，关节炎的发生率目前缺乏系统报道。类风湿性不良反应中位发生时间在开始ICIs治疗后第5个月。

（七）输注反应

免疫检查点抑制剂相关的输注反应表现为一些固定的症状，如：发热、僵硬、瘙痒、低血压、呼吸困难、胸部不适、皮疹、荨麻疹、血管性水肿、喘息或心动过速，也包括需要紧急处理的过敏性反应。ICIs相关输注反应发生率低于10%，其中大部分输注反应是轻微的，发生在首次输液期间。

（八）神经不良反应

免疫检查点抑制剂相关神经不良反应很少见，接受PD-1抑制剂治疗的患者发生率约为6.1%。神经不良反应包括重症肌无力、格林-巴利综合征、周围神经病、无菌性脑膜炎、脑炎和横贯性脊髓炎等，中位发生时间为用药后第6周。

（九）血液系统不良反应

免疫检查点抑制剂相关的血液系统不良反应目前很少被提及，但确有发生，包括溶血性贫血、红细胞再生障碍、嗜中性粒细胞减少症、血小板减少症、脊髓发育不良和A型血友病等。活动期的血液系统不良反应需要与免疫治疗初期暂时性检验结果异常相区别。目前针对免疫相关血液系统不良反应的最佳治疗方式尚不明确。

（十）肾脏不良反应

免疫检查点抑制剂相关的肾脏不良反应发生率＜5%，可表现为尿少、血尿、水肿、畏食以及实验室检查异常等。一般在开始PD-1抑制剂治疗后3～10个月出现。CTLA-4抑制剂相关的肾损伤出现时间更早，一般发生在ICIs治疗后的2～3个月。

（十一）心脏不良反应

免疫检查点抑制剂相关心血管不良反应少见，但有潜在死亡风险，常见心血管不良反应包括冠状动脉疾病、心力衰竭、心肌炎、房颤和心包疾病，其中，心肌炎的死亡率高达39.7%～50%。多家医院的调查研究显示心肌炎的发生率为1.05%，但真实发生率可能被低估。PD-1和PD-L1抑制剂的心肌炎发生率分别是0.5%和2.4%。中国人群心肌炎的中位发生时间为用药后38天，中位发生年龄65岁，81.2%发生在ICIs用药的第1～2次。

心肌炎在临床上可表现为无症状、轻微症状、明显症状或暴发性心肌炎。初始症状多为非特异性，如乏力、心悸和气短等。典型心肌炎临床综合征包括心悸、胸痛、急性或慢性心力衰竭以及心包炎、心包积液等一系列表现。

（十二）眼不良反应

最常见的免疫相关性眼不良反应是葡萄膜炎，但发生率＜1％。应警惕患者初次出现的视力模糊、飞蚊症、闪光、色觉改变、红眼症、畏光、火光敏感、视野改变、眼睑水肿、突出或复视。

第二章 抗肿瘤及相关支持治疗药物分类

第一节 传统细胞毒类药物

一、细胞毒药物的定义

化学治疗简称化疗，是利用化学合成药物杀伤肿瘤细胞或抑制肿瘤细胞生长的一种治疗方式。细胞毒药物作为化学治疗的一部分，根据不同的药理机制，作用于不同阶段的肿瘤细胞。随着近些年的发展，细胞毒药物由原来的单独使用，到现在与抗体类抗肿瘤药物、免疫检查点药物等联用，使化疗进入一个新的时代。

二、细胞毒药物的分类和作用机制

根据解剖治疗学和化学分类系统（ATC），细胞毒药物可以分为5类。

（一）烷化剂

这类药物通过烷化作用与DNA交叉联结，破坏DNA的结构与功能。烷化剂的作用广泛，半衰期一般较短，毒性较大，适合大剂量短程给药或间歇给药，可以细分为以下几类。

1. **氮芥类** 氮芥是最早应用于肿瘤治疗的药物，是一类化学性质非常活泼的化合物，其双氯乙基能与细胞DNA或蛋白质中的氨基、羟基、磷酸基团等发生作用，形成交叉联结使DNA断裂，又在下一次细胞复制中扰乱配对破坏DNA结构和功能，最终导致肿瘤细胞的死亡。其中G_1期和M期的细胞最为敏感，使细胞由G_1期延迟进入S期，剂量大时对各个周期和非繁殖细胞都有杀伤作用。该类药物还有苯丁酸氮芥、苯丙氨酸氮芥、环磷酰胺、异环磷酰胺等。这类药物的抗癌谱广，适用于白血病、淋巴瘤、卵巢癌、乳腺癌，尤其对淋巴细胞有强的抑制作用，可用作免疫抑制剂治疗自身性免疫系统疾病，如系统性红斑狼疮、类风湿关节炎和器官移植。

2. **乙烯亚胺类** 主要药物为塞替派，为周期非特异性药物，在生理条件下，可以形成乙烯亚胺与DNA碱基结合影响细胞分裂。适用于乳腺癌、卵巢癌、肝癌、膀胱癌等，给药途径较为广泛，除血管内给药外，还可用于腔体内给药，如膀胱灌注和腹腔、心包腔内注射。

3.亚硝脲类 该类药物抗癌谱广，脂溶性大，易于通过血-脑屏障。在体内会生成异氰酸盐和重氮氢氧化物，异氰酸盐抑制DNA聚合酶，从而抑制DNA的修复和RNA合成，而重氮氢氧化物有烷基化作用。该类药物有卡莫司汀、洛莫司汀、司莫司汀、尼莫司汀、福莫司汀、雌莫司汀等，适用于脑肿瘤、恶性肿瘤脑转移、霍奇金淋巴瘤等。

4.烷基磺酸盐 主要药物为白消安，它在体内解离后起烷化作用，小剂量下即可抑制粒细胞，适用于原发性血小板增多症、真性红细胞增多症、慢性粒细胞白血病慢性期的治疗。

5.其他 达卡巴嗪通过在体内分解后释放出甲基正离子发挥烷基化作用，适用于恶性黑色素瘤、软组织肉瘤、霍奇金淋巴瘤、神经内分泌瘤等。替莫唑胺是一种达卡巴嗪化学类似物，由于其易于通过血-脑屏障，适用于多形性胶质母细胞瘤和渐变性星形细胞瘤的辅助治疗和复发后治疗。苯达莫司汀是一种双功能烷化剂，兼具烷化剂和嘌呤类似物的抗代谢作用，促使DNA和蛋白质，蛋白质与蛋白质间的交联，干扰DNA功能和合成，适用于慢性淋巴细胞白血病、非霍奇金淋巴瘤、多发性骨髓瘤、乳腺癌等。

（二）抗代谢类药物

抗代谢药物因其化学结构与细胞生长所必需的代谢物如叶酸、嘌呤、嘧啶类似，通过竞争性与酶的结合，从而取代它们发挥干扰正常核苷酸合成的作用。核苷酸作为DNA的重要原料，扰乱后肿瘤细胞分裂增殖被阻断，该药物主要作用于细胞的S期，为细胞周期特异性药物。药物可细分为叶酸类似物、嘌呤类似物和嘧啶类似物。

1.叶酸类似物 该类药物通过抑制叶酸相关合成通路起抗肿瘤作用，如甲氨蝶呤、培美曲塞、雷替曲塞等，可竞争性抑制二氢叶酸还原酶，阻断二氢叶酸还原为四氢叶酸，阻止一碳基团的转移，抑制嘌呤核苷酸和嘧啶核苷酸的合成，使脱氧胸苷酸合成受阻，从而使DNA和RNA合成中断。培美曲塞可以通过抑制多个靶点发挥作用，包括胸苷酸合成酶、二氢叶酸还原酶和甘氨酰胺核苷甲酰转移酶，而雷替曲塞则是特异性抑制胸苷酸合成酶。这类药物适用于急性淋巴细胞白血病、伯基特淋巴瘤、霍奇金淋巴瘤、乳腺癌、卵巢癌、头颈部肿瘤、膀胱癌、非小细胞肺癌、间质瘤等。

2.嘌呤类似物　主要药物有巯嘌呤、硫鸟嘌呤、氟达拉滨、克拉屈滨，主要通过抑制嘌呤物间的相互转化，药物在体内先经过酶的催化作用成为有活性的巯嘌呤核苷酸，其可竞争性抑制次黄嘌呤核苷酸转为腺嘌呤核苷酸和鸟嘌呤核苷酸，影响嘌呤的代谢，阻止核酸合成，对S期细胞较为敏感。除了适用于血液系统肿瘤外，还可用于绒毛膜上皮癌、恶性葡萄胎，或作为免疫抑制剂治疗肾病综合征、红斑狼疮等自身免疫性疾病。

3.嘧啶类似物

（1）尿嘧啶类似物　主要药物有氟尿嘧啶（FU）及其口服制品、卡培他滨、替吉奥等，从机制上说，FU在体内酶的催化下转变为5-氟尿嘧啶脱氧核苷酸（5F-dUMP），竞争性抑制脱氧胸苷酸合成酶，阻止脱氧尿苷酸（dUMP）甲基化为脱氧胸苷酸（dTMP）而影响DNA的合成。另外，FU也可在体内转化为5-氟尿嘧啶核苷并结合在RNA上影响蛋白质的合成。该类药物静脉给药适用于多种实体瘤，如胃肠道肿瘤、乳腺癌、卵巢癌、绒毛膜上皮癌、宫颈癌、膀胱癌、头颈部肿瘤等，外用局部涂抹还可治疗皮肤癌。

（2）胞嘧啶类似物　主要药物有阿糖胞苷和吉西他滨，药物在体内经过核苷激酶的作用转化为具有活性的二磷酸盐和三磷酸盐，抑制核苷酸还原酶的活性，从而抑制合成DNA必需的三磷酸脱氧核苷的活性。阿糖胞苷适用于非淋巴细胞性白血病、慢性粒细胞性白血病的治疗，吉西他滨适用于非小细胞肺癌、胰腺癌、膀胱癌等肿瘤的治疗。新型胞嘧啶类似药还有地西他滨，其通过磷酸化后掺入DNA序列，抑制DNA甲基化转移酶，导致DNA低甲基化和细胞分化或凋亡等发挥抗肿瘤作用，并不明显产生细胞毒作用，属于表观遗传学药物，适用于原发性或继发性骨髓增生异常综合征（MDS）。

（三）生物碱及其他天然产物

该类药物来源于天然动植物提取的有效成分，主要分为以下几类。

1.长春碱类　长春碱类药物中的长春碱和长春新碱来源于夹竹桃科植物长春花中的生物碱，长春地辛和长春瑞滨则是长春碱的半合成衍生物，该类药物可以于微管蛋白结合，阻止微管发生聚集，从而阻断纺锤丝的形成，使细胞有丝分裂停止于中期。长春碱类药物属于细胞周期特异性药物，主要作用于M期，大剂量使用时也可作用于S期细胞。长春新碱适用于小儿急性淋巴细胞白血病、霍奇金淋巴瘤等；长春地辛适用于非小细胞肺癌、恶性淋巴瘤、食管癌、黑色素瘤等；长春瑞滨则主要用于小细胞肺癌的治疗。

2.鬼臼毒素 鬼臼毒素是一种木脂素类抗肿瘤成分，经过结构改造后获得依托泊苷和替尼泊苷，该类药物通过干扰DNA拓扑异构酶，阻止DNA复制和修复，低浓度时抑制细胞进入分裂前期，高浓度时使进入分裂周期的细胞溶解。依托泊苷适用于睾丸癌、小细胞肺癌的治疗；替尼泊苷适用于急性白血病、恶性胶质瘤、成神经细胞瘤，由于其能透过血-脑屏障，也可用于脑转移瘤的治疗。

3.紫杉类 该类药物是由红豆杉科植物中提取分离得到的二萜烯类成分，目前应用的药物有紫杉醇（脂质体及白蛋白结合型）和多西他赛，该类药物通过破坏微管和微管蛋白二聚体间的动态平衡，诱导和促进微管蛋白装配成微管，防止解聚，从而导致微管束的排列异常，使细胞在有丝分裂时不能形成纺锤体和纺锤丝，抑制细胞的有丝分裂，细胞周期停止于G_2/M期。紫杉类药物抗癌谱较广，适用于卵巢癌、乳腺癌、肺癌、食管癌、膀胱癌、头颈部肿瘤等。

4.喜树碱类 喜树碱是来源于喜树的一种活性成分，目前应用的药物有伊立替康和托泊替康，该类药物通过特异性抑制DNA拓扑异构酶，使DNA断裂，阻止DNA复制，属于细胞周期非特异性药物，对S期的作用强于G_1和G_2期。该类药物适用于结直肠癌、卵巢癌、小细胞肺癌、膀胱癌等。

5.其他 艾立布林是一种软海绵素类的微管抑制剂，与紫杉类药物不同，其主要抑制微管的生长期而对缩短期没有影响，可将微管蛋白分割成为无活性的聚集体，导致细胞周期停滞在G_2/M期，有丝分裂纺锤体中断。临床上适用于乳腺癌的治疗。

（四）抗肿瘤抗生素

抗肿瘤抗生素是一类由微生物产生的具有抗肿瘤作用的成分，它们具有不同的作用机制，可以影响DNA的复制，干扰转录和蛋白质生成等，主要分为以下几类。

1.放线菌素D 由放线菌中分离获得，属多肽类抗生素，其能嵌合入DNA双螺旋结构中的鸟嘌呤和胞嘧啶碱基对中，形成复合体后阻止RNA多聚酶的活性影响转录，尤其是mRNA的合成，导致蛋白质合成受阻发挥抗肿瘤作用，属于细胞周期非特异性药物，对 G_1 期的影响大。放线菌素抗癌谱较窄，适用于霍奇金淋巴瘤、神经母细胞瘤、绒毛膜上皮癌、睾丸癌、神经母细胞瘤、骨肉瘤和软组织肉瘤等。

2. 蒽环类抗生素　该类药物来源于波赛链霉素，目前应用的药物有多柔比星、表柔比星、吡柔比星、阿克拉霉素、米托蒽醌等，其通过嵌入DNA的碱基中形成复合物，同时影响DNA的复制和转录；当与细胞膜结合时，可影响磷脂酰肌醇通路；促使超氧阴离子和过氧化氢破坏DNA等途径发挥抗肿瘤作用，抗癌谱广，适用于急性粒细胞白血病、淋巴瘤、乳腺癌、肺癌、卵巢癌、软组织肉瘤等。

3. 其他抗肿瘤抗生素　丝裂霉素来源于链霉素，在体内可发挥烷化作用，与腺嘌呤上 O–6 位和鸟嘌呤上 N–7 位交叉联结，破坏DNA功能，适用于胃癌、肺癌、乳腺癌、肝癌、胰腺癌、结直肠癌等。博来霉素和平阳霉素作用机制类似，可通过络合铁离子，促使氧形成氧自由基，破坏DNA结构并阻止复制，适用于皮肤恶性肿瘤、头颈部肿瘤、肺癌、食管癌、宫颈癌等。

（五）其他

1. 铂类抗肿瘤药物　铂类抗肿瘤药物是一类使用广泛的抗肿瘤药物，属于细胞周期非特异性药物，铂类可通过在鸟嘌呤的 N–7 和 O–6 位原子间形成交叉联结，或在腺嘌呤和胞嘧啶间形成DNA内或双链间的交叉联结，从而影响DNA的结构与功能。随着第一代铂类被广泛应用，疗效更佳、毒性更小的第二代和第三代铂类药物陆续开发出来。

（1）顺铂　属于第一代铂类药物，抗癌谱广，临床上常与多种抗肿瘤药物联用，适用于非精原细胞性生殖细胞癌、卵巢癌、膀胱癌、头颈部肿瘤、宫颈癌、黑色素瘤、肺癌、骨肉瘤等。

（2）卡铂　属于第二代铂类药物，抗癌谱广，肾毒性、耳毒性、神经毒性、胃肠道毒性较顺铂低，但骨髓抑制作用较强，与顺铂存在交叉耐药，适用于卵巢癌、肺癌和头颈部肿瘤。

（3）奥沙利铂　属于第三代铂类药物，单药或与氟尿嘧啶和亚叶酸钙联用治疗结直肠癌、肝细胞癌、胃癌等。

2. 酶抑制剂类抗肿瘤药物　门冬酰胺酶可水解体内的门冬酰胺成为门冬氨酸和氨，使肿瘤细胞缺乏门冬酰胺的供应，从而导致蛋白质合成受阻且生长抑制，工艺上聚乙二醇化的门冬酰胺酶能延长药物作用时间减少不良反应的发生，适用于急性淋巴细胞白血病；硼替佐米作为一种26S蛋白酶体的可逆性抑制剂，能阻止肿瘤中蛋白质水解，破坏细胞正常稳态功能导致细胞死亡，适用于多发性骨髓瘤和套细胞淋巴瘤。

3.糖皮质激素 地塞米松和泼尼松在淋巴瘤的治疗中发挥促进淋巴细胞破坏和溶解的作用，可联合其他药物用于急性淋巴细胞白血病、多发性骨髓瘤、淋巴瘤等。

第二节　内分泌治疗药物

一、内分泌治疗的定义

内分泌治疗，也称为激素治疗，主要针对一些对激素敏感的肿瘤，如乳腺癌、卵巢癌、宫颈癌、前列腺癌、甲状腺癌等。人体激素水平调节是通过一系列器官轴向串联后一级级传导的，功能实现主要依赖下丘脑、垂体和腺体，下丘脑分泌促激素释放激素，垂体分泌促激素，腺体最终分泌激素。降低激素水平可以通过影响上游促激素的分泌，也可以抑制外周激素的分泌。一些激素通过进入胞内与受体结合后触发转录影响分泌，阻止其结合过程也能起抑制作用。

二、内分泌治疗药物的分类和作用机制

（一）雌激素类

临床上常用的雌激素类抗肿瘤药为雌激素拮抗剂。在部分乳腺癌中，雌激素与雌激素受体（ER）结合促进肿瘤细胞的增殖，因此，拮抗雌激素能有效地用于乳腺癌的治疗。另外，对于子宫内膜癌和一些无法耐受化疗的卵巢癌也可使用抗雌激素治疗。

常用的雌激素拮抗剂有他莫昔芬、托瑞米芬和氟维司群，其主要透过细胞膜，与雌激素竞争性结合ER，抑制相关蛋白质的转录起肿瘤抑制作用。

（二）雄激素类

临床上常用的雄激素类抗肿瘤药为雄激素拮抗剂。前列腺癌细胞的增殖依赖于雄激素，降低体内雄激素水平能阻碍肿瘤生长。常用的雄激素拮抗剂有氟他胺、比卡鲁胺、阿帕他胺、恩扎卢胺、达罗他胺和瑞维鲁胺。药物通过争夺肿瘤的雄激素受体，抑制细胞对雄激素的摄取，使雄激素无法与相应的器官结合起肿瘤抑制作用。

（三）孕激素类

孕激素与孕激素受体（PR）结合会促进一些肿瘤的生长，如乳腺癌中PR阳性标志着内分泌治疗可能有效；子宫内膜癌中孕激素与PR结合后，可以延缓DNA的复制和转录，抑制垂体催乳素或促进卵泡素的分泌，抑制肿瘤生长。常用的药物有甲羟孕酮和甲地孕酮，除直接用于肿瘤的治疗外，也可用于改善晚期肿瘤患者的恶液质。

（四）肾上腺皮质激素类

主要使用的药物有氨鲁米特，其通过在肾上腺皮质和腺体外抑制胆固醇转变成孕烯醇酮，阻断肾上腺皮质中激素的产生，如雄激素；氨鲁米特在外周也具有较强的芳香化酶抑制作用，可以阻止雄激素的前体雄烯二酮转变成雌激素，临床上适用于绝经后或卵巢切除后的晚期乳腺癌、乳腺癌骨转移等。

（五）促性腺激素释放激素类

常用的药物有戈舍瑞林、曲普瑞林和亮丙瑞林，这类药物作用于垂体-性腺轴，抑制垂体促性腺激素释放激素，使促黄体生成素和促卵泡激素水平下降，从而抑制睾丸或卵巢生成睾酮或雌二醇，适用于绝经前及围绝经期晚期乳腺癌、前列腺癌、子宫肌瘤等。

（六）芳香化酶抑制剂

这类药物通过抑制芳香化酶的活性，使得卵巢外的雄烯二酮及睾酮不能经芳香化作用转化成雌激素，从而抑制肿瘤细胞的活性，由于其不能抑制卵巢功能，所以不可用于绝经前乳腺癌患者。常用的药物有来曲唑、阿那曲唑、依西美坦等，适用于绝经后晚期乳腺癌。

第三节　小分子靶向药物

一、小分子靶向药物的定义及作用机制

肿瘤分子靶向治疗是以肿瘤细胞的标志性分子为靶点，研制出有效的阻断剂，干预细胞发生癌变的环节，如通过抑制肿瘤细胞增殖、干扰细胞周期、诱导肿瘤细胞分化、抑制肿瘤细胞转移、诱导肿瘤细胞凋亡及抑制肿瘤血管生成等途径达到治疗目的。肿瘤的生长因子受体、信号转导分子、细胞周期蛋白、细胞凋亡调节因子、蛋白水解酶、血管内皮生长因子等都可以作为肿瘤治疗的分子靶点。

小分子靶向药物可以穿透细胞膜，通过与细胞内的靶分子结合发挥作用。根据靶分子的类型，可将小分子靶向药物的作用机制分为下列几种。

1.酪氨酸激酶抑制剂　酪氨酸激酶（PTKs）是重要的细胞信号通路辅酶，表达异常会导致细胞异常增殖产生肿瘤，其还与肿瘤的侵袭和转移、新血管生成和化疗抗性相关。PTKs抑制剂可以分为受体型和非受体型，受体型抑制剂主要代表药物有表皮生长因子受体酪氨酸激酶抑制剂（EGFR-TKI），药物可直接作用于EGFR的胞内区域，抑制磷酸化影响信号转导。而非受体型抑制剂是通过影响有PTKs活性的蛋白发挥作用。

2.酪氨酸激酶下游信号转导通路关键分子抑制剂　包括的信号通路有RAS-MAPK、PI3K/AKT/mTOR等，这些通路可被细胞因子、生长因子、神经递质、激素等多种物质激活，从而影响肿瘤细胞的增殖、分化、黏附等环节，抑制以上步骤有利于肿瘤的治疗。

3.细胞周期蛋白相关靶点　细胞周期是细胞生长、分化和死亡的必经过程，其中细胞周期蛋白在调节该活动中发挥重要作用，周期素依赖性激酶/周期素（CDK/cyclin）的变化是关键因素，相关的抑制剂能促使肿瘤细胞死亡。

4.表观遗传学相关靶点　肿瘤细胞通常会发生表观遗传学的改变，如基因的过度甲基化和去乙酰化，一些药物如甲基转移酶抑制剂和乙酰化酶抑制剂能用于肿瘤的治疗。

二、小分子靶向药物的分类及应用原则

（一）分类

对目前国内已上市的常用小分子靶向口服药物可按照治疗的疾病和是否

需要进行靶点检测进行分类，分为需检测靶点的小分子靶向药物（表2-1）和不需要检测靶点的小分子靶向药物（表2-2）。

表2-1　需要检测靶点的小分子靶向药物

病种	靶点	需要检测靶点的药物	规格	推荐用法用量
肺癌	EGFR	吉非替尼	250mg	250mg/次，qd
		厄洛替尼	100mg；150mg	150mg/次，qd
		埃克替尼	125mg	125mg/次，tid
		阿法替尼	20mg；30mg；40mg	40mg/次，qd
		达可替尼	15mg；45mg	45mg/次，qd
		奥希替尼	40mg；80mg	80mg/次，qd
		阿美替尼	55mg	110mg/次，qd
		伏美替尼	40mg	80mg/次，qd
	ALK	克唑替尼	200mg；250mg	250mg/次，bid
		阿来替尼	150mg	600mg/次，bid
		布格替尼	30mg；90mg；180mg	90mg/次（前7天），180mg/次（随后），qd
		洛拉替尼	25mg；100mg	100mg/次，qd
		塞瑞替尼	150mg	450mg/次，qd
		恩沙替尼	25mg；100mg	225mg/次，qd
	RET	普拉替尼	100mg	400mg/次，qd
	MET	赛沃替尼	100mg；200mg	600mg/次（≥50kg），400mg/次（<50kg），qd
	BRAF V600	达拉非尼	50mg；75mg	150mg/次，bid
		曲美替尼	0.5mg；1mg；2mg	2mg/次，qd
	ROS1	恩曲替尼	100mg；200mg	成人600mg po，qd；12岁以上儿童300mg/m²，po，qd（最大剂量600mg）qd
胃肠间质瘤	C-Kit（CD177）	伊马替尼	100mg、400mg（片剂）；50mg、100mg（胶囊）	400mg/次，qd
	PDGFRA	阿伐替尼	100mg；200mg；300mg	300mg/次，qd
NTRK实体瘤	NTRK	拉罗替尼	25mg、100mg（胶囊）；50ml：1000mg（口服液）	成人，100mg，po bid 儿童，100mg/m²，po bid（单次最大剂量100mg）

病种	靶点	需要检测靶点的药物	规格	推荐用法用量
胆管癌	FGFR2	佩米替尼	4.5mg；9mg	13.5mg/次，qd
白血病	BCR-ABL/PDGFRA	伊马替尼	100mg、400mg（片剂）；50mg、100mg（胶囊）	400mg/次、600mg/次或800mg/次，qd
	BCR-ABL	达沙替尼	20mg；50mg；70mg；100mg	70mg/次或100mg/次，qd
		尼洛替尼	150mg；200mg	400mg/次，bid
	T315I	奥雷巴替尼	10mg	40mg/次，qod
	BCR-ABL	氟马替尼	100mg；200mg	600mg/次，qd
	FLT3	吉瑞替尼	40mg	120mg/次，qd
	IDH1	艾伏尼布	250mg	500mg/次，qd
前列腺癌	BRCA	奥拉帕利	100mg；150mg	300mg/次，bid
乳腺癌	HER2	拉帕替尼	250mg	1250mg/次，qd
		吡咯替尼	80mg；160mg	400mg/次，qd
		奈拉替尼	40mg	240mg/次，qd
黑色素瘤	C-Kit	伊马替尼	100mg、400mg（片剂）；50mg、100mg（胶囊）	400mg/次，qd
	BRAF V600	维莫非尼	240mg	960mg/次，bid
		达拉非尼	50mg；75mg	150mg/次，bid
		曲美替尼	0.5mg；1mg；2mg	2mg/次，qd
甲状腺癌	RET	普拉替尼	100mg	400mg/次，qd
卵巢癌	BRCA	奥拉帕利（一线治疗）	100mg；150mg	300mg/次，bid
		氟唑帕利（后线治疗）	50mg	150mg/次，bid
		帕米帕利（后线治疗）	20mg	60mg/次，bid

表2-2　不需要检测靶点的小分子靶向药物

病种	不需要检测靶点的药物	规格	推荐用法用量
肺癌	安罗替尼	8mg；10mg；12mg	8mg/次、10mg/次或12mg/次，qd
	依维莫司	2.5mg；5mg；10mg	10mg/次，qd

续表

病种	不需要检测靶点的药物	规格	推荐用法用量
肝癌	索拉非尼	200mg	400mg/次，bid
	瑞戈非尼	40mg	160mg/次，qd
	仑伐替尼	4mg；10mg	8mg/次（＜60kg），12mg/次（≥60kg），qd
	多纳非尼	100mg	200mg/次，bid
	阿帕替尼	250mg；375mg；425mg	750mg/次，qd
胃癌	阿帕替尼	250mg；375mg；425mg	850mg/次，qd
胃肠间质瘤	瑞戈非尼	40mg	160mg/次，qd
	舒尼替尼	12.5mg；25mg；37.5mg；50mg	50mg/次，qd
	瑞派替尼	50mg	150mg/次，qd
神经内分泌瘤	舒尼替尼	12.5mg；25mg；37.5mg；50mg	37.5mg/次，qd
	依维莫司	2.5mg；5mg；10mg	10mg/次，qd
	索凡替尼	50mg；100mg	300mg/次，qd
结直肠癌	瑞戈非尼	40mg	160mg/次，qd
	呋喹替尼	1mg；5mg	5mg/次，qd
白血病	伊布替尼	140mg	420mg/次，qd
	奥布替尼	50mg	150mg/次，qd
	维奈克拉	10mg；50mg；100mg	100mg/次、200mg/次或400mg/次，qd
淋巴瘤	西达本胺	5mg	30mg/次，每周2次，两次服药间隔不应少于3天
	伊布替尼	140mg	420mg/次、560mg/次，qd
	泽布替尼	80mg	160mg/次，bid
	奥布替尼	50mg	150mg/次，qd

续表

病种	不需要检测靶点的药物	规格	推荐用法用量
多发性骨髓瘤	伊沙佐米	2.3mg；3mg；4mg	4mg/次，qw
	卡非佐米	60mg（注射用）	一次20mg/m² 或27mg/m²，每周2次
	来那度胺	5mg；10mg；15mg；20mg；25mg	25mg/次，qd
	泊马度胺	1mg；4mg	4mg/次，qd
	沙利度胺	25mg、50mg（片剂）；25mg（胶囊）	25～50mg/次，100～200mg/d
	塞利尼索	20mg	80mg/次，每周的第1天和第3天
骨髓增殖性疾病	芦可替尼	5mg	5mg/次、15mg/次或20mg/次，bid
肾癌	依维莫司	2.5mg；5mg；10mg	10mg/次，qd
	索拉非尼	200mg	400mg/次，bid
	舒尼替尼	12.5mg；25mg；37.5mg；50mg	50mg/次，qd
	阿昔替尼	1mg；5mg	5mg/次，bid
	培唑帕尼	200mg	800mg/次，qd
	仑伐替尼	4mg；10mg	18mg/次或20mg/次，qd
前列腺癌	阿比特龙	250mg	1000mg/次，qd
	恩扎卢胺	40mg	160mg/次，qd
	阿帕他胺	60mg	240mg/次，qd
	达罗他胺	300mg	600mg/次，bid
	瑞维鲁胺	80mg	240mg/次，qd
乳腺癌	哌柏西利	75mg；100mg；125mg	125mg/次，qd
	阿贝西利	50mg；100mg；150mg	150mg/次，bid
	西达本胺	5mg	30mg/次，每周2次，两次服药间隔不应少于3天
	达尔西利	50mg；125mg；150mg	150mg/次，qd
基底细胞癌	索利德吉	200mg	200mg/次，qd
结节性硬化症相关的室管膜下巨细胞星形细胞瘤	依维莫司	2.5mg；5mg；10mg	10mg/次，qd

续表

病种	不需要检测靶点的药物	规格	推荐用法用量
结节性硬化症相关的肾血管平滑肌脂肪瘤	依维莫司	2.5mg；5mg；10mg	10mg/次，qd
腺泡状软组织肉瘤	安罗替尼	8mg；10mg；12mg	8mg/次、10mg/次或12mg/次，qd
透明细胞肉瘤	安罗替尼	8mg；10mg；12mg	8mg/次、10mg/次或12mg/次，qd
其他晚期软组织肉瘤	安罗替尼	8mg；10mg；12mg	8mg/次、10mg/次或12mg/次，qd
甲状腺癌	索拉非尼	200mg	400mg/次，bid
	仑伐替尼	4mg；10mg	24mg/次，qd
	安罗替尼	8mg；10mg；12mg	8mg/次、10mg/次或12mg/次，qd
卵巢癌	尼拉帕利	100mg	300mg/次，qd
	奥拉帕利（复发）	100mg；150mg	300mg/次，bid
	氟唑帕利（复发）	50mg	150mg/次，bid

（二）应用原则

小分子靶向药的种类众多，为了能在临床上合理使用，应当遵循以下原则：病理组织学确诊后方可使用；部分药物需靶点检测后方可使用；严格遵循适应证用药；体现患者治疗价值；特殊情况下的药物合理使用；重视药物相关性不良反应。

在使用规则方面，小分子靶向药物可单独用于治疗某些肿瘤，如EGFR酪氨酸激酶抑制剂，吉非替尼、厄洛替尼或埃克替尼治疗敏感基因突变的晚期非小细胞肺癌，总有效率超过70%，远远优于传统化疗。伊马替尼治疗慢性粒细胞白血病慢性期患者的完全血液学缓解率超过90%，并且对传统化疗无效的胃肠间质瘤也有较好的疗效。索拉非尼在临床上用于治疗晚期肝癌和肾癌，舒尼替尼用于治疗晚期肾癌也都取得了一定的疗效。

或者小分子靶向药物与放疗联合应用，如EGFR过度表达使肿瘤对放疗敏感性下降，应用EGFR酪氨酸激酶抑制剂或EGFR单克隆抗体可以使肿瘤细胞对放疗的敏感性增强。抗血管生成治疗可以改建肿瘤紊乱的血管网，使之结构、功能趋于正常化，从而改善局部血液循环，降低肿瘤间质压力，提高局部氧分压的作用，从而增加肿瘤细胞对放疗的敏感性。抗血管生成药物与放疗联合应用可增加肿瘤的放疗敏感性。

又或者小分子靶向药物与其他靶向药物联合应用，由于肿瘤的发生、发展机制复杂，可能同时存在多基因、多条转导通路异常。分子靶向药物联合应用治疗肿瘤是目前重要的研究方向，贝伐单抗联合 EGFR 酪氨酸激酶抑制剂厄洛替尼用于治疗晚期非小细胞肺癌的临床试验结果表明，两者联合应用具有抑制肿瘤生长的协同效应。

第四节　抗体类抗肿瘤药物

一、单克隆抗体

（一）单克隆抗体概述

单克隆抗体，简称单抗，是一类肿瘤靶向治疗药物，由于单抗分子量较大，主要作用于细胞微环境或细胞表面的分子。从作用机制上讲，单抗与特异性受体或抗原相结合，阻断信号传导，诱导肿瘤细胞免疫应答，可以产生抗体依赖性细胞介导的细胞毒作用（ADCC）和补体介导的细胞毒作用（CDC），使肿瘤细胞死亡。作用对象主要有两类：生长因子受体和分化抗原簇（CD）。

1.作用于生长因子受体的单抗　生长因子可与生长因子受体结合，调节细胞增殖，若发生突变则会导致肿瘤的发生。单抗特异性与之结合后阻断信号通路，阻止肿瘤生长。目前常见的生长因子受体有表皮生长因子受体（EGFR）和血管内皮生长因子受体（VEGFR）。EGFR家族以HER2最为广知，药物作用过程中，HER2单抗与受体结合后自身磷酸化被影响，导致拮抗信号的产生，HER2基因表达下调，蛋白也随之降解，血管内皮生长因子活性下降，肿瘤转移受阻，同时ADCC效应和CDC效应也协助杀伤肿瘤细胞。血管内皮生长因子与VEGFR结合可诱导肿瘤血管生成，阻断通路则能有效阻碍肿瘤生长。

2.作用于分化抗原的单抗　白细胞分化抗原簇高表达出现在一些血液系统肿瘤中，抗体与抗原结合可以产生ADCC和CDC效应阻碍肿瘤生长。

（二）单克隆抗体分类

表2-3　单克隆抗体

靶点	通用名	商品名	规格	用法用量	适应证
HER2	曲妥珠单抗	赫赛汀	440mg；600mg（ih）	4mg/kg或2mg/kg，iv，qw；8mg/kg或6mg/kg，iv，q3w；600mg，ih，q3w	1.适用于HER2阳性的早期或转移性乳腺癌 2.联合卡培他滨或氟尿嘧啶和顺铂，适用于既往未接受过针对转移性疾病治疗的HER2阳性的转移性胃腺癌或胃食管结合部腺癌
		汉曲优	60mg；150mg		
	帕妥珠单抗	帕捷特	420mg；14ml	840mg或420mg，iv，q3w	适用于HER2阳性的早期或转移性乳腺癌
	伊尼妥单抗	赛普汀	50mg	4mg/kg或2mg/kg，iv，qw	适用于HER2阳性的转移性乳腺癌
EGFR	西妥昔单抗	爱必妥	100mg；20ml	400mg/kg和250mg/kg，iv，qw	1.用于治疗RAS基因野生型的转移性结直肠癌 2.与铂类和氟尿嘧啶化疗联合用于一线治疗复发和（或）转移性头颈部鳞状细胞癌
	尼妥珠单抗	泰欣生	50mg：10ml	100mg，iv，qw	适于与放疗联合治疗表皮生长因子受体（EGFR）表达阳性的Ⅲ/Ⅳ期鼻咽癌
CD20	利妥昔单抗	美罗华	100mg：10ml；500mg：50ml	375mg/m^2，iv，qw	1.初治的CD20阳性Ⅲ~Ⅳ期或复发或化疗耐药的滤泡性非霍奇金淋巴瘤 2.CD20阳性弥漫大B细胞性非霍奇金淋巴瘤 3.与氟达拉滨和环磷酰胺（FC）联合治疗先前未经治疗或复发性/难治性慢性淋巴细胞白血病
		汉利康			
	奥妥珠单抗	佳罗华	1000mg：40ml	1000mg，iv，q2m或q21d或q28d	联合化疗用于初治的Ⅱ期伴有巨大肿块、Ⅲ期或Ⅳ期滤泡性淋巴瘤
CD30	维布妥昔单抗	安适利	50mg	1.8mg/kg，iv，q3w	1.适用于CD30阳性复发或难治性系统性间变性大细胞淋巴瘤 2.CD30阳性复发或难治性经典型霍奇金淋巴瘤

靶点	通用名	商品名	规格	用法用量	适应证
CD3/CD19	贝林妥欧单抗	倍利妥	35μg	9μg/d或28μg/d（体重≥45kg）；5μg/（m²·d）或15μg/（m²·d）（体重<45kg），iv，q42d或q84d	用于治疗成人和儿童复发或难治性CD19阳性的前体B细胞急性淋巴细胞白血病
CD38	达雷妥尤单抗	兆珂	100mg：5ml；400mg：20ml	16mg/kg，iv，qw或q2w或q3w或q4w	联用或单药治疗复发和难治性多发性骨髓瘤
VEGF	贝伐珠单抗	安维汀	100mg：4ml	结直肠癌：5mg/kg或7.5mg/kg，iv，q3w；胶质母细胞瘤：10mg/kg，iv，q2w；非小细胞肺癌、肝细胞癌、卵巢癌、宫颈癌、输卵管癌、腹膜癌：15mg/kg，iv gtt，q3w	1.转移性结直肠癌 2.晚期、转移性或复发性非小细胞肺癌 3.复发性胶质母细胞瘤 4.联合阿替利珠单抗治疗不可切除的肝细胞癌 5.联合卡铂和紫杉醇用于初次手术切除后的Ⅲ期或Ⅳ期上皮性卵巢癌、输卵管癌或原发性腹膜癌 6.联合紫杉醇和顺铂或紫杉醇和托泊替康用于持续性、复发性或转移性宫颈癌
		安可达			
		达攸同			
		博优诺			
		艾瑞妥			
		朴欣汀			
		贝安汀			
		汉贝泰			
		普贝希	100mg：4ml；400mg：16ml		
RANKL	地舒单抗	安加维	120mg：1.7ml	120mg，ih，q4w	1.用于实体肿瘤骨转移患者和多发性骨髓瘤患者中骨相关事件的预防 2.用于治疗不可手术切除或者手术切除可能导致严重功能障碍的骨巨细胞瘤

二、免疫检查点抑制剂

（一）概述

免疫治疗（immunotherapy）是利用人体自身的免疫应答增加免疫力对抗肿瘤的一种治疗方法。可以分为主动免疫治疗、被动免疫治疗和非特异性免疫调节剂治疗。免疫检查点通过抑制免疫细胞，防止其过度激活起保护机体的作用，但肿瘤也通过该作用逃避监控。免疫检查点抑制剂（ICIs）作为近年来最受关注的免疫治疗药物，在各个瘤种中发挥良好的疗效。ICIs属于非特异性免疫调节剂中的免疫负调控抑制剂，使用较广泛的靶点有程序性细胞死亡蛋白受体1（PD-1）、程序性细胞死亡蛋白配体1（PD-L1）和毒性T淋巴细胞相关抗原4（CTLA-4）。

PD-1表达于活化的T细胞表面，与PD-L1或PD-L2配体结合发挥免疫负向调节作用，药物通过阻断PD-1/PD-L1信号通路使癌细胞凋亡或阻断CTLA-4/B7.1/B7.2信号通路，可以进一步增加效应T细胞的活性。

（二）分类

表2-4　免疫检查点抑制剂

靶点	通用名	商品名	规格	用法用量	适应证
PD-1	纳武利尤单抗	欧狄沃	100mg：10ml；40mg：4ml	非小细胞肺癌、头颈部鳞状细胞癌、胃/胃食管结合部腺癌：3mg/kg或240mg，iv gtt，q2w；恶性胸膜间皮瘤：360mg，iv gtt，q3w或3mg/kg，iv gtt，q2w；胃癌、胃食管结合部癌或食管腺癌：360mg，iv gtt，q3w或240mg，iv gtt，q2w；食管鳞癌：240mg，iv gtt，q2w或480mg，iv gtt，q4w；食管癌或胃食管结合部癌：240mg，iv gtt，q2w或480mg，iv gtt，q4w，持续16周，继以480mg，iv gtt，q4w	1.单药用于EGFR阴性和ALK阴性、既往接受过含铂方案化疗后疾病进展或不可耐受的局部晚期或转移性非小细胞肺癌（NSCLC）成人患者 2.单药用于经铂类方案治疗后PD-L1（＋）的头颈部鳞状细胞癌（SCCHN） 3.两种或以上的方案的胃或胃食管结合部腺癌患者 4.本品联合含氟尿嘧啶和铂类药物化疗，结合适用于一线治疗晚期或转移性胃癌、胃食管结合部癌或食管腺癌患者 5.本品联合伊匹木单抗用于不可手术切除的、初治的非上皮样恶性胸膜间皮瘤成人患者 6.本品可用于经新辅助放化疗（CRT）及完全手术切除后仍有病理学残留的食管癌或胃食管结合部癌患者的辅助治疗 7.本品联合氟嘧啶类和含铂结合化疗，适用于晚期或转移性食管鳞癌患者的一线治疗

靶点	通用名	商品名	规格	用法用量	适应证
PD-1	帕博利珠单抗	可瑞达	100mg：4ml	200mg，iv gtt，q3w或400mg，iv gtt，q6w	1.经一线治疗失败的不可切除或转移性黑色素瘤的治疗 2.联合培美曲塞和铂类一线治疗EGFR基因突变阴性和ALK基因突变阴性转移性非鳞状非小细胞肺癌 3.一线单药治疗PD-L1阳性（TPS≥1%）EGFR基因突变阴性和ALK基因突变阴性转移性非小细胞肺癌 4.一线联合卡铂和紫杉醇适用于转移性鳞状NSCLC 5.单药用于PD-L1（CPS≥10）一线全身治疗失败局部晚期或转移性食管鳞癌（ESCC） 6.单药一线治疗PD-L1（CPS≥20）头颈鳞癌（SCCHN） 7.帕博利珠单抗单药用于KRAS、NRAS和BRAF基因均为野生型，不可切除或转移性MSI-H或dMMR结直肠癌（CRC）患者的一线治疗 8.一线联合含铂化疗治疗不可切除或不适合根治性放化疗的局部晚期或转移性的食管癌或胃食管结合部腺癌 9.既往接受过索拉非尼或奥沙利铂化疗的肝细胞癌（HCC）患者
	特瑞普利单抗	拓益	240mg：6ml	3mg/kg，iv gtt，q2w	1.用于治疗既往标准治疗失败后的局部进展或转移性黑色素瘤 2.用于既往接受过二线及以上系统治疗失败的复发/转移性鼻咽癌的治疗 3.适用于含铂化疗失败，包括新辅助或辅助化疗12个月内进展的局部晚期或转移性尿路上皮癌的治疗 4.联合含铂化疗一线治疗局部晚期或转移性食管鳞癌

续表

靶点	通用名	商品名	规格	用法用量	适应证
PD-1	信迪利单抗	达伯舒	100mg：10ml	200mg，iv gtt，q3w	1.用于治疗至少经过二线系统化疗的复发或难治性经典型霍奇金淋巴瘤 2.联合培美曲塞和铂类化疗，用于未经系统治疗的EGFR和ALK基因突变阴性的晚期或复发性非鳞状细胞非小细胞肺癌的治疗 3.联合吉西他滨和铂类化疗，用于不可手术切除的晚期或复发性鳞状非小细胞肺癌的一线治疗 4.联合贝伐珠单抗用于既往未接受过系统治疗的不可切除或转移性肝细胞癌的一线治疗 5.联合化疗（顺铂+紫杉醇/顺铂+氟尿嘧啶）一线治疗食管鳞癌 6.联合化疗（奥沙利铂+卡培他滨）一线治疗不可切除的局部晚期、复发性或转移性胃或胃食管结合部腺癌
	卡瑞利珠单抗	艾瑞卡	200mg	霍奇金淋巴瘤、食管鳞癌、鼻咽癌：200mg，iv，q2w；晚期肝细胞癌：3mg/kg，iv，q3w；晚期或转移性非鳞状NSCLC、局部复发或转移性鼻咽癌：200mg，iv，q3w	1.用于复发或难治性霍奇金淋巴瘤的三线治疗 2.既往接受索拉非尼/含奥沙利铂化疗的晚期肝癌二线治疗 3.联合培美曲塞和卡铂用于EGFR阴性、ALK阴性、不可手术的晚期NSCLC一线治疗 4.既往接受一线化疗后疾病进展或不可耐受的局部晚期或转移性食管鳞癌二线治疗 5.用于既往接受过二线及以上化疗后疾病进展或不可耐受的晚期鼻咽癌的治疗 6.联合顺铂和吉西他滨用于局部复发或转移性鼻咽癌的一线治疗 7.联合紫杉醇和顺铂用于不可切除局部晚期/复发或转移性食管鳞癌的一线治疗 8.联合紫杉醇和卡铂用于局部晚期或转移性鳞状非小细胞肺癌的一线治疗

续表

靶点	通用名	商品名	规格	用法用量	适应证
PD-1	替雷利珠单抗	百泽安	100mg：10ml	200mg，iv gtt，q3w	1.至少经过二线系统化疗的复发或难治性经典型霍奇金淋巴瘤 2.PD-L1高表达的含铂化疗失败的局部晚期或转移性尿路上皮癌 3.联合紫杉醇与卡铂，或联合紫杉醇（白蛋白结合型）与卡铂，用于治疗一线晚期鳞状非小细胞肺癌 4.联合培美曲塞和铂类一线治疗EGFR基因突变阴性和ALK基因突变阴性转移性非鳞状非小细胞肺癌 5.本品单药适用于治疗成人EGFR和ALK基因突变阴性或未知、既往接受过含铂方案化疗后疾病进展或不可耐受的局部晚期或转移性非鳞状非小细胞肺癌（NSCLC） 6.至少经过一种全身治疗的肝细胞癌（HCC）的治疗 7.适用于不可切除或转移性MSI-H或dMMR的成人晚期实体瘤 8.适用于既往接受过一线标准化疗后进展或不可耐受的局部晚期或转移性食管鳞状细胞癌的治疗 9.联合吉西他滨和顺铂用于复发或转移性鼻咽癌的一线治疗
	派安普利单抗	安尼可	100mg：10ml	200mg，iv gtt，q2w	适用于至少经过二线系统化疗的复发或难治性经典型霍奇金淋巴瘤成人患者
	赛帕利单抗	誉妥	120mg：4ml	240mg，iv gtt，q2w	适用于至少经过二线系统化疗的复发或难治性经典型霍奇金淋巴瘤成人患者
	斯鲁利单抗	汉斯状	100mg：10ml	3mg/kg，iv gtt，q2w	适用于不可切除或转移性微卫星高度不稳定（MSI-H）的成人晚期实体瘤患者
PD-L1	度伐利尤单抗	英飞凡	500mg：10ml；120mg：2.4ml	10mg/kg，iv gtt，q2w 或 1500mg，联合化疗，iv gtt，q3w，4个周期后，单药 iv gtt，q4w	1.适用于接受铂类化疗同步放疗后未出现疾病进展的不可切除Ⅲ期非小细胞肺癌（NSCLC） 2.联合依托泊苷和卡铂或顺铂，作为广泛期小细胞肺癌（ESSCLC）成人患者的一线治疗

靶点	通用名	商品名	规格	用法用量	适应证
PD-L1	阿替利珠单抗	泰圣奇	1200mg：20ml	1200mg，iv gtt，q3w	1.与卡铂和依托泊苷联合用于广泛期小细胞肺癌的一线治疗 2.本品联合贝伐珠单抗用于既往未接受过全身系统性治疗的不可切除肝细胞癌患者 3.单药用于PD-L1高表达（肿瘤细胞PD-L1高表达TC≥50%或肿瘤浸润的免疫细胞的PD-L1表达IC≥10%）无EGFR突变或ALK阳性的转移性NSCLC的一线治疗 4.联合培美曲塞和铂类化疗用于EGFR突变和ALK突变阴性的转移性非鳞状NSCLC患者的一线治疗 5.单药用于PD-L1阳性TC≥1%，经手术切除，以铂类为基础化疗后的Ⅱ～ⅢA期NSCLC患者的辅助治疗
	恩沃利单抗	恩维达	200mg：1ml	150mg，ih，qw	适用于不可切除或转移性MSI-H或dMMR的成人晚期实体瘤的治疗，包括既往经过氟尿嘧啶类、奥沙利铂和伊立替康治疗后出现疾病进展的晚期结直肠癌患者以及既往治疗后出现疾病进展且无满意替代治疗方案的其他晚期实体瘤患者
	舒格利单抗	择捷美	600mg：20ml	1200mg，iv gtt，q3w	1.联合培美曲塞和铂类一线治疗EGFR基因突变阴性和ALK基因突变阴性转移性非鳞状非小细胞肺癌 2.联合紫杉醇和卡铂用于转移性鳞状非小细胞肺癌（NSCLC）患者的一线治疗 3.用于接受铂类药物为基础的同步或序贯放化疗后未出现疾病进展的、不可切除、Ⅲ期非小细胞肺癌（NSCLC）患者的治疗
CTLA-4	伊匹木单抗	逸沃	50mg：10ml；200mg：40ml	1mg/kg，iv gtt，q6w	一线联合纳武利尤单抗用于不可手术切除的、初治的非上皮样恶性胸膜间皮瘤成人患者

三、抗体偶联药物

（一）概述

抗体偶联药物（ADCs）是由单克隆抗体和细胞毒性药物通过连接体偶联形成的一类新型药物。ADCs中的单抗结构与靶器官或组织结合后形成复合物，通过机体的内吞作用进入胞内，在胞体各种酶的作用下暴露出细胞毒药物，发挥肿瘤细胞杀伤作用。此外，抗体依然可以展现ADCC、CDC和抗体依赖的细胞介导的吞噬作用（ADCP）效应。

ADCs结构复杂，研发技术难度高，除了在抗体选择上需要明确靶标的特异性外，也需要注意连接子的稳定性和小分子细胞毒药物脱靶后可能导致的毒性反应。由于ADCs具有靶向性强和疗效好的特点，受到新药研发者的青睐。目前上市的ADCs有恩美曲妥珠单抗、维布妥昔单抗、维迪西妥单抗、戈沙妥珠单抗、奥加伊妥珠单抗和德曲妥珠单抗。

（二）分类

表2-5　抗体偶联药物

靶点	细胞毒药物	通用名	商品名	规格	用法用量	适应证
HER2	美坦辛衍生物	恩美曲妥珠单抗	赫赛莱	100mg；160mg	3.6mg/kg，iv，q3w	适用于HER2阳性早期、局部晚期或转移性乳腺癌
CD30	单甲基澳瑞他汀E	维布妥昔单抗	安适利	50mg	1.8mg/kg，iv，q3w	1.适用于CD30阳性复发或难治性系统性间变性大细胞淋巴瘤 2.CD30阳性复发或难治性经典型霍奇金淋巴瘤
HER2	单甲基澳瑞他汀E	维迪西妥单抗	爱地希	60mg	2.5mg/kg，iv，q2w	适用于至少接受过2个系统化疗的HER2过表达局部晚期或转移性胃癌（包括胃食管结合部腺癌）的患者
TROP-2	SN-38	戈沙妥珠单抗	拓达维	180mg	10mg/kg，iv，q21d	用于既往接受过至少两种系统治疗（其中至少一种为针对转移性疾病的治疗）的不可切除的局部晚期或转移性三阴性乳腺癌（TNBC）成人患者

续表

靶点	细胞毒药物	通用名	商品名	规格	用法用量	适应证
CD22	刺孢霉素	奥加伊妥珠单抗	贝博萨	1mg	总量1.8mg/m² 或1.5mg/m²，iv，q3w 或q4w	适用于复发性或难治性前体 B 细胞急性淋巴细胞白血病
HER2	Exatecan 衍生物	德曲妥珠单抗	优赫得	100mg	5.4mg/kg，iv，q21d	适用于治疗既往接受过一种或一种以上抗HER2药物治疗的不可切除或转移性HER2阳性成人乳腺癌

四、双特异性抗体

双特异性抗体（BsAb）是一类能同时与两个抗原表位相结合的抗体。由于可以同时阻断两个信号通路，抗体的效价大大提升。在改造过程中，Fc段暴露减少，有效降低了部分毒性。由于以上优点，BsAb的研发受到广泛关注，针对肿瘤这一领域，药物的开发方向主要集中在以下几个方面。

（1）免疫检查点相关靶点，有免疫检查点抑制靶点，如PD-1、PD-L1、CTLA-4、Lag-3、TIGIT等，免疫检查点激活靶点，如OX40、CD27、CD28、GITR、ICOS等。

（2）白细胞分化抗原簇相关靶点，如CD3、CD19等，可以针对特定类型的肿瘤。

（3）抗血管生成相关靶点，如VEGFR、DLL4、ANGPT2等，阻断肿瘤血管生成，能有效抑制肿瘤的生长和转移。

（4）抗肿瘤相关靶点，如EGFR、HER2、Met等。

目前，在我国上市的BsAb药物仅有一种，通用名为卡度尼利单抗，作用在免疫检查点抑制靶点PD-1和CTLA-4，适用于既往接受含铂化疗治疗失败的复发或转移性宫颈癌患者的治疗，推荐剂量为6mg/kg，每2周1次，静脉滴注。

第五节　抗肿瘤支持治疗药物

肿瘤并发症在患者中较常见，比如发生骨转移，肿瘤的增长压迫血管、神经或脏器导致的出血、梗阻和癌痛等。另外在使用抗肿瘤药物的过程中出现的不良反应，如恶心呕吐、骨髓抑制、疼痛等，都可能严重影响患者的治疗和预后，因此及时针对症状的药物支持是十分必要的。根据症状可将抗肿瘤支持治疗药物分为以下几类。

一、肿瘤骨转移治疗药物

恶性肿瘤的骨转移通常分为以破坏正常骨为特征的溶骨性骨转移和伴随新生骨沉积的成骨性骨转移，有时两者同时发生。当肿瘤骨转移发生时，肿瘤细胞受体与骨微环境之间的黏附交互作用可以使肿瘤细胞产生更多的血管生成因子和骨质吸收因子，从而促进骨中肿瘤的生长。此外，骨质吸收过程中释放和激活的多种生长因子会刺激骨肿瘤的生长。

其中，破骨细胞与核因子-κB受体活化因子配体（RANKL）是癌性骨痛的主要诱发因素。溶骨性骨转移发生时，破骨细胞释放的质子可以通过激活支配骨骼的感觉神经元上的辣椒素受体1（TRPV1）及酸敏感离子通道（ASIC）引起疼痛，而抑制溶骨性骨质吸收可以显著减少骨痛。另外，原发或转移的肿瘤组织也会侵犯富含神经的骨膜等组织，造成感觉神经的损伤或潜在损伤，引发神经病理性疼痛。

基于骨代谢吸收-形成的特点，调节骨代谢的相关药物能有效地治疗骨转移导致的症状。

（1）双膦酸盐　能够特异性结合到骨重建活跃的骨表面，抑制破骨细胞功能，临床常用的有阿仑膦酸钠、唑来膦酸、利塞膦酸钠、伊班膦酸钠、依替膦酸二钠。

（2）降钙素　是一种钙调节激素，能抑制破骨细胞的生物活性，减少破骨细胞数量，减少骨量丢失并增加骨量，治疗肿瘤骨转移所导致的大量骨溶解。

（3）地舒单抗　地舒单抗与RANKL结合，RANKL是破骨细胞的形成、功能和存活所必需的跨膜或可溶性蛋白质，破骨细胞是负责骨吸收的细胞，从而调节钙从骨中的释放，抑制RANKL能减少骨痛的发生。

二、止吐药

恶心呕吐是化疗药物最常见的不良反应，不仅影响患者日常生活和服药依从性，而且严重时可引起电解质紊乱、营养不良，导致药物疗效下降。化疗相关性恶心呕吐除了与患者年龄、性别、身体情况有关外，还与化疗药物种类、给药剂量和途径等有关。一般按致吐风险对化疗药进行分类，分为高度、中度、低度和轻微，科学的分类对制订止吐方案有重要的提示作用。用于止吐的药物有以下几类。

（1）5-羟色胺3受体拮抗剂（5-HT$_3$RA） 药物通过阻断迷走神经和抑制5-HT$_3$递质对催吐化学感受区发挥作用，主要药物有昂丹司琼、阿扎司琼、多拉司琼、格拉司琼、雷莫司琼、托烷司琼和帕洛诺司琼。

（2）神经激肽-1受体拮抗剂（NK-1RA） 药物通过高效阻断P物质神经激肽-1与受体结合，参与中枢途径的止吐过程，主要药物有阿瑞匹坦、福沙匹坦、奈妥匹坦/帕洛诺司琼。

（3）糖皮质激素 通过多个途径，可能包括抗炎作用，与神经递质5-HT和NK-2受体蛋白、α-肾上腺素等的相互作用起止吐作用，主要药物有地塞米松。

（4）抗精神病药 与5-HT$_3$受体、5-HT$_6$受体、多巴胺受体、组胺H$_1$受体等多种受体具有高亲和力，从而发挥止吐作用，药物有奥氮平和米氮平等。

（5）苯二氮䓬类药物 通过加强GABA对GABA受体的作用，产生镇静、催眠、抗焦虑等作用，主要药物有劳拉西泮等。

（6）吩噻嗪类药物 主要通过阻断脑内多巴胺受体发挥抗组胺作用，大剂量时直接抑制催吐化学感受区，兼有镇静作用，主要药物有丙氯拉嗪和异丙嗪。

（7）其他 降低髓质和胃组织中P物质水平，兼有镇静作用的沙利度胺；阻断中枢催吐化学感受区多巴胺受体的甲氧氯普胺和氟哌啶醇。

表2-6 抗肿瘤注射药物致吐风险分类及止吐方案

致吐风险等级	药物	止吐方案
高致吐风险	AC联合方案：所有含有蒽环类和环磷酰胺的化疗方案、卡铂AUC≥4、卡莫司汀>250mg/m²、顺铂、环磷酰胺>1500mg/m²、达卡巴嗪、多柔比星≥60mg/m²、表柔比星>90mg/m²、异环磷酰胺≥2g/m²（单次剂量）、氮芥、美法仑≥140mg/m²、戈沙妥珠单抗、链脲霉素	①5-HT$_3$受体拮抗剂+NK-1受体拮抗剂+地塞米松 ②帕洛诺司琼+奥氮平+地塞米松 ③5-HT$_3$受体拮抗剂+NK-1受体拮抗剂+奥氮平+地塞米松 ④帕洛诺司琼+沙利度胺+地塞米松

致吐风险等级	药物	止吐方案
中致吐风险	白细胞介素-2 > 12 ~ 15 MIU/m²、氨磷汀 > 300mg/m²、阿扎胞苷、苯达莫司汀、白消安、卡铂AUC < 4、卡莫司汀≤250mg/m²、氯法拉滨、环磷酰胺≤1500mg/m²、阿糖胞苷 > 200mg/m²、放线菌素、柔红霉素、恩扎卢胺、阿糖胞苷-柔红霉素脂质体、达妥昔单抗β、多柔比星 < 60mg/m²、表柔比星≤90mg/m²、伊达比星、异环磷酰胺 < 2g/m²（单次剂量）、干扰素α≥10MIU/m²、伊立替康、伊立替康脂质体、洛铂、美法仑 < 140mg/m²、甲氨蝶呤≥250mg/m²、奈达铂、奥沙利铂、替莫唑胺、曲贝替定	①5-HT₃受体拮抗剂+地塞米松 ②帕洛诺司琼+奥氮平+地塞米松 ③5-HT₃受体拮抗剂+NK-1受体拮抗剂+地塞米松
低致吐风险	恩美曲妥珠单抗、白细胞介素-2≤12 MIU/m²、氨磷汀≤300mg/m²、三氧化二砷、阿基仑赛、本妥昔单抗、维布妥昔单抗、卡巴他赛、卡非佐米、阿糖胞苷100 ~ 200mg/m²、多西他赛、多柔比星脂质体、艾立布林、依托泊苷、氟尿嘧啶、氟脲苷、吉西他滨、干扰素α5 ~ 10MIU/m²、奥加伊妥珠单抗、甲氨蝶呤50 ~ 250mg/m²、丝裂霉素、维迪西妥单抗、米托蒽醌、耐昔妥珠单抗、高三尖杉酯碱、紫杉醇、白蛋白结合型紫杉醇、培美曲塞、喷司他丁、普拉曲沙、雷替曲塞、溶瘤病毒T-Vec、塞替派、托泊替康	①5-HT₃受体拮抗剂（任选一种） ②地塞米松 ③甲氧氯普胺 ④丙氯拉嗪
轻微致吐风险	门冬酰胺酶、阿替利珠单抗、贝伐珠单抗、博来霉素、贝林妥欧单抗、硼替佐米、西妥昔单抗、克拉屈滨、阿糖胞苷 < 100mg/m²、达雷妥尤单抗/达雷妥尤单抗皮下制剂、地西他滨、右丙亚胺、度伐利尤单抗、氟达拉滨、干扰素α≤5MIU/m²、伊匹木单抗、罗特西普、甲氨蝶呤≤50mg/m²、纳武利尤单抗、奥滨尤妥珠单抗、奥法妥木单抗、培门冬酶、聚乙二醇干扰素、帕博利珠单抗、帕妥珠单抗、雷莫西尤单抗、利妥昔单抗/利妥昔单抗皮下注射剂、司妥昔单抗、曲妥珠单抗/曲妥珠单抗皮下注射剂、信迪利单抗、卡瑞利珠单抗、替雷利珠单抗、特瑞普利单抗、舒格利单抗、斯鲁利单抗、戊柔比星、长春碱、长春新碱/长春新碱脂质体、长春瑞滨	不推荐常规预防

三、骨髓抑制治疗药物

肿瘤化疗导致的中性粒细胞减少是化疗常见的血液学不良事件和剂量限制性不良反应。化疗导致的中性粒细胞减少有可能导致化学药物减量或延迟、粒细胞减少性发热和严重的感染，从而增加治疗费用、降低化疗效果，甚至会导致危及生命的并发症，因此，预防和治疗粒细胞减少症是保证足剂量、足疗程化疗并最终改善患者生存的根本。

中性粒细胞减少（CIN）是指使用骨髓抑制性化疗药物后引发外周血中性粒细胞绝对值（ANC）$< 2 \times 10^9/L$。《常见不良反应事件评价标准》（CTCAE）5.0版将中性粒细胞减少分为4级：1级为ANC（1.5～< 2.0）$\times 10^9/L$；2级为ANC（1.0～< 1.5）$\times 10^9/L$；3级为ANC（0.5～< 1.0）$\times 10^9/L$；4级为ANC$< 0.5 \times 10^9/L$。粒细胞减少性发热（FN）是指严重的中性粒细胞减少合并发热。严重的中性粒细胞降低指ANC$< 0.5 \times 10^9/L$（4级）或ANC为$<$（0.5～1.0）$\times 10^9/L$（3级）但预计在随后的48h将下降至$< 0.5 \times 10^9/L$。发热是指单次口腔温度测定$\geqslant 38.3\,℃$或$\geqslant 38.0\,℃$持续1h以上。

FN发生风险与化疗方案相关，风险等级通常分为三类。

1.高风险方案 指对于化疗初治患者FN发生率$> 20\%$的化疗方案。如乳腺癌的TCH方案（多西他赛+卡铂+曲妥珠单抗）、ddAC–T方案（剂量密集多柔比星+环磷酰胺序贯紫杉醇双周）、TAC方案（多西他赛+多柔比星+环磷酰胺）、TC方案（多西他赛+环磷酰胺）；小细胞肺癌的托泊替康单药方案；结直肠癌的FOLFOXIRI方案（氟尿嘧啶+亚叶酸钙+奥沙利铂+伊立替康）；胰腺癌的FOLFIRINOX方案（氟尿嘧啶+亚叶酸钙+伊立替康+奥沙利铂）；软组织肉瘤的MAID方案（美司钠+多柔比星+异环磷酰胺+达卡巴嗪）、标准或高剂量多柔比星、异环磷酰胺/多柔比星方案；霍奇金淋巴瘤的BEACOPP方案（博来霉素+依托泊苷+多柔比星+环磷酰胺+长春新碱+丙卡巴肼+泼尼松）、维布妥昔单抗+AVD方案（多柔比星+长春花碱+达卡巴肼）；非霍奇金淋巴瘤的HyperCVAD$\pm$利妥昔单抗方案（环磷酰胺+长春新碱+多柔比星+地塞米松$\pm$利妥昔单抗）等；多发性骨髓瘤的DT–PACE方案（地塞米松+沙利度胺+顺铂+多柔比星+环磷酰胺+依托泊苷）$\pm$硼替佐米方案；膀胱癌的剂量密集型MVAC方案（甲氨蝶呤+长春花碱+多柔比星+顺铂）；骨恶性肿瘤的VAI方案（长春新碱+多柔比星或放线菌素D+异环磷酰胺）、VDC–IE方案（长春新碱+多柔比星或放线菌素D+异环磷酰胺与环磷酰胺+依托泊苷交替使用）、顺铂/多柔比星、VDC方案（环磷酰胺+长春新碱+多柔比星或放线菌素D）、VIDE方案（长春新碱+异环磷酰胺+多柔比星或放线菌素D+依托泊苷）；头颈部鳞癌的TPF方案（紫杉醇+顺铂+氟尿嘧啶）；肾癌的多柔比星/吉西他滨方案；卵巢癌的托泊替康或多西紫杉醇单药方案；睾丸癌的VeIP方案（长春碱+

异环磷酰胺+顺铂）、VIP方案（依托泊苷+异环磷酰胺+顺铂）、TIP方案（紫杉醇+异环磷酰胺+顺铂）。

2. 中风险方案 指FN发生率为10%～20%的化疗方案。如乳腺癌的多西他赛或紫杉醇单药、AC-T方案（多柔比星+环磷酰胺序贯紫杉醇）；小细胞肺癌的依托泊苷或卡铂单药方案；非小细胞肺癌的CP方案（卡铂+紫杉醇）等；食管癌和胃癌的顺铂/伊立替康方案；非霍奇金淋巴瘤的GDP方案（吉西他滨+地塞米松+顺铂/卡铂）、CHOP方案（环磷酰胺+多柔比星+长春新碱+泼尼松）、苯达莫司汀单药方案；结直肠癌的FOLFOX方案（氟尿嘧啶+亚叶酸钙+奥沙利铂）；尿路上皮癌的多西他赛单药方案；睾丸癌的BEP方案（博来霉素+依托泊苷+顺铂）、依托泊苷+顺铂。

3. 低风险方案 指FN发生率<10%的化疗方案。

中性粒细胞集落刺激因子（G-CSF）是一种能刺激中性粒细胞增殖、分化和激活的细胞因子，预防性使用G-CSF可以降低多种肿瘤患者FN的发生率、持续时间和严重程度，降低随后的感染率和住院率，并改善患者按期进行全剂量强度化疗的情况。首次使用具有骨髓抑制的化疗药物后24～72h使用G-CSF称为一级预防，对于接受高风险化疗方案的患者，不论何种治疗目标，均建议进行一级预防。对于接受中风险化疗方案的患者，需结合患者相关风险评估因素。若具有≥1条患者相关风险评估因素时（如年龄>65岁且接受足剂量强度化疗、既往放化疗、持续性中性粒细胞减少、肿瘤累及骨髓、近期外科手术或开放性创伤、肝肾功能不全、全身体能状况较差且合并肝、肾、心、肺、内分泌等基础疾病、营养状况差、慢性免疫抑制状态、晚期疾病），建议预防性使用G-CSF，否则建议观察。接受根治性或辅助性化疗和剂量密集方案化疗的患者，为保障化疗剂量足量进行推荐一级预防。对于接受低风险化疗方案的患者，不建议预防性使用G-CSF。如果患者前1个周期化疗在未预防性使用G-CSF的情况下发生过FN或剂量限制性中性粒细胞减少性事件，下次化疗后预防性使用G-CSF称为FN的二级预防，患者需在第2个周期和后续每周期化疗之前进行FN风险评估。

目前，用于预防或治疗的药物有以下几类。

（1）重组人中性粒细胞集落刺激因子（rhG-CSF） 有短效制剂和长效制剂两种，长效制剂为聚乙二醇化的rhG-CSF，具有肾小球滤过率低和半衰期长的特点。

（2）重组人粒细胞-巨噬细胞集落刺激因子（rhGM-CSF）　适用于预防和治疗肿瘤放化疗后白细胞减少，沙格司亭不推荐用于FN的预防。

（3）曲拉西利　一种细胞周期蛋白依赖性激酶4/6抑制剂，批准用于广泛期小细胞肺癌患者在接受含依托泊苷和铂类方案化疗或含拓扑替康方案化疗前使用，以降低化疗引起的骨髓抑制。

四、癌痛治疗药物

癌痛是由于肿瘤在生长过程中压迫脏器神经或促使某些因子释放，手术、创伤性操作、放射治疗、其他物理治疗以及药物治疗等抗肿瘤治疗或心理等非肿瘤因素导致的机体疼痛。初诊癌症患者的疼痛发生率约为25%，而晚期癌症患者的疼痛发生率可达60%~80%，其中1/3的患者为重度疼痛。如果癌症疼痛（以下简称癌痛）不能得到及时、有效的控制，患者往往感到极度不适，可能会引起或加重其焦虑、抑郁、乏力、失眠以及食欲减退等症状，显著影响患者的日常活动、自理能力、社会交往和整体生活质量。

癌痛评估是合理、有效进行止痛治疗的前提，癌痛常规评估是指医护人员主动询问癌症患者有无疼痛，常规性评估疼痛病情，并且及时进行相应的病历记录。癌痛量化评估是指采用疼痛程度评估量表等量化标准来评估患者疼痛主观感受程度，需要患者的密切配合。量化评估疼痛时，应当重点评估最近24h内患者最严重和最轻的疼痛程度，以及平常情况的疼痛程度。通常使用数字分级法（NRS）、面部表情评估量表法及主诉疼痛程度分级法（VRS）三种方法。

为了提高患者的生存质量，使用药物是一项易行且有效的治疗手段。根据世界卫生组织（WHO）《癌痛三阶梯止痛治疗指南》进行改良，癌痛药物止痛治疗的五项基本原则：口服给药、按阶梯用药、按时用药、个体化给药和注意具体细节。根据疼痛程度进行三阶梯给药。轻度疼痛：可选用非甾体类抗炎药物（NSAID）；中度疼痛：可选用弱阿片类药物或低剂量的强阿片类药物，并可联合应用非甾体类抗炎药物以及辅助镇痛药物（镇静剂、抗惊厥类药物和抗抑郁类药物等）；重度疼痛：首选强阿片类药，并可合用非甾体类抗炎药物以及辅助镇痛药物（镇静剂、抗惊厥类药物和抗抑郁类药物等）。在使用阿片类药物治疗的同时，适当联合应用非甾体类抗炎药物，可以增强阿片类药物的止痛效果，并可减少阿片类药物用量。如果能达到良好的镇痛效果且无严重的不良反应，轻度和中度疼痛时也可考虑使用强阿片类药物。如果患者诊断为神经病理性疼痛，应首选三环类抗抑郁药物或抗惊厥类药物等。如果是癌症骨转移引起的疼痛，应该联合使用双膦酸盐类药物，抑制溶骨活动。

目前，常用的治疗药物有以下几类。

（1）非甾体抗炎药（NSAIDs） 药物通过抑制前列腺素的生成来降低痛感，常用的药物有对乙酰氨基酚、布洛芬、双氯芬酸、吲哚美辛、塞来昔布等。

（2）阿片类药物 通过影响阿片受体发挥止痛作用，但可能存在成瘾性。可分为弱阿片类药物，如曲马多、可待因、丁丙诺啡等；强阿片类药物，如吗啡、氢吗啡酮、羟吗啡酮、羟考酮、芬太尼等。

（3）辅助镇痛药物 辅助性增强阿片类药物的止痛效果，或直接产生一定的镇痛作用。包括抗惊厥类药物、抗抑郁类药物、皮质激素、N-甲基-D-天冬氨酸受体（NMDA）拮抗剂和局部麻醉药等。

使用癌痛治疗药物的注意事项如下。

（1）NSAIDs药物常见不良反应包括消化性溃疡、消化道出血、血小板功能障碍、肾功能损伤、肝功能损伤以及心脏毒性等。这些不良反应的发生与用药剂量和持续使用时间相关。使用非甾体类抗炎药，用药剂量达到一定水平以上时，再增加用药剂量并不能增强其止痛效果，可是药物毒性反应将明显增加。因此，如果需要长期使用非甾体类抗炎药或对乙酰氨基酚，或日用剂量已达到限制性用量时，应考虑更换为单用阿片类止痛药；如为联合用药，则只增加阿片类止痛药用药剂量，不得增加非甾体类抗炎药物和对乙酰氨基酚剂量。

（2）阿片类止痛药的有效性和安全性存在较大的个体差异，需要逐渐调整剂量，以获得最佳用药剂量，称为剂量滴定。对于初次使用阿片类药物止痛的患者，可以使用吗啡即释片进行治疗，再根据疼痛程度，拟定初始固定剂量 5~15mg，口服，每4小时或按需给药，用药后疼痛不缓解或缓解不满意，应于1h后根据疼痛程度给予滴定剂量。对于未曾使用过阿片类药物的中、重度癌痛患者，推荐初始用药时选择短效阿片类止痛药，个体化滴定用药剂量；当用药剂量调整到理想止痛及安全的剂量水平时，可考虑换用等效剂量的长效阿片类止痛药。对于疼痛病情相对稳定的患者，可以考虑使用阿片类药物缓释剂作为背景给药，在此基础上备用短效阿片类药物，用于治疗爆发性疼痛。

（3）在维持用药阶段常用的长效阿片类药物有吗啡缓释片、羟考酮缓释片和芬太尼透皮贴剂等。在应用长效阿片类药物期间，应备用短效阿片类止痛药，用于爆发性疼痛。当患者因病情变化，长效止痛药物剂量不足时，或发生爆发性疼痛时，立即给予短效阿片类药物，用于解救治疗及剂量滴定。

第三章　抗肿瘤用药审方依据

第一节　抗肿瘤用药处方审核相关法律法规

恶性肿瘤是严重危害人类生命健康的重大疾病，国家卫生行政部门历来非常重视恶性肿瘤的群防群治工作，近年先后出台了《中国癌症防治三年行动计划（2015—2017年）》《健康中国行动——癌症防治实施方案（2019—2022年）》《关于加强肿瘤规范化诊疗管理工作的通知》《医疗机构处方审核规范》《关于开展肿瘤多学科诊疗试点工作的通知》《新型抗肿瘤药物临床应用指导原则》等一系列规章条例规范诊疗行为，确保合理用药。

2017年，国家提出要推进药学服务从"以药品为中心"转变为"以病人为中心"，从"以保障药品供应为中心"转变为"在保障药品供应的基础上，以重点加强药学专业技术服务、参与临床用药为中心"。促进药学工作更加贴近临床，努力提供优质、安全、人性化的药学专业技术服务。在临床用药方面，强调要加大处方点评力度，医疗机构要按照《医院处方点评管理规范（试行）》开展处方点评，对点评中发现的问题，重点是超常用药和不合理用药，进行干预和跟踪管理。将处方点评结果作为科室和医务人员处方权授予、绩效考核、职称评定和评价药师审核处方质量的重要依据，纳入当地卫生计生行政部门对医疗机构的绩效考核指标中。

在处方审核的具体执行中，我国在2018年制定了《医疗机构处方审核规范》，其内容适用于抗肿瘤药物的处方审核。《医疗机构处方审核规范》指出，处方审核是指药学专业技术人员运用专业知识与实践技能，根据相关法律法规、规章制度与技术规范等，对医师在诊疗活动中为患者开具的处方，进行合法性、规范性和适宜性审核，并做出是否同意调配发药决定的药学技术服务。审核的处方包括纸质处方、电子处方和医疗机构病区用药医嘱单。

从事处方审核的药学专业技术人员需获得一定资格，且作为处方审核工作的第一责任人。处方经药师审核后，认为存在用药不适宜时，应当告知处方医师，建议其修改或者重新开具处方；药师发现不合理用药，处方医师不同意修改时，药师应当做好记录并纳入处方点评；药师发现严重不合理用药或者用药错误时，应当拒绝调配，及时告知处方医师并记录，按照有关规定报告。

审方药师需对以下几个方面进行审核。

（1）合法性　处方开具人是否根据《执业医师法》取得医师资格，并执业注册在注册地点取得处方权。

（2）规范性　处方是否符合规定的标准和格式，处方医师签名或加盖的专用签章有无备案，电子处方是否有处方医师的电子签名；处方前记、正文和后记是否符合《处方管理办法》等有关规定，文字是否正确、清晰、完整；条目是否规范，如药品通用名称和新活性化合物是否正确，药品剂量、规格、用法、用量是否准确清楚、医疗用毒性药品使用是否符合相关管理规定等。

（3）适宜性　处方用药与诊断是否相符，选用剂型与给药途径是否适宜，是否有重复给药和相互作用情况，是否存在配伍禁忌，是否有用药禁忌的特殊人群，溶剂的选择、用法用量是否适宜，静脉输注的药品给药速度是否适宜等。

通过规范处方审核行为，一方面提高处方审核的质量和效率，促进临床合理用药；另一方面体现药师专业技术价值，转变药学服务模式，为患者提供更加优质、人性化的药学技术服务。

第二节　抗肿瘤用药处方审核相关参考资料

抗肿瘤药物更新快，查询、获取药物的最新进展信息是一名肿瘤专业药师的必要技能。关于抗肿瘤用药处方审核相关资料，我们可以从下面几个维度展开。

一、处方审核相关法规

登录中华人民共和国国家卫生健康委员会医政司网站，选择政策文件一栏，可以查询国家最新发布的相关卫生健康政策文件。以下列举与处方审核相关的政策内容。

（一）药事法规相关文件

1.《处方管理办法》颁布于2007年，该文件规定了处方的书写标准和格式，明确了处方权获得需要的条件，处方的开具应当遵循的原则，相关部门起到监督管理的职责。也明确了药师在药品调剂过程中的相关资格，对相关事项的审核。

2.《医院处方点评管理规范（试行）》颁布于2010年，该文件规范了医院处方点评工作，提高处方质量，促进合理用药，保障医疗安全。在处方点评的实际实施中，规定了点评的数量以及专项点评的相关事项。对于处方点评结果的判定罗列了一系列用药不适宜的情况，对结果的审核也汇总分析并持续改进。

3.《医疗机构药事管理规定》颁布于2011年，该文件确定了医疗机构药学部门岗位职责和人员构成，对药物采购、调配、临床使用的大体事项进行说明。

4.《医疗机构处方审核规范》颁布于2018年，该文件规范了医疗机构处方审核工作，促进临床合理用药，保障患者用药安全。明确处方审核是指药学专业技术人员运用专业知识与实践技能，根据相关法律法规、规章制度与技术规范等，对医师在诊疗活动中为患者开具的处方，进行合法性、规范性和适宜性审核，并做出是否同意调配发药决定的药学技术服务。药师作为处方审核工作的第一责任人，应当对处方各项内容进行逐一审核，药师开展处方审核时可以通过相关信息系统辅助，但对信息系统筛选出的不合理处方及信息系统不能审核的部分，应当进行人工审核。处方审核应当依照合法性、规范性和适宜性进行。

5.《麻醉药品和精神药品管理条例》颁布于2005年，修订于2016年，麻醉药品和精神药品广泛应用于抗肿瘤辅助治疗，由于其相对于一般的药品有一定特殊性，为了保证麻醉药品和精神药品的合法、安全、合理使用，防止流入非法渠道，根据《药品管理法》和其他有关法规，国家制定了相关条例。

（二）抗肿瘤药物相关文件

《抗肿瘤药物临床应用管理办法（试行）》颁布于2020年，为加强医疗机构抗肿瘤药物临床应用管理，提高抗肿瘤药物临床应用水平，保障医疗质量和医疗安全而制定的办法。抗肿瘤药物临床应用应当遵循安全、有效、经济的原则，应用中要以循证医学证据为基础，以诊疗规范、临床诊疗指南、临床路径和药品说明书等为依据，充分考虑药物临床治疗价值和可及性，合理应用抗肿瘤药物，以达到治疗肿瘤、提高患者生存率、改善患者生存质量的目的。由于部分抗肿瘤药物不良反应大，适应证严格，禁忌证多，在临床应用中采取分级管理，分为限制使用级抗肿瘤药物和普通使用级抗肿瘤药物。

在适应证审核方面，该《办法》规定了选用抗肿瘤药物需根据组织或细胞学病理诊断结果，或特殊分子病理诊断结果，原则上，在病理确诊结果出具前，医师不得开具抗肿瘤药物进行治疗。审方依据国家卫生健康委员会发布的诊疗规范、临床诊疗指南、临床路径或药品说明书，规定需进行基因靶点检测的靶向药物，使用前需经靶点基因检测，确认患者适用后方可开具。在尚无更好治疗手段等特殊情况下，抗肿瘤药物使用采纳的循证医学证据，依次是其他国家或地区药品说明书中已注明的用法，国际权威学协会或组织发布的诊疗规范、临床诊疗指南，国家级学协会发布的诊疗规范、临床诊疗指南和临床路径等。

二、处方审核相关检索平台

（一）手机APP或网页

与药物相关的国内APP有丁香园用药助手、人卫用药助手、用药参考、药智数据等，它们均收录了大量的药品说明书信息，通过药品的商品名、通用名可检索用法用量、适应证、禁忌证、特殊人群用药、药物相互作用、药动学、不良反应等重要信息，另外还可以检索用药指南、专家共识、诊疗规范等信息。国外的APP有UpToDate、Drug.com、Drug Reference、DrugInteractions等，这些APP对于一些尚未在国内上市的药品或超说明书用药查询较为适用，其中UpToDate数据库是基于循证医学原则发布的，更能展现真实的世界数据，DrugInteractions专门针对药物相互作用查询，Drug.com汇集了各个国家的药品基本信息，大家可以根据需要使用的具体信息选择合适自己的检索工具。

（二）文献检索网站

中国知网和万方数据是检索中文文献最常用的数据库，通过输入关键词可以获取学术文献、会议纪要、论文等资源，其中的高级搜索功能可以定位具体的年份、作者、出版机构、文献类型等，满足精确检索的要求。外文文献检索最常用的数据库是PubMed，属于美国国立卫生研究院，对需要获取最新国际文献的读者有较大帮助。

三、处方审核相关书籍、指南、共识和规范

（一）书籍

处方审核对肿瘤专科药师有较强的综合要求，除了熟悉药事管理和法律规定外，还需要了解各类肿瘤疾病的发生机制、临床表现、药物治疗等内容，在熟悉处方审核的前期可以学习肿瘤学临床教材。下面推荐一些肿瘤学相关书籍。

1.《临床肿瘤学》（第5版）　主编为徐瑞华、万德森。本书总论内容包括肿瘤概念、流行病学、病因、病理、肿瘤诊断和治疗等，各论内容包括各部位或系统的各种常见恶性肿瘤类型、流行趋势、病因、病理、诊断、治疗和预后等内容。本书全面系统讲解了肿瘤疾病的各个方面，为初学者学习肿瘤药学相关内容奠定了基础。

2.《古德曼·吉尔曼治疗学的药理学基础》（第13版）　原著主编为Laurence L. Brunton, Bruce A. Chabner, Bjorn C. Knollmann。本书从药理学出发，联系疾病与药物，从化学结构、药理作用机制、生物代谢、常用剂型的药效动力学、治疗效果、适应证、禁忌证、不良反应等进行全面系统总结，随着版本的不断更新，加入大量新型药物的内容，对初学者学习药理学有较大的帮助。

3.《肿瘤专科药师临床工作手册》　主编为李国辉，杨珺。本书着重介绍肿瘤专科药学相关内容，从肿瘤专科药师临床实践技能、肿瘤药学治疗与药学监护、肿瘤靶向与免疫治疗药学监护、肿瘤药物治疗常见并发症与药学监护、常见抗肿瘤药物基因组学、肿瘤专科处方点评、肿瘤专科药学信息等几个方面指导药师开展肿瘤临床药学工作，适合已有一定基础进阶学习者。

4.《斯基尔癌症治疗手册》（第9版）　主编为Samir N. Khleif, Olivier Rixe, Roland T. Skeel。本书从癌种出发，介绍药物治疗的各个方面，增加了进入临床的抗肿瘤新药和生物制剂，还对许多老药的相关内容进行了增补，本书对于肿瘤临床药物治疗非常实用，适合进阶学习者使用。

5.《抗肿瘤药物处方审核指南》　主编为李国辉。本书详细介绍不同癌种治疗方案审核要点，参考国外抗肿瘤药物处方审核相关指南，根据国内临床药学工作特点推荐"九步法"审核，培养药学技术人员临床思维。主要内容包括：抗肿瘤药物作用机制与临床使用特点、不同癌种一线处方审核要点，

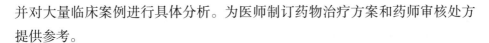

并对大量临床案例进行具体分析。为医师制订药物治疗方案和药师审核处方提供参考。

（二）指南和共识

指南是基于肿瘤治疗临床实践所制定的工作方法，由于其具有更新快和实操性强的特点，在实际工作中常常被使用，但一些指南存在一定的局限性，使用时需考虑患者的具体情况。共识常常是基于多位专家通过讨论得出的一些适于临床使用的结论性文章，共识内容存在证据等级推荐，使用者根据具体情况选择治疗手段。下面列举一些常见的国内外指南和共识。

1.CSCO指南　中国临床肿瘤学会（Chinese Society of Clinical Oncology，CSCO）基于循证医学证据、兼顾地区发展的差异、药物和诊疗手段的可及性及治疗的社会价值发布的肿瘤相关诊治指南，涵盖多个瘤种，每年更新内容符合肿瘤治疗的快速进展。

2.NCCN指南　美国国立综合癌症网络（National Comprehensive Cancer Network，NCCN）发布的肿瘤指南，包括各瘤种的诊疗方法和肿瘤相关不良反应的处理，NCCN指南更新快，涵盖肿瘤类型多，已经成为获取肿瘤最新治疗方法的手段。

3.ASCO指南　美国临床肿瘤学会（American Society of Clinical Oncology，ASCO）针对不同的临床表现，为临床医师提供正确的处理步骤和流程，使患者获得最佳临床诊治效果。目前的指南涵盖乳腺癌、胃肠癌、生殖泌尿系统癌症、头颈部癌症、血液学恶性肿瘤和肺癌等领域，包括支持治疗和提高生存质量的指南，癌症生存者指南以及关于预后评价指标的指南除了这些指南之外，指南相关临床试验和各种研究证据也可在ASCO网站上获得。

4.ESMO指南　欧洲肿瘤内科学会（European Society for Medical Oncology，ESMO）针对不同瘤种和肿瘤相关处理问题发布的指南。

5.国家卫生健康委员会发布的肿瘤诊疗指南　包括20个与肿瘤相关的疾病，分别为原发性肺癌、膀胱癌、胃癌、食管癌、胰腺癌、肾癌、乳腺癌、子宫内膜癌、宫颈癌、卵巢癌、前列腺癌、甲状腺癌、脑胶质瘤、淋巴瘤、黑色素瘤、弥漫型大B细胞淋巴瘤、骨髓增生异常综合征伴原始细胞增多（MDS-EB）、慢性髓性白血病、慢性淋巴细胞白血病和小淋巴细胞淋巴瘤。

6.肿瘤药物治疗相关的共识　临床中以使用最新版本的专家共识为宜。

（1）《中国肿瘤药物治疗相关恶心呕吐防治专家共识》

（2）《血液系统肿瘤患者的营养治疗专家共识》

（3）《血液肿瘤免疫及靶向药物治疗相关性感染预防及诊治中国专家共识》

（4）《中国重组人粒细胞集落刺激因子在肿瘤化疗中的临床应用专家共识》

（5）《抗肿瘤药物处方审核专家共识——肝癌》

（6）《抗肿瘤药物处方审核专家共识——结直肠癌》

（7）《抗肿瘤药物处方审核专家共识——肺癌》

（8）《抗肿瘤药物处方审核专家共识——乳腺癌》

（9）《抗肿瘤药物处方审核专家共识——肾癌》

（三）规范

2021年，为进一步提高儿童血液病、恶性肿瘤诊疗规范化水平，保障医疗质量与安全，国家卫生健康委员会印发儿童血液病、恶性肿瘤相关12个病种诊疗规范（2021年版），规范涵盖了11个与肿瘤相关的疾病，分别为儿童及青少年鼻咽癌、儿童及青少年神经纤维瘤病、儿童甲状腺癌、儿童颅外恶性生殖细胞肿瘤、儿童颅咽管瘤、儿童脑胶质瘤、儿童室管膜肿瘤、儿童髓母细胞瘤、儿童胸膜肺母细胞瘤和儿童中枢神经系统生殖细胞肿瘤。

为进一步提高原发性肝癌诊疗规范化水平，保障医疗质量安全，维护患者健康权益，国家卫生健康委员会组织对《原发性肝癌诊疗规范（2019年版）》进行了修订，形成了《原发性肝癌诊疗指南（2022年版）》。

为进一步规范新型抗肿瘤药物临床应用，国家卫生健康委员会合理用药专家委员会发布了《新型抗肿瘤药物临床应用指导原则（2022年）》。

（四）相关网站

1.美国FDA网站：http：//www.fda.gov/

2.欧洲EMA网站：http：//www.ema.europa.eu/ema/

3.日本厚生省网站：http：//www.info.pmda.go.jp/

4.国家药品监督管理局网站：https：//www.nmpa.gov.cn/

5.广东省药学会网站：http：//www.sinopharmacy.com.cn/

6. NCCN指南官网：http：//www.nccn.org/

7. ASCO指南官网：http：//www.asco.org/

8. CSCO指南官网：http：//www.csco.org.cn/

9. ESMO指南官网：http：//www.esmo.org/

10.美国国家癌症研究所官网：http：//www.cancer.gov/

11.中国知网数据库：http：//www.cnki.net/

12.万方数据库：http：//www.wanfangdata.com.cn/

13.维普数据库：http：//www.cqvip.com/

14. UpToDate：http：//www.uptodate.com/

15.丁香园：http：//www.dxy.cn/

16.医脉通：http：//www.medlive.cn/

17. Drugs：http：//www.drgus.com/

18.美国医院药师协会（ASHP）：http：//www.ashop.org/

第三节　抗肿瘤用药处方审核要素

在抗肿瘤药物处方审核中，可以从以下几个要素考虑：适应证；遴选药品；给药途径；用法用量；溶剂选择；联合用药；给药顺序；配伍禁忌；重复用药；治疗方案；超说明书。

一、适应证

适应证是药品说明书中关于该药品临床使用的法定依据，适应证经过了国家药品监督管理部门的批准。抗肿瘤药物临床应用须遵循药品说明书，不能随意超适应证使用。相关药品的生产厂商，在拥有新的高级别循证医学证据的情况下，应当主动向国家药品监督管理部门申报，及时更新药品说明书，保证药品说明书的科学性、权威性，有效指导临床用药。特别是有条件快速批准上市的药品，更应当保证药品说明书的时效性。

二、遴选药品

进行处方审核时，除了考虑患者有使用某类药物的指征外，还应考虑患者的具体情况。例如：该类药物过敏史，与患者病情轻重是否相符，肝肾功能不全患者的适用性，老年人、儿童、孕妇等特殊人群的适用性，药品使用禁忌等。不同药物针对器官的作用不同，细胞毒药物靶向性差，对身体各个器官、组织均可能产生伤害，对一些生长速度较快的细胞毒性更大，不适合大多数妊娠期和哺乳期妇女使用。蒽环类药物由于对心脏有特异性的损害，对于心功能较差的患者，临床上应该做好用药评估后再使用；新型抗肿瘤药物如靶向药和免疫检查点抑制剂，虽然药物的靶向性较好，但依然存在相应的不适合使用的人群，所有药物在使用前均应该仔细阅读说明书中关于特殊人群用药的事项。

三、给药途径

临床一般根据肿瘤所在部位、所选化疗方案，并结合抗肿瘤药物的性质来确定具体的给药途径。但在某些情况下改变给药途径可以加大局部杀灭肿瘤的力度，减少对全身的不良反应。药物由于存在药动学差异，给药途径的选择需要符合药品说明书的基本要求。肿瘤产生的部位各不相同，为了能使抗肿瘤药物发挥最大的疗效，在抗肿瘤药物的给药途径中可能出现一些特殊情况。如常规化疗药难以通过血-脑屏障到达中枢神经系统，导致药物达不到有效浓度，可能会采取鞘内注射的方式给药；腹腔相关的肿瘤，在手术后进行化疗药物的腹腔给药可以有效清除残留肿瘤组织，提高患者的生存率。在处方审核过程中，特殊给药方式的使用应该是在有一定证据下实施，可以查阅相关指南和共识的支持。

四、用法用量

细胞毒类药物对肿瘤细胞的杀灭作用遵循一级动力学原则，即一定剂量的药物只能杀灭一定数量的肿瘤细胞，机体不能无限量耐受细胞毒药物剂量的增加或重复大剂量给药。在临床应用中，细胞毒药物的给药方式常常可采用间歇给药、节拍化疗、短期连续给药和序贯给药等方式。靶向药物与靶点结合具有一定的饱和性，不必一味增加剂量，不良反应与剂量相关，可根据不良反应进行剂量调整。免疫检查点抑制剂有一定的合适剂量，增加剂量不一定增加疗效，剂量与毒性之间的关系尚不清晰。在处方审核中，药物用法用量可以从两个方面进行考虑，第一是患者自身情况，应当了解患者的年龄、体重或体表面积、器官基本情况、基因遗传等；第二是基于药物的考虑，同一种药物针对不同的适应证是否存在差异、用药频次是否合理等。

五、溶剂选择

抗肿瘤药物进行规范化配置（包括选药、配药、核对及记录等），主要的参考依据包括：药品说明书及《中国药典》《中华人民共和国药典临床用药须知》《新编药物学》《临床静脉用药调配与使用指南》《临床静脉用药调配方法与配伍禁忌速查手册》等，并且要关注以下三个方面的内容。

1.溶剂品种选择　如果溶剂选择不当，药物与溶剂混合后会发生相互作用，出现变色、浑浊、结晶、沉淀、络合、降解等现象而失活，影响疗效，严重时甚至导致药物不良事件的发生。

例如奥沙利铂可与氯离子发生取代反应和水合反应，生成类似顺铂的二氨二氯铂及水化后的杂质并会产生沉淀，因此只能使用5%葡萄糖注射液进行溶解和稀释，也不宜和其他碱性溶液（例如氟尿嘧啶、氨丁三醇等）混合使用，以免降低药效。又例如充足的氯离子可以抑制顺铂的可逆性置换作用，减少其水解，提高稳定性，并降低肾毒性，故通常选用0.9%氯化钠注射液或者葡萄糖氯化钠注射液进行溶解。紫杉醇可以选择0.9%氯化钠注射液、5%葡萄糖注射液、葡萄糖氯化钠注射液溶解，而紫杉醇脂质体只能选用5%葡萄糖注射液，因为0.9%氯化钠注射液或其他含电解质的载体会引起脂质体聚集，导致其结构被破坏。白蛋白结合型紫杉醇只能选用0.9%氯化钠注射液进行溶解，因为酸性或碱性的溶液容易导致蛋白质凝固变性而失效。

同一种药物采用不同的给药途径进行给药时，需要选择相应的溶剂。例如注射用阿糖胞苷，可以使用0.9%氯化钠注射液或5%葡萄糖注射液作为溶剂，给药途径有静脉注射、鞘内注射；当选择鞘内给药时，应选择0.9%氯化钠注射液进行溶解，因为5%葡萄糖注射液会导致神经节细胞凋亡、神经纤维脱髓鞘、神经传导速度减慢等改变。

2.浓度和滴速　抗肿瘤药物的有效血药浓度和与肿瘤细胞接触的时间是影响治疗效果的重要因素。部分药物的说明书中对抗肿瘤药物的溶剂用量有明确的规定，通过对配制后终浓度或滴注时间长短的要求来限制载体用量大小。

例如：依托泊苷若溶剂量不足，浓度过高，滴注时容易引起疼痛、皮肤潮红、骨髓抑制等不良反应，且超过规定浓度配制可能会产生沉淀。紫杉醇

（白蛋白结合型）属于浓度依赖性药物，说明书规定药物溶液的终浓度应调配成5mg/ml，如果浓度太低，药物的纳米白蛋白剂型就容易崩解，因此过多倍数的稀释会影响药物在体内的分布过程，进而影响药物进入血液循环后靶向肿瘤组织，降低药效。

滴注速度也是抗肿瘤药物治疗过程中不能忽视的问题。有些药物滴注速度过慢，导致组织分布更加广泛，消除半衰期延长，使药品不良反应增大。例如：吉西他滨滴注时间一般应控制在30min内，最长不超过60min。血管刺激性强的药物则应快速静脉滴注，否则易形成血栓（药液持续刺激血管内皮，引起血小板凝聚，形成血栓并释放组胺，使静脉收缩、管腔变窄，出现血流缓慢，影响血流对滴注液体的稀释作用，促进了炎症的发展），或因药物外渗增加药品不良反应，例如长春瑞滨。药液滴注速度的选择还受药物稀释后溶液稳定性的影响，稳定性低的药物也不能长时间滴注，例如环磷酰胺。某些药物制剂中含有具药理活性的特殊赋形剂，导致药物滴注时间不能过短。例如溶剂型紫杉醇中含有聚氧乙烯蓖麻油，多西他赛中含有聚山梨酯80（吐温80），滴注时间不能过短（3h/1h）。

3.配制后的稳定性 化疗药物配制时，稳定性与存储将是影响药效与安全性的关键性因素。所有药物溶解于溶剂后，其稳定性必然会受到一定影响。影响配伍溶液稳定性的因素包括：晶型、pH、溶剂极性、渗透压、药物本身结构、配制时的温度和存储温度、光线等。一般要求现配现用，并注意成品存储的方法与时间。

六、联合用药

在抗肿瘤药物治疗的过程中，联合用药是广泛应用的方法。抗肿瘤药物的联合使用，包括化疗间的联合治疗、化疗联合靶向治疗、化疗联合免疫治疗和靶向治疗联合免疫治疗，在临床上单一应用某种化疗药物治疗肿瘤的方法已极少见。在审核这一大类联合用药方案时应主要考虑以下几个方面的问题。

1.从细胞增殖动力学考虑

（1）增殖缓慢、生长比率较低的实体瘤，G_0期（静止期）细胞较多，可先用周期非特异性药物，杀灭增殖期和部分G_0期细胞，使肿瘤变小，驱使G_0期细胞进入增殖期，继而使用周期特异性药物杀灭之。

（2）生长快、生长比率较高的肿瘤，处于增殖期的细胞较多，应先使用周期特异性药物，使大量处于增殖周期的瘤细胞被杀灭，以后再用周期非特异性药物杀伤其他各期细胞。待G_0期细胞进入周期时，再重复上述疗法。

（3）同步化疗是一种特殊的序贯疗法。先使用对S期（DNA合成期）细胞有作用的药物，使肿瘤细胞齐集于G_1期（DNA合成前期），然后应用作用于G_1期的药物，可使疗效提高。

2.从药物作用原理考虑 联合应用作用于不同环节的抗肿瘤药物，可使疗效增加。如烷化剂加抗代谢药物等。

3.从药物毒性考虑 不同毒性的药物联合使用，可望降低毒性，避免不良反应的叠加，提高疗效。例如：泼尼松、长春新碱的骨髓抑制作用较小，将它们与其他药物联合使用，可减少对骨髓的抑制作用。

4.从药物的抗瘤谱考虑

（1）胃肠道癌 用氟尿嘧啶，还可选用喜树碱、塞替派、环磷酰胺等。

（2）鳞癌 宜用硝卡芥、甲氨蝶呤等。

（3）肉瘤 宜用环磷酰胺、顺铂、多柔比星等。

5.联用其他药物 抗肿瘤药物（包括细胞毒药物、靶向药物、免疫治疗药物等）在使用过程中，不可避免会出现各种不良反应，因此会同时采用止吐、升白、镇痛、止泻等防治不良反应的药物，此时应注意这些药物联合使用的合理性问题。

6.患者自身情况 肿瘤患者往往还会伴发其他慢性疾病，如高血压、糖尿病、高血脂等，这些慢病的治疗药物也可能和抗肿瘤药物存在联合用药的合理性问题。因此，在处方审核的过程中，要兼顾各方面的情况进行全面分析。

联合用药不适宜一方面体现在临床证据支持不足的情况，如鉴于缺乏生存获益和较高的毒性，抗血管表皮生成因子受体治疗不应于培美曲塞和铂类联合使用；另一方面，相同作用机制药物间的联用可能产生较大毒性，同样不适宜用于联合治疗，如卡培他滨与氟尿嘧啶联合使用。

七、给药顺序

化疗方案的给药顺序一般遵循以下3个原则。

1.药物相互作用原则 抗肿瘤药物之间发生相互作用，包括药动学（主要影响代谢和排泄）和药效学（主要为疗效的协同和增敏作用）两方面，应注意给药的先后顺序。

2. 细胞增殖动力学原则 生长较慢的实体肿瘤处于增殖期的细胞较少，G_0 期细胞较多，一般情况下，先用周期非特异性药物杀灭一部分肿瘤细胞，进入增殖期后再使用周期特异性药物；而生长较快的血液肿瘤，一般应先用周期特异性药物大量杀灭处于增殖期的细胞，减少肿瘤负荷，然后再用周期非特异性药物杀灭残存的肿瘤细胞。

3. 药物刺激性原则 刺激性抗肿瘤药物宜选择中心静脉给药或经外周静脉置管（PICC）给药，使用非顺序依赖性化疗药物，应根据药物的局部刺激性大小和浓度高低安排给药顺序。刺激性大者先用，刺激性类似者则按照"先浓后稀"的原则，因为化疗开始时静脉内皮细胞的结构稳定性好，药液渗出概率小，对周围组织的不良刺激也小。

八、配伍禁忌

（1）不同药物配伍使用时能发生浑浊、沉淀、产生气体及变色等外观异常现象等理化反应。例如：替加氟注射液呈碱性且含有碳酸盐，应避免与含有钙、镁离子及酸性较强的药物配伍使用，以免生成沉淀。

（2）药品配伍使不良反应增强，引起严重不良反应。例如：①化疗方案中使用大剂量顺铂需要水化利尿，但不能选择呋塞米利尿，因为顺铂与呋塞米合用存在配伍禁忌。药品说明书明确指出，顺铂化疗期间与其他具肾毒性或耳毒性药物合用会增加其毒性，须避免合用，可选择具有渗透性利尿作用的甘露醇。②甲氨蝶呤可增加抗凝血作用，甚至引起肝脏凝血因子减少和（或）血小板减少症，因此与其他抗凝药物应谨慎合用。③伊立替康具有抗胆碱酯酶的活性，可延长琥珀胆碱的神经-肌肉阻滞作用而发生严重不良反应；伊立替康与地塞米松配伍可进一步加强淋巴细胞的抑制，增加后者引发高血糖的风险。

（3）药品配伍使药理作用或治疗作用过度增强，超出了机体所能耐受的能力，也可引起不良反应，甚至危害生命健康。例如：①芬太尼与艾司唑仑合用，芬太尼为强效阿片类麻醉性镇痛药，与苯二氮䓬类药物艾司唑仑联合使用，会加强后者呼吸减慢、呼吸困难，甚至死亡的风险，建议尽量不要联合使用，如必须联用，应尽量使用最小有效剂量，并限制在最短的必要疗程之内。②甲氨蝶呤与青霉素类药物配伍使用，使前者体内清除率降低，容易导致中毒；甲氨蝶呤与糖皮质激素配伍使用时 前者血药浓度升高，导致骨髓抑制等毒性增加。

（4）药品配伍使治疗作用减弱或药品的稳定性降低。例如：贝伐珠单抗注射液的说明书中明确规定，不能将贝伐珠单抗与右旋糖或葡萄糖溶液同时或混合给药，因为贝伐珠单抗与右旋糖等含糖溶液相溶稀释时，贝伐珠单抗会呈浓度依赖性降解，导致药效降低，甚至产生不良反应，因此，贝伐珠单抗应选用0.9%氯化钠注射液稀释，并使溶液的终浓度保持在 1.4～16.5mg/ml。

九、重复用药

属于同一药物成分，即使用的药物通用名相同但商品名不同，或是使用含有相同有效成分的复方制剂即为重复用药。

十、治疗方案

抗肿瘤药物治疗方案，应根据患者的机体状况以及肿瘤的病理类型、侵犯范围（病期）和发生趋势制订。一般从以下四个方面进行综合考虑。

（1）分子病理学诊断和基因检测 决定了治疗药物的选择、治疗结果的预测及整个综合治疗方案的制订。

（2）临床分期 肿瘤的分期、高危因素决定有无必要进行化疗。

（3）患者的耐受性 肝、肾、心等基础疾病，体力状况，决定可否化疗，化疗是否需减量。

（4）采用的治疗方案 一、二、三线等标准治疗方案的选择，药物剂量、疗程、给药间隔的确定。

只有经组织或细胞学病理确诊、或特殊分子病理诊断成立的恶性肿瘤，才有指征使用抗肿瘤药物。单纯依据患者的临床症状、体征和影像学结果得出临床诊断的肿瘤患者，没有抗肿瘤药物治疗的指征。但是，对于某些难以获取病理诊断的肿瘤，如胰腺癌的确诊可参照国家相关指南或规范。

十一、超说明书用药

由于抗肿瘤药物是快速发展的，说明书中关于药品适应证的部分有时不能满足医师的临床要求，导致超说明书用药。肿瘤专业药师在审方过程中，除了需要掌握说明书中原本的适应证，还要搜索最新的指南、共识、规范等信息辅助判别适应证的合理性。国内超说明书用药还处于发展阶段，2010年广东省药学会发表《药品未注册用法专家共识》，属于首部关于药品超说明书用法的资料，该《共识》指出，超说明书用药需要在合理、规范下应用。发展到今天，已有多部关于超说明书用药的书籍、共识和指南，虽然超说明书用药符合相关的法律，但在临床使用中仍需要做好用药监护，密切留意可能发生的药品不良反应。在处方审核的过程中，可以参照相关机构发布的超说明书目录中抗肿瘤药物的部分，也可以参考国外的相关指南，如NCCN指南、ASCO指南等。

第四节　处方审核基本原则

根据国家癌症中心提出的"六步法"进行抗肿瘤药物处方审核：即合法性审核—患者评估审核—方案审核—器官功能及实验室指标审核—预处理审核—非常规处方复核。

"合法性审核"应根据国家《医疗机构处方审核规范》的第十三条、第十四条进行抗肿瘤药物处方审核。具体内容如下。

第十三条　合法性审核。

（一）处方开具人是否根据《执业医师法》取得医师资格，并执业注册。

（二）处方开具时，处方医师是否根据《处方管理办法》在执业地点取得处方权。

（三）麻醉药品、第一类精神药品、医疗用毒性药品、放射性药品、抗菌药物等药品处方，是否由具有相应处方权的医师开具。

第十四条　规范性审核。

（一）处方是否符合规定的标准和格式，处方医师签名或加盖的专用签章有无备案，电子处方是否有处方医师的电子签名。

（二）处方前记、正文和后记是否符合《处方管理办法》等有关规定，文字是否正确、清晰、完整。

（三）条目是否规范。

1.年龄应当为实足年龄，新生儿、婴幼儿应当写日、月龄，必要时要注明体重；

2.中药饮片、中药注射剂要单独开具处方;

3.开具西药、中成药处方,每一种药品应当另起一行,每张处方不得超过5种药品;

4.药品名称应当使用经药品监督管理部门批准并公布的药品通用名称、新活性化合物的专利药品名称和复方制剂药品名称,或使用由原卫生部公布的药品习惯名称,医院制剂应当使用药品监督管理部门正式批准的名称;

5.药品剂量、规格、用法、用量准确清楚,符合《处方管理办法》规定,不得使用"遵医嘱""自用"等含糊不清字句;

6.普通药品处方量及处方效期符合《处方管理办法》的规定,抗菌药物、麻醉药品、精神药品、医疗用毒性药品、放射药品、易制毒化学品等的使用符合相关管理规定;

7.中药饮片、中成药的处方书写应当符合《中药处方格式及书写规范》。

"非常规处方复核"建议提请上级药师或多学科团队(MDT)进行再次审核。非常规处方包括以下两种情况:①患者特殊,属于抗肿瘤药物禁忌使用人群;②治疗方案特殊,非指南、共识推荐方案,非备案的药品超说明书使用(包括剂量、浓度、给药途径、给药顺序及适应证等)。

为方便药师审核的实际操作,以结构化表格的方式进行审核点的具体阐述。

(1)患者基本情况评估　根据药品说明书"注意事项""禁忌"及"谨慎使用",同时参考指南推荐方案中对患者体力状况评分的要求进行编写。药师可根据患者基本情况及诊断快速判断患者是否为使用本方案的高危人群。

(2)适应证　根据国内上市药品说明书适应证及指南进行编写,指南推荐但未列入国内上市药品说明书的适应证,标注为"超说明书适应证"。

(3)药品使用方法　给药剂量参考药品说明书及指南进行推荐。

(4)疗程　由于治疗目的不同,每个患者的疗程存在较大差异,不对"治疗疗程"进行推荐。

(5)药物相互作用　根据药品说明书及相关循证证据,帮助药师快速审核处方中不适宜的药物联用。

(6)器官功能与实验室指标　主要来源于药品说明书对患者器官功能具体指标的要求,但在实际应用中应根据患者个体情况(如高血压、高血糖等)

进行不局限于所列指标范围内的器官功能评估。

（7）预处理审核　按药品说明书对多数患者使用前的预处理建议制定，但对于特殊患者（如高血压、高血糖等）应在有充分循证依据的情况下，根据患者个体情况进行预处理方案的适当调整。

下面以乳腺癌治疗中的审方为例，说明审方的原则、要点。

药物：长春瑞滨

| 患者基本情况 | 禁用：对长春瑞滨或其他长春花生物碱或药品中的任何成分过敏的患者，嗜中性粒细胞计数 $< 1.5 \times 10^9/L$ 或近期发生严重感染的患者，血小板计数 $< 100 \times 10^9/L$ 的患者，与黄热病疫苗合用的患者，妊娠及哺乳的患者；如果放射治疗照射区域包括肝脏，本品不得与放疗同时应用
慎用：有缺血性心脏病史患者；本品与细胞色素 CYP3A4 强抑制剂或诱导剂合用时应慎重，因此服用苯妥英、磷苯妥英、伊曲康唑、酮康唑或泊沙康唑等药物的患者应谨慎合用；重度肝功能损伤患者剂量减少至 $20mg/m^2$，并密切监测血液学参数 | | | | | |

方案审核	适应证	晚期或转移性乳腺癌				
	剂量	$25 \sim 30mg/m^2$				
	给药方法	药品名称	溶剂	途径	浓度	给药时间	输注时间及注意事项
		长春瑞滨	常用0.9%氯化钠注射液	iv gtt	—	方案1：$25mg/m^2$，第1天，qw 方案2：$20 \sim 35mg/m^2$，第1天、第8天，21天为一周期 方案3：$25 \sim 30mg/m^2$，第1天、第8天、第15天，28天为一周期	短时间内静脉滴注（6～20min），因不同生产企业而异
	药物相互作用	联用下列药品应谨慎：减活疫苗可能发生致命的全身性疫苗疾病；合用丝裂霉素 C 发生支气管痉挛和呼吸困难的风险增加；与顺铂合用时粒细胞减少的发生率高于用单一本药治疗；$22.5mg/m^2$长春瑞滨每3周的第1天和第8天同时与1000mg拉帕替尼每日给药联合，会增加3～4级骨髓毒性的发生；环孢素、他克莫司、依维莫司、西罗莫司过度免疫抑制会造成淋巴组织增生；蛋白酶抑制剂能减少长春瑞滨肝脏代谢，使毒性增加，必要时调整给药剂量；与伊曲康唑、泊沙康唑、酮康唑合用增加神经毒性；与CYP3A4同工酶强抑制剂（或强诱导剂）合用可能会增加（或降低）长春瑞滨血液浓度；与其他已知的骨髓毒性药物合用可能会加重骨髓抑制不良反应；与苯妥英钠合用使苯妥英钠消化道吸收减少，引起惊厥加重或导致长春瑞滨失去疗效；拮抗维生素K，发生血栓和出血的风险增加；已知长春花生物碱是P-糖蛋白的底物，但缺乏特定的研究，因此当本品与这种膜转运体强调节剂合用时应慎重					

器官功能与实验室检查		WBC $\geqslant 3.5 \times 10^9/L$，NEU $\geqslant 1.5 \times 10^9/L$，PLT $\geqslant 100.0 \times 10^9/L$
预处理	止吐	极低致吐化疗方案
	预防血管刺激	溶于0.9%氯化钠注射液（20~50ml）短时间内静脉输入，然后输入较大量0.9%氯化钠注射液（常使用250ml）冲洗静脉

药物：卡培他滨

患者基本情况		禁用：对卡培他滨或其制剂成分过敏；既往对氟尿嘧啶有严重、非预期的反应或已知对氟尿嘧啶过敏者；已知二氢嘧啶脱氢酶（DPD）缺陷的患者；严重肾功能损伤患者（肌酐清除率低于30ml/min） 慎用：肾功能损害患者（中度肾损者需调整卡培他滨剂量）
方案审核	适应证	晚期或转移性乳腺癌
	剂量	$1000 \sim 1250mg/m^2$，po，bid
	给药方法	与食物同服或餐后30min内整片吞服，连服14天，休息7天，21天为一周期
	药物相互作用	卡培他滨合用香豆素类衍生物抗凝药如华法林和苯丙香豆素的患者，应该频繁监测抗凝反应指标，如INR或凝血酶原时间，以调整抗凝剂的用量；卡培他滨和苯妥英同时服用会增加苯妥英的血浆浓度，同时服用苯妥英的患者，应常规监测苯妥英的血浆浓度；甲酰四氢叶酸对卡培他滨的药效学有影响，且可能增加卡培他滨的毒性；由于索立夫定对二氢嘧啶脱氢酶的抑制作用，索立夫定与氟尿嘧啶药物间存在显著的临床相互作用，使氟嘧啶毒性升高，有致死的可能，因此，卡培他滨不应与索立夫定或其类似物（如溴夫定）同时给药，在结束索立夫定及其类似物（如溴夫定）治疗到开始卡培他滨治疗之间必须有至少4周的等待期；卡培他滨与其他已知经细胞色素 P4502C9 代谢药物间的相互作用尚未进行正式研究，应慎与此类药物同用
	器官功能与实验室检查	肌酐清除率＞30ml/min；中度肾损者需调整卡培他滨至原剂量的75%

药物：环磷酰胺+多柔比星或表柔比星序贯紫杉醇（密集方案）

患者基本情况	禁用：存在相应药物过敏史；合并明显的肝功能损害、严重的骨髓功能受损、严重心律失常或心功能不全、近期或既往有心脏受损病史的患者；既往心肌梗死、膀胱炎、尿路感染、严重全身感染；妊娠、哺乳期患者；既往蒽环类药物已达最大累积剂量（多柔比星为 $550mg/m^2$，表柔比星为 $900mg/m^2$）；基线中性粒细胞计数小于 $1.5 \times 10^9/L$ 的患者，不建议使用紫杉醇

	适应证	乳腺癌的新辅助/辅助治疗（HER2阳性患者可在序贯紫杉醇时联合曲妥珠单抗）						
方案审核	剂量	环磷酰胺		多柔比星（或表柔比星）			紫杉醇	
		$600mg/m^2$		$60mg/m^2$（或$90\sim100mg/m^2$）			$175mg/m^2$	
	给药方法	药品名称	溶剂	途径	浓度	给药时间	输注时间及注意事项	给药顺序
		环磷酰胺	0.9%氯化钠注射液或5%葡萄糖注射液	iv gtt	—	第1天，14天为一周期	1h	2
		多柔比星（或表柔比星）	0.9%氯化钠注射液；多柔比星应根据说明书要求选择溶剂	iv	<2mg/ml	第1天，14天为一周期	快速输注	1
		紫杉醇（可选脂质体）	0.9%氯化钠注射液；脂质体制剂应选择5%葡萄糖注射液	iv gtt	0.3~1.2mg/ml	第1天，14天为一周期	3h	—
		粒细胞集落刺激因子		sc		第3天~第10天，14天为一周期		—
	药物相互作用	禁止合用减毒疫苗；环磷酰胺：与华法林合用增加出血风险，与他莫昔芬合用增加血栓风险，与环孢素合用降低环孢素血药浓度；与大剂量巴比妥、卡马西平、氢氯噻嗪、皮质激素类等合用，影响环磷酰胺代谢增加不良反应；与塞瑞替尼、尼洛替尼合用，降低环磷酰胺有效性；可使血尿酸水平升高，应调整抗痛风药剂量；表柔比星：不可与肝素混合输注，以免发生沉淀反应；引起肝功能改变的药物会影响表柔比星的代谢；西咪替丁可显著增加本品的血药浓度、降低本品的药物清除率，因此表柔比星治疗期间应停用西咪替丁						
器官功能与实验室检查		心脏射血分数≥55%，肝功能正常，肾功能中等程度及以上，WBC≥3.5×10^9/L，NEU≥2.0×10^9/L，PLT≥100.0×10^9/L，Ccr≥45ml/min。严重肝肾功能不全患者需调整环磷酰胺剂量，血浆胆红素在3.1~5mg/100ml时，应减少25%用量，肾小球滤过率<10ml/min，应减少50%用量						

续表

预处理	水化	适当增加输液量并酌情碱化尿液
	止吐	环磷酰胺联合蒽环类药物的双药方案为高致吐化疗方案；紫杉醇单药为低致吐级别
	抗过敏	普通紫杉醇制剂：治疗之前12h及6h左右口服地塞米松20mg，或在用本品之前30～60min静脉滴注地塞米松20mg；苯海拉明（或其同类药）50mg，在用紫杉醇之前30～60min静脉注射或深部肌内注射，以及在注射本品之前30～60min静脉滴注西咪替丁（300mg）或雷尼替丁（50mg）。脂质体紫杉醇：在使用前30min，静脉注射地塞米松5～10mg；肌内注射苯海拉明50mg；静脉注射西咪替丁300mg

第四章 抗肿瘤用药处方审核要点

第一节 适应证不适宜

一、适应证不适宜的基本概念和表现

药物适应证是指药物用于预防、治疗、诊断、缓解或者辅助治疗某种疾病（状态）或者症状。国家规定除免除临床研究的药品以外，拟撰写的药品适应证应有在我国进行的、充分的、严格对照的临床试验的数据支持。当药品安全性和有效性证据来源于某种程度的疾病、某种综合征或某种症状条件下的特定人群时（如轻度患者或特殊年龄组患者），应对上述情况进行描述，并对药品应用范围的限定进行说明。如某药品不作为一线药物，仅备用于某些状态（例如，对其他药品耐药的病例），应在适应证中予以说明。对于拟定长期应用的药品，如果仅有短期用药的有效性证据，也应予以说明；如长期用药的适应证与短期用药不同，应分别说明。适应证不适宜指的是未按上述要求使用药物，如使用病种未获得临床有效数据的支持、药物使用场景未符合某个疾病状态等。

随着生物靶向治疗的发展，生物类似药也随之蓬勃发展，生物类似药也被称为生物仿制药，是与已批准的生物原研药相似的一种生物药（包括疫苗、血液及血液成分、体细胞、基因治疗、组织和重组治疗性蛋白等），其在质量、安全性和有效性方面与已获准注册的原研药具有相似性。

在已有原研药的基础上，新研发的生物类似药的适应证如何确定是一件困难的事情，在处方审核中，是否能够采用原研药的适应证进行判别？在国家药品监督管理局药品审评中心发布的《生物类似药相似性评价和适应证外推技术指导原则》中有以下说明：适应证外推是在候选药和参照药整体相似的基础上，当直接比对临床试验能证明候选药在至少一个适应证上与参照药临床相似的，则可能通过拟外推适应证相关的研究数据和信息的科学论证，支持候选药直接用于参照药在中国获批的其他适应证。

但生物类似药不能自动外推参照药的全部适应证，应充分论证候选药与参照药在未经直接研究的适应证人群中，是否存在作用机制、PK、PD、有效

性、安全性及免疫原性的差异。如不存在以上差异，则可支持将生物类似药用于其他未经研究的适应证人群。

适应证外推应根据产品的特点和目标适应证特点个案化考虑，不同产品结构和功能的复杂程度、不同适应证间及其作用特点的潜在差别等，均对适应证外推支持性数据的要求程度有所不同。通常，适应证外推需同时满足以下条件。

（1）完成的比对研究已使用敏感的临床试验模型，且未检测出临床差异，应结合比对研究设计的敏感性，评估在拟外推的适应证人群中是否存在影响有效性和安全性的差异。如从一个疾病组到另一个疾病组（如自身免疫性疾病到癌症），疾病病理生理机制差别较大，其中 PK 和给药方案（剂量、频率、周期）等可能不同，这时可能需要额外的 PK/PD 研究或临床试验解决不确定性后方可支持外推。

（2）临床相关的作用机制和（或）相关受体相同药物对直接比对研究的适应证和拟外推适应证的主要作用机制应尽可能一致，对于具有多重生物学活性或功能的药物（如单克隆抗体可通过抗原结合片段端发挥结合或中和生物学活性，通过可结晶片段端发挥免疫学功能），应充分理解和评估药物在不同适应证之间作用机制的异同。对于不同适应证中药物作用机制不同的情形，应充分探索其生物学活性或体外功能的异同，某些情况下，需要使用不同的靶细胞和效应细胞以更好地模拟目标适应证的病理状态进行评价。必要时需开展额外的非临床或临床比对试验数据来支持适应证外推。体外功能试验对于检测适应证相关差异更为敏感。

（3）已对候选药的安全性和免疫原性进行了充分评估，并且拟外推的适应证没有特殊或额外的安全性问题。结合比对研究的敏感性，评估在拟外推的适应证人群中，是否可能存在潜在影响安全性的风险。如存在可能影响安全性的不确定性，还应在上市后对潜在的罕见不良反应等进行监测。不同疾病所致的免疫系统受损可使药物免疫原性不同，通常，如果在完整的免疫系统为特征的适应证中显示出候选药与参照药类似的免疫原性，那么可推断在免疫抑制的人群中具有相似的免疫原性。同时还需关注免疫原性特征（如抗药物抗体升高或降低）在拟外推的适应证人群产生暴露量差异的可能，以及其对有效性及安全性的潜在影响。必要时需上市后研究，以评估潜在的免疫原性相关并发症。

因此，对于生物类似药中未批准使用的适应证，在处方审核时应当谨慎判别，并不可将原研药的所有适应证全部应用。

二、适应证不适宜产生的原因

（一）使用药物与患者疾病诊断不相符

肿瘤的分类不同，适用的药物也不同，若使用的抗肿瘤药与患者诊断肿瘤的亚类不同，可能达不到有效的治疗效果。以淋巴瘤为例，2017年WHO的分类标准中淋巴瘤分为前驱淋巴性肿瘤（包含4个亚类）、成熟B细胞淋巴瘤（包含35个亚类）、成熟T/NK细胞淋巴瘤（包含22个亚类）、霍奇金淋巴瘤（包含2个亚类）。不同种类的淋巴瘤药物使用有差别。

（二）使用药物未检测相关靶点

肿瘤是一种异质性程度非常高的疾病，传统采用器官组织部位对肿瘤进行分类的方法不适用。随着分子生物学的发展，肿瘤的分期分类已迈入分子水平。因此，部分药物需要进行靶点检测后才能使用。

（三）同类药物未批准用于疾病治疗

由于国内外药物批准适应证的程序不同，部分药物在引入中国前已获批多个适应证，但是否可以超适应证使用仍需要有较强的临床证据支持。以免疫检查点抑制剂为例，美国FDA撤回帕博利珠单抗小细胞肺癌的适应证，原因是未达到加速批准新药上市的标准；度伐利尤单抗也因为临床试验未达到改善患者总生存期的终点而将膀胱癌的适应证撤下。

三、审方中如何快速检索、查询抗肿瘤药物的适应证

（一）药品说明书

药品说明书中有关适应证的描述包括何种程度的疾病、既往治疗情况的限定、基因靶点的检测情况、与其他药物的联用情况等。

以曲妥珠单抗（赫赛汀）为例。

（1）转移性乳腺癌　本品适用于HER2阳性的转移性乳腺癌：作为单一药物治疗已接受过1个或多个化疗方案的转移性乳腺癌；与紫杉醇或者多西他赛联合，用于未接受化疗的转移性乳腺癌患者。

（2）早期乳腺癌 本品适用于HER2阳性的早期乳腺癌，包括：接受了手术、含蒽环类抗生素辅助化疗和放疗（如果适用）后的单药辅助治疗；多柔比星和环磷酰胺化疗后序贯本品与紫杉醇或多西他赛的联合辅助治疗；与多西他赛和卡铂联合的辅助治疗；与化疗联合新辅助治疗，继以辅助治疗，用于局部晚期（包括炎性）或者肿瘤直径＞2cm的乳腺癌。

（3）转移性胃癌 本品联合卡培他滨或氟尿嘧啶和顺铂，适用于既往未接受过针对转移性疾病治疗的HER2阳性的转移性胃腺癌或胃食管交界腺癌（胃食管结合部腺癌）患者。

曲妥珠单抗只能用于HER2阳性的转移性胃癌患者，HER2阳性的定义为使用已验证的检测方法得到的IHC3+或IHC2+/FISH+结果。

（二）国内权威指南

国家卫生健康委员会发布的关于肿瘤的诊疗指南、中国临床肿瘤学会（CSCO）发布的各项指南及《新型抗肿瘤药物临床应用指导原则》等，指南中对适应证的推荐不仅有国内已被认可的治疗方法，也包括有充足证据证明的国外研究推荐的适应证。

四、适应证审核要点

（1）首要依据NMPA批准说明书中对适应证的描述。

（2）再者是参考国内权威指南中关于适应证的描述。

（3）对于超适应证的用药需要有充分的循证证据并做好患者知情同意工作。

五、审方案例

案例 1

【处方描述】

性别：男　　　　年龄：13岁
临床诊断：转移性混合性生殖细胞瘤
处方内容：
卡培他滨　　　1000mg　　　qd　　　po

【处方问题】

适应证不适宜：混合性生殖细胞瘤使用卡培他滨不适宜。

【处方分析】

中枢神经系统生殖细胞肿瘤（GCTs）起源于原始生殖细胞，包括生殖细胞瘤、胚胎癌、内胚窦癌、绒毛膜上皮癌、畸胎瘤（成熟畸胎瘤和未成熟畸胎瘤）、混合性生殖细胞瘤，且除外睾丸、纵隔及妇科生殖系统原发生殖细胞肿瘤脑转移。中枢神经系统GCTs多见于15岁以下的儿童，中枢神经系统GCTs分为生殖细胞瘤和非生殖细胞瘤性生殖细胞肿瘤，其中混合性生殖细胞肿瘤是由两种或两种以上的不同生殖细胞肿瘤成分构成。

根据国家卫生健康委员会发布的《儿童中枢神经系统生殖细胞肿瘤诊疗规范（2021年版）》，在药物治疗方面，中枢神经系统GCTs和身体其他部位的生殖细胞肿瘤一样，对化疗很敏感，目前多与放疗联合应用来减少放疗的剂量和照射范围，以减少放疗对儿童的远期影响。常用的化疗药物包括环磷酰胺、异环磷酰胺、依托泊苷、顺铂以及博来霉素，对中枢神经系统GCTs均有高度活性。化疗药经典用法用量推荐如下。①环磷酰胺：静脉注射，10～15mg/kg加0.9%氯化钠注射液20ml稀释后缓慢注射，每周1次，连用2次，休息1～2周重复；②异环磷酰胺：静脉滴注时间为30～120min，1.2～2.4g/m² 体表面积（BSA），最高为60mg/kg体重，连续使用5天；③依托泊苷：每天175～200mg，连续服用5天，停药3周或每天50～75mg，连续服用21天，停药一周为一个疗程；④顺铂：50～100mg/m²，每3～4周静脉滴注1次，或每天静脉滴注15～20mg/m²，连用5天，3～4周重复用药；⑤博来霉素：每周2次，根据病情也可每天1次或每周1次使用，总剂量300mg（效价）或以下，以肿瘤消失为治疗目标。

卡培他滨作为一种氟尿嘧啶类口服化疗药物，适用于：①Dukes C期原发肿瘤根治术后、接受氟嘧啶类药物单独治疗的结肠癌患者的单药辅助治疗；②单药或与奥沙利铂联合（XELOX）用于转移性结直肠癌的一线治疗；③与多西他赛联合用于治疗含蒽环类药物方案化疗失败的转移性乳腺癌；④单独用于治疗对紫杉醇及含蒽环类药物化疗方案均耐药或对紫杉醇耐药和不能再使用蒽环类药物治疗的转移性乳腺癌；⑤用于不能手术的晚期或者转移性胃癌的一线治疗；⑥与奥沙利铂联合（XELOX）用于Ⅱ期和Ⅲ期胃腺癌患者根治切除术后的辅助化疗。国内外均无证据表明卡培他滨可用于混合性生殖细胞肿瘤。

【干预建议】

建议采用放疗联合化疗，或者化疗（药物包括环磷酰胺、异环磷酰胺、依托泊苷、顺铂以及博来霉素）治疗。

案例 ❷

【处方描述】

性别：男	年龄：45岁

临床诊断：弥漫性大B细胞淋巴瘤

处方内容：

依维莫司	5mg	qod	po

【处方问题】

适应证不适宜：弥漫性大B细胞淋巴瘤使用依维莫司不适宜。

【处方分析】

弥漫性大B细胞淋巴瘤（DLBCL）是一种来源于成熟 B 细胞的侵袭性肿瘤，是最常见的非霍奇金淋巴瘤类型，约占全部非霍奇金淋巴瘤的25%～50%，由于DLBCL的异质性大，临床中存在多种亚型。根据国家卫生健康委员会《弥漫性大B细胞淋巴瘤诊疗指南（2022年版）》的推荐，DLBCL的治疗根据患者年龄、Ann Arbor分期和IPI以及肿瘤的免疫和分子表型特征选择适当的方案。对于局限期，可以采用R-CHOP方案，晚期还可以使用R-DA-EPOCH方案，对于高龄或不适合标准化疗的患者，可以考虑 R-GemOx、R-miniCHOP、R-CDOP、R-CEPP、R-GCVP 等或靶向治疗为主的方案，对于复发/难治性DLBCL可以应用 R-ICE、R-DHAP、R-GDP、R-MINE、BR或R-Gemox等方案，化疗敏感且符合移植标准的患者可以进行自体造血干细胞移植巩固。60～80岁的患者可采用来那度胺维持治疗。此外对于有条件的复发难治患者亦可以考虑CD19-CAR-T细胞治疗或异基因造血干细胞移植。对于特定患者考虑联合利妥昔单抗（CD20阳性）、维布妥昔单抗（CD30阳性）、BTK抑制剂、来那度胺、维奈托克等新药。

依维莫司是一种选择性mTOR抑制剂，通过干扰肿瘤细胞周期、血管新生、糖酵解等步骤抑制肿瘤细胞的增殖。适用于：①既往接受舒尼替尼或索拉非尼治疗失败的晚期肾细胞癌成人患者；②不可切除的、局部晚期或转移性的、分化良好的（中度分化或高度分化）进展期胰腺神经内分泌瘤成人患者；③无法手术切除的、局部晚期或转移性的、分化良好的、进展期非功能性胃肠道或肺源神经内分泌肿瘤（NET）成人患者；④需要治疗干预但不适于手术切除的结节性硬化症（TSC）相关的室管膜下巨细胞星形细胞瘤（SEGA）成人和儿童患者；⑤用于治疗不需马上手术治疗的结节性硬化症相关的肾血管平滑肌脂肪瘤（TSC-AML）成人患者。虽然临床研究证明依维莫司治疗复发难治性霍奇金淋巴瘤、硼替佐米耐药套细胞淋巴瘤可获得较好的响应率与疗效，依维莫司联合利妥昔单抗对多次化疗失败的弥漫大B细胞淋巴瘤有一定治疗效果，但未被正式使用。

【干预建议】

建议根据患者疾病分期、分子靶点检测结果采用化疗或靶向药物治疗。

案例 ❸

【处方描述】

性别：男　　　　　　年龄：59 岁

临床诊断：非小细胞肺癌，RET（-）

处方内容：

普拉替尼　　　400mg　　　qd　　　po

【处方问题】

适应证不适宜：普拉替尼使用适应证不适宜。

【处方分析】

普拉替尼为受体酪氨酸激酶 RET 抑制剂，可选择性抑制 RET 激酶活性，可剂量依赖性抑制 RET 及其下游分子磷酸化，有效抑制表达 RET（野生型和多种突变型）的细胞增殖。对 RET 的选择性与已批准的多激酶抑制剂效果相比有显著提高。通过抑制原发和继发变异，普拉替尼有望预防临床耐药的发生。中国肺癌患者中 RET 融合的发生率为 1.4%～2.5%，非小细胞肺癌中 KIF5B-RET 为最常见的 RET 融合亚型，RET 基因融合具有驱动肿瘤发生、发展的作用。推荐经病理诊断为肺腺癌（包括含腺癌成分的 NSCLC）的晚期患者进行 RET 基因检测。对于晚期 NSCLC 患者，RET 基因融合检测能够有效筛选 RET 抑制剂获益人群。

适用于：①既往接受过含铂化疗的转染重排（RET）基因融合阳性的局部晚期或转移性非小细胞肺癌（NSCLC）成人患者的治疗；②用于需要系统性治疗的晚期或转移性RET突变型甲状腺髓样癌（MTC）成人和12岁及以上儿童患者的治疗；③需要系统性治疗且放射性碘难治（如果放射性碘适用）的晚期或转移性RET融合阳性甲状腺癌成人和12岁及以上儿童患者的治疗。推荐剂量为400mg，每日1次，空腹状态下口服（服用本品前至少2h以及服用本品后至少1h请勿进食）。

注意，前应由在抗肿瘤治疗方面富有经验的医师处方使用，必须明确有经充分验证的检测方法检测到RET基因融合阳性。

【干预建议】

建议患者在使用普拉替尼前完善基因检测，推荐EGFR-TKI及ALK-TKI耐药患者进行RET基因融合检测。若为非目标靶点药物使用人群，可以考虑换用一些无需进行靶点检测的药物，如免疫检查点抑制剂、贝伐珠单抗、安罗替尼等。

案例 ④

【处方描述】

性别：女　　　　年龄：58岁

临床诊断：铂耐药复发卵巢癌

处方内容：

| 奥拉帕利 | 300mg | bid | po |

【处方问题】

适应证不适宜：奥拉帕利使用适应证不适宜。

【处方分析】

人体内DNA损伤修复过程主要有2种，一种是多腺苷二磷酸核糖聚合酶（PARP）参与的DNA单链断裂后的损伤修复，另一种是BRCA1/2参与的同源重组修复。这两种修复机制保障遗传物质复制、细胞分裂等过程的顺利进行。这两种机制中的一种修复过程障碍时，另一种机制可以代偿。但另一方面，如果细胞的两种DNA损伤修复能力都受到抑制，则可能促进细胞的凋亡。基于上述理论，在BRCA1/2基因突变的肿瘤中存在同源重组修复障碍，应用

PARP 抑制剂后抑制单链断裂的损伤修复，则促进肿瘤细胞凋亡，发挥更强的抗肿瘤作用。

奥拉帕利是一种聚 ADP 核糖聚合酶（PARP，包括 PARP1、PARP2 和 PARP3）抑制剂，适用于：①携带胚系或体细胞 BRCA 突变的（gBRCAm 或 sBRCAm）晚期上皮性卵巢癌、输卵管癌或原发性腹膜癌初治成人患者在一线含铂化疗达到完全缓解或部分缓解后的维持治疗；②铂敏感的复发性上皮性卵巢癌、输卵管癌或原发性腹膜癌成人患者在含铂化疗达到完全缓解或部分缓解后的维持治疗。

对于铂耐药复发的病例，再次化疗效果较差，治疗目的应更多考虑患者的生活质量，延长生存期。应鼓励耐药复发患者参加临床试验。对铂耐药复发者，首选非铂类单药（多柔比星脂质体、多西他赛、白蛋白结合型紫杉醇、口服依托泊苷、吉西他滨、紫杉醇周疗、托泊替康）±贝伐珠单抗，有效率10%～25%。其他可能有效的药物包括六甲蜜胺、卡培他滨、异环磷酰胺、伊立替康、奥沙利铂、培美曲塞和长春瑞滨。贝伐珠单抗作为抗血管生成药物之一，在卵巢癌的一线治疗、铂敏感复发、铂耐药复发的治疗中均有价值。

【干预建议】

建议患者参加临床试验，选择适宜药物。

案例 ⑤

【处方描述】

性别：女　　　　　年龄：31 岁

临床诊断：胃癌，HER2（+）

处方内容：

吡咯替尼　　400mg　　qd　　po

【处方问题】

适应证不适宜：吡咯替尼使用适应证不适宜。

【处方分析】

吡咯替尼为小分子受体酪氨酸激酶抑制剂，对HER2有抑制作用。吡咯替尼联合卡培他滨，适于治疗HER2阳性、既往未接受或接受过曲妥珠单抗的复发或转移性乳腺癌患者。使用本品前患者应接受过蒽环类或紫杉类化疗。

对HER2过表达（免疫组化染色呈+++，或免疫组化染色呈++且 FISH 检测呈阳性）的晚期胃或胃食管结合部腺癌患者，推荐在化疗的基础上，联合使用分子靶向治疗药物曲妥珠单抗。适应人群为既往未接受过针对转移性疾病的一线治疗患者，或既往未接受过抗 HER2 治疗的二线及以上治疗患者。

根据ToGA研究结果，对于 HER2 阳性胃癌，推荐在氟尿嘧啶/卡培他滨联合顺铂基础上联合曲妥珠单抗。除此之外，多项Ⅱ期临床研究评估了曲妥珠单抗联合其他化疗方案，也有较好的疗效和安全性，如紫杉醇、卡培他滨联合奥沙利铂、替吉奥联合奥沙利铂、替吉奥联合顺铂等，但不建议与蒽环类药物联合应用。

其他以HER2为靶点的药物有抗HER2单克隆抗体帕妥珠单抗、小分子酪氨酸激酶抑制剂拉帕替尼、药物偶联抗HER2单克隆抗体TDM-1等，目前这些药物的临床研究均未在胃癌中获得阳性结果，故不推荐在临床中应用。吡咯替尼单用在胃癌的研究中有效率差，暂不推荐用于HER2阳性胃癌的治疗。

【干预建议】

建议选用曲妥珠单抗或其他具有适应证的药物治疗。

案例 ⑥

【处方描述】

性别：男　　　　　年龄：62 岁

临床诊断：中央型非小细胞肺癌

处方内容：

安罗替尼　　　12mg　　　qd　　　po

【处方问题】

适应证不适宜：安罗替尼使用适应证不适宜。

【处方分析】

安罗替尼是一种多靶点的受体酪氨酸激酶抑制剂，可抑制 VEGFR1、VEGFR2、VEGFR3、c-Kit和PDGFRβ 的激酶活性。被批准用于既往至少接受过2种系统化疗后出现进展或复发的局部晚期或转移性非小细胞肺癌患者的治疗。对于存在表皮生长因子受体（EGFR）基因突变或间变性淋巴瘤激酶（ALK）阳性的患者，在开始本品治疗前应接受相应的标准靶向药物治疗后进展且至少接受过2种系统化疗后出现进展或复发。

根据药品说明书，安罗替尼禁用于中央型肺鳞癌或具有大咯血风险的患者。肺癌的传统影像学分型是根据肺癌的发生部位分为中央型、周围型和特定部位。中央型肺癌是指起源于肺段及肺段以上的支气管黏膜上皮或腺体、位于肺门附近的肺部恶性肿瘤，是肺癌最常见的一种类型，占60%～70%，在外科切除肺癌中占15%～35%。由于肿瘤常压迫支气管，患者常表现为咳嗽、痰中带血或咳血、胸闷、憋喘等。

VEGFR抑制剂类药物有可能增加出血风险。接受安罗替尼治疗的患者有出血事件报告，包括严重出血和死亡事件。在治疗期间应对患者的出血相关体征和症状进行检测。具有出血风险、凝血功能异常患者应慎用本品，服用本品期间应严密监测血小板、凝血酶原时间。由于安罗替尼使用过程中出血是常见的不良反应，而中央型肺癌靠近肺门，若出现肿瘤破溃出血容易堵塞气管和支气管导致严重的呼吸困难，甚至死亡。

【干预建议】

建议换用其他靶向或免疫治疗药物。

案例 7

【处方描述】

性别：男　　　　　　年龄：62岁

临床诊断：晚期非小细胞肺癌，EGFR（－）

处方内容：

奥希替尼　　　80mg　　　qd　　　po

【处方问题】

适应证不适宜：奥希替尼使用适应证不适宜。

【处方分析】

奥希替尼属于第三代EGFR激酶抑制剂，与EGFR某些突变体（T790M、L858R和外显子19缺失）不可逆性结合。适合一线EGFR-TKIs治疗后耐药并且EGFR T790M突变阳性的患者。使用奥希替尼治疗前，应使用国家药品监督管理局批准的EGFR基因检测方法检测，确认存在EGFR19外显子缺失突变或21外显子L858R置换突变，或存在EGFR-T790M突变。

对于驱动基因阴性的患者，含铂两药方案是标准的一线化疗方案，对于非鳞癌患者可以在化疗基础上联合抗血管治疗，如贝伐珠单抗或血管内皮抑制蛋白。建议行卡瑞利珠单抗、帕博利珠单抗、替雷利珠单抗、信迪利单抗或阿替利珠单抗联合培美曲塞为基础的含铂两药化疗。对鳞癌建议帕博利珠单抗、替雷利珠单抗联合紫杉醇或信迪利单抗联合吉西他滨含铂两药化疗。若患者 PD-L1 阳性（TPS ≥ 1%），可行帕博利珠单抗单药治疗，其中 PDL1 高表达（TPS ≥ 50%）的患者免疫治疗获益更加显著。患者 PD-L1 高表达（TC ≥ 50% 或 IC ≥ 10%），亦可接受阿替利珠单抗单药治疗。

【干预建议】

推荐驱动基因阴性的患者使用化疗或免疫治疗。

案例 ❽

【处方描述】

性别：男　　　　　　年龄：29 岁

临床诊断：慢性淋巴细胞白血病

处方内容：

伊马替尼　　　400mg　　　qd　　　po

【处方问题】

适应证不适宜：伊马替尼使用适应证不适宜。

【处方分析】

慢性淋巴细胞白血病/小淋巴细胞淋巴瘤（CLL/SLL）是一种成熟 B 淋巴细胞克隆增殖性肿瘤，一线治疗推荐伊布替尼，伊马替尼是一种小分子蛋白酪氨酸激酶抑制剂，可有效抑制 BCR-ABL 酪氨酸激酶的活性，用于慢性髓性白血病（CML）等疾病的治疗。伊布替尼与 BTK 活性位点的半胱氨酸残基形成共价键，从而抑制 BTK 的酶活性。BTK 是 B 细胞抗原受体（BCR）和细胞因子受体通路的信号分子。单药治疗 CLL/SLL，推荐剂量为 420mg，每日 1 次，直至疾病进展或出现不可接受的毒性。

【干预建议】

慢性淋巴细胞白血病患者推荐使用伊布替尼。

案例 ❾

【处方描述】

性别：男　　　　　年龄：49岁

临床诊断：小细胞肺癌

处方内容：

阿美替尼　　　110mg　　　qd　　　po

【处方问题】

适应证不适宜：阿美替尼使用适应证不适宜。

【处方分析】

阿美替尼是EGFR的激酶抑制剂，对携带 EGFR 突变（T790M/L858R 和 Del19）的非小细胞肺癌的抗肿瘤作用较好。适用于既往经EGFR TKI治疗时或治疗后出现疾病进展，并且经检测确认存在 EGFR T790M 突变阳性的局部晚期或转移性NSCLC成人患者的治疗。

小细胞肺癌的一线药物治疗方案推荐依托泊苷联合顺铂（EP）或依托泊苷联合卡铂（EC）方案。广泛期小细胞肺癌推荐化疗或在化疗（EP 或 EC 方案）基础上联合免疫治疗，如 PD-L1 单抗等为主的综合治疗，有局部症状或伴脑转移者推荐在化疗基础上联合放疗或其他局部治疗方法。二线治疗方案：针对一线化疗后 6 个月内复发或进展者可选择托泊替康、伊立替康、吉西他滨、长春瑞滨、替莫唑胺或紫杉醇等药物治疗；6 个月后复发或进展者可选择初始治疗方案。鼓励患者参加新药临床试验。三线治疗方案：可选择安罗替尼或参加临床试验。

【干预建议】

小细胞肺癌患者推荐使用化疗或联合PD-L1药物。

案例 ❿

【处方描述】

性别：男　　　　　年龄：49岁

临床诊断：肾细胞癌

处方内容：

安罗替尼　　　12mg　　　qd　　　po

【处方问题】

适应证不适宜：安罗替尼使用适应证不适宜。

【处方分析】

安罗替尼是一种多靶点的受体酪氨酸激酶抑制剂，目前批准的适应证：①用于既往至少接受过 2 种系统化疗后出现进展或复发的局部晚期或转移性非小细胞肺癌患者的治疗。对于存在表皮生长因子受体（EGFR）基因突变或间变性淋巴瘤激酶（ALK）阳性的患者，在开始本品治疗前应接受相应的标准靶向药物治疗后进展、且至少接受过2种系统化疗后出现进展或复发；②用于腺泡状软组织肉瘤、透明细胞肉瘤以及既往至少接受过含蒽环类化疗方案治疗后进展或复发的其他晚期软组织肉瘤患者的治疗；③用于既往至少接受过2种化疗方案治疗后进展或复发的小细胞肺癌患者的治疗；④用于具有临床症状或明确疾病进展的、不可切除的局部晚期或转移性甲状腺髓样癌患者的治疗。

目前用于肾细胞癌的靶向药物有帕博利珠单抗、阿昔替尼、仑伐替尼、卡博替尼、伊匹木单抗、培唑帕尼、舒尼替尼、替西罗莫司、索拉非尼、依维莫司、替沃扎尼和白细胞介素2等。

【干预建议】

推荐使用其他有肾癌适应证的靶向药物。

案例 ⑪

【处方描述】

性别：男　　　　年龄：40岁

临床诊断：胃癌

处方内容：

艾立布林　　　2mg　　　q3w　　　iv

【处方问题】

适应证不适宜：艾立布林使用适应证不适宜。

【处方分析】

艾立布林属于一类抑制微管生长期的新型化疗药，适用于既往接受过至少两种化疗方案的局部晚期或转移性乳腺癌患者。既往的化疗方案应包含一种蒽环类和一种紫杉烷类药物。

胃癌常用化疗方案包括二药联合或三药联合方案，二药方案包括：氟尿嘧啶/亚叶酸钙+顺铂（FU/LV+FP）、卡培他滨+顺铂（XP）、替吉奥+顺铂（SP）、氟尿嘧啶+奥沙利铂（FOLFOX）、卡培他滨+奥沙利铂（XELOX）、替吉奥+奥沙利铂（SOX）、卡培他滨+紫杉醇、卡培他滨+多西他赛、氟尿嘧啶/亚叶酸钙+伊立替康（FOLFIRI）等。三药方案适用于体力状况好的晚期胃癌患者，常用方案：表柔比星+顺铂+氟尿嘧啶（ECF）及其衍生方案（EOX、ECX、EOF），多西他赛+顺铂+氟尿嘧啶（DCF）及其改良方案（FLOT、DOX、DOS）等。白蛋白结合型紫杉醇作为二线治疗与普通紫杉醇疗效相当，且很少发生过敏反应，目前也为可选择的化疗药物。对体力状态差、高龄患者，考虑采用口服氟尿嘧啶类药物或紫杉类药物的单药化疗。对HER2表达呈阳性（免疫组化染色呈"+++"，或免疫组化染色呈"++"且FISH检测呈阳性）的晚期胃癌患者，可考虑在化疗的基础上，联合使用分子靶向治疗药物曲妥珠单抗。既往两个化疗方案失败的晚期胃癌患者，身体状况良好情况下，可考虑单药阿帕替尼治疗。

【干预建议】

推荐胃癌患者使用氟尿嘧啶等其他药物治疗。

案例 ⑫

【处方描述】

性别：男　　　　　年龄：19岁

临床诊断：脑胶质瘤

处方内容：

| 苯达莫司汀 | 100mg | q3w | iv gtt |

【处方问题】

适应证不适宜：苯达莫司汀使用适应证不适宜。

【处方分析】

苯达莫司汀属于氮芥衍生物类化疗药，适用于在利妥昔单抗或含利妥昔单抗方案治疗过程中或者治疗后病情进展的惰性 B 细胞非霍奇金淋巴瘤（NHL）。

目前应用于胶质瘤治疗的药物有替莫唑胺、丙卡巴肼、洛莫司汀、卡莫司汀、伊立替康、依托泊苷、顺铂、卡铂、贝伐珠单抗、瑞戈非尼等。其中替莫唑胺是一种具有抗肿瘤活性的烷化剂，通过甲基化加成物的错配修复，发挥细胞毒作用并迅速通过血–脑屏障，在脑脊液（CSF）中存在，临床上是脑胶质瘤的标准治疗方案。

【干预建议】

推荐患者使用替莫唑胺等药物治疗。

第二节 遴选药品不适宜

一、遴选药品不适宜的基本概念和表现

遴选药品不适宜是指药品选择虽然符合适应证，但未考虑患者的具体情况，如体力状态、是否属于特殊人群、脏器功能、药品经济性、药品自身特点等因素，导致用药不当的情况。表现为使用人群不适宜、选用药品不符合要求和药物未遵守经济性原则。

二、遴选药品不适宜产生的原因

（一）使用人群不适宜

2018年发布的《医疗机构处方审核规范》指出，在处方适宜性审核中应该对以下内容进行审核。是否有用药禁忌：儿童、老年人、孕妇及哺乳期妇女、脏器功能不全患者用药是否有禁忌使用的药物，患者是否有食物及药物过敏史禁忌证、诊断禁忌证、疾病史禁忌证与性别禁忌证。

抗肿瘤药物区别于普通药物，尤其是传统化疗药，由于其毒性大，作用器官范围广，使用不慎可能导致较为严重的药物相关不良事件。特殊人群使用更应该注意，例如，国内数据显示，儿童肿瘤已经成为仅次于意外伤害的第二大儿童死亡原因，儿童肿瘤的致病因素多为先天性，比较多的是胚胎性的肿瘤，一些基因突变由父母遗传或者在胚胎发育过程中自发产生，最后逐步衍化形成肿瘤。儿科肿瘤用药存在一定的特殊性，一方面是由于临床试验数据有限，肿瘤药物适应证在儿童中获批的数量较少，容易出现超说明书用

药的问题；另一方面用法用量与成人用药相比存在较大差异。

大部分抗肿瘤药物都存在生殖-胚胎毒性，不建议妊娠期妇女使用；抗肿瘤药亦能通过乳汁分泌，因此建议哺乳期妇女停止母乳喂养或按药品说明书要求间隔相应时间后再给予母乳喂养。老年患者用药应该与肝肾功能损害一起考虑，在药品说明书中均有关于肝肾功能不全者剂量调整的内容，使用前应该仔细阅读。

近年来，随着免疫检查点抑制剂的广泛使用，特殊人群用药的问题被重点关注。由于该类药物问世时间较短以及临床试验受排除因素的影响，说明书中关于特殊人群用药的信息并不明确，在处方审核过程中需要进一步查阅相关文献。2022年，中国临床肿瘤学会发布的《免疫检查点抑制剂特殊人群应用专家共识》中，对患有肿瘤的特殊人群如自身免疫性疾病、病毒或结核感染、老年、接受实体或造血干细胞移植、伴随用药、主要脏器功能不全、体力状态差、妊娠期、儿童及青少年和疫苗接种，相关使用场景进行了说明。

（二）药物未遵循经济性原则

部分药物存在多种规格供临床使用，医师应选用最适宜使用的规格，儿童使用的药物剂量一般都比成人量低，如果选择较大规格的品种可能导致药物浪费，不符合经济性最佳的原则。

表4-1　常用抗肿瘤药物禁用人群

抗肿瘤药	禁用人群
环磷酰胺	妊娠及哺乳期妇女禁用
异环磷酰胺	严重骨髓抑制患者、对本品过敏者、妊娠及哺乳期妇女禁用
苯丁酸氮芥	早孕妇女禁用
塞替派	严重肝肾功能损害及严重骨髓抑制者禁用
替莫唑胺	妊娠期和哺乳期妇女、严重骨髓抑制者禁用
甲氨蝶呤	肾功能已受损害者、孕妇、哺乳期妇女、营养不良者、全身极度衰竭者、恶液质或并发感染者、心肺肝肾功能不全者或伴有血液疾病者禁用
氟尿嘧啶	孕妇、哺乳期妇女、衰弱患者、伴发水痘或带状疱疹者禁用
阿糖胞苷	孕妇及哺乳期妇女禁用
吉西他滨	严重肾功能不全的患者禁止联合应用吉西他滨和顺铂
卡培他滨	妊娠妇女服用可引起胎儿损伤，哺乳妇女服用应停止授乳。严重肾功能损害者禁用
培美曲塞二钠	妊娠妇女接受本品治疗可能对胎儿有害。接受本品治疗的母亲应停止哺乳

续表

抗肿瘤药	禁用人群
博来霉素	有严重肺部疾病、严重弥漫性肺纤维化、严重肾功能障碍、严重心脏疾病、胸部及其周围接受放疗的患者禁用
多柔比星	严重器质性心脏病和心功能异常及对本品及蒽环类过敏者禁用。曾用其他抗肿瘤药或放疗已引起骨髓抑制者，心肺功能失代偿患者，严重心脏病患者，明显肝功能损害或感染、发热、恶液质、失水、电解质或酸碱平衡失调者，胃肠道梗阻、明显黄疸或肝功能损害患者，水痘或带状疱疹患者，孕妇及哺乳期妇女禁用
表柔比星	禁用于因用化疗或放疗而造成明显骨髓抑制的患者、已用过大剂量蒽环类药物（如多柔比星或柔红霉素）的患者、近期或既往有心脏受损病史的患者、妊娠及哺乳期妇女
吡柔比星	严重器质性心脏病或心功能异常者及对本品过敏者，妊娠期、哺乳期及育龄期妇女禁用
长春新碱	孕妇、Charcot-Marie-Tooth综合征引起的脱髓鞘患者禁用
依托泊苷	骨髓功能障碍者，心、肝、肾功能有严重障碍者，孕妇及哺乳期妇女，儿童肌内注射禁用
紫杉醇	禁用于中性粒细胞计数低于 1.5×10^9/L 的实体瘤患者和中性粒细胞计数小于 1.0×10^9/L 的 AIDS 相关性卡波西肉瘤患者
多西他赛	禁用于妊娠及哺乳期妇女
他莫昔芬	有眼底疾病者、妊娠妇女、哺乳期妇女禁用
托瑞米芬	子宫内膜增生症或严重肝衰竭患者禁止长期服用本品。妊娠、哺乳期妇女及对本品过敏者禁用
来曲唑	绝经期、妊娠、哺乳期妇女禁用，来曲唑不能用于儿童或青少年
阿那曲唑	绝经前、妊娠、哺乳、严重肾损害（肌酐清除率＜20ml/min）者禁用，中、重度肝损害者及对本品过敏者禁用
依西美坦	儿童、绝经前妇女、妊娠妇女、哺乳期妇女及对本品过敏者禁用
戈舍瑞林	妊娠及哺乳期妇女禁用
曲普瑞林	哺乳期妇女不应使用
亮丙瑞林	孕妇或有可能怀孕的妇女、哺乳期妇女禁用，有性质不明的、异常的阴道出血者禁用
吉非替尼	对本品的活性成分或任意一种赋形剂有严重超敏反应者、妊娠及哺乳期妇女禁用
厄洛替尼	妊娠及哺乳期妇女应避免使用本品
伊马替尼	妊娠及哺乳期妇女禁用
曲妥珠单抗	不用于孕期妇女，除非对孕妇的潜在好处远大于对胎儿的潜在危险。治疗期间应避免母乳喂养
利妥昔单抗	妊娠和哺乳期妇女禁用
顺铂	肾损害患者及孕妇禁用

抗肿瘤药	禁用人群
奥沙利铂	哺乳期妇女，在第1疗程开始前已有骨髓抑制或周围感觉神经病变伴功能障碍者，有严重肝肾功能不全者禁用
门冬酰胺酶	孕妇不宜用药，哺乳期妇女给药时应停止哺乳
洛铂	有骨髓抑制患者、有凝血功能障碍的患者（可增加出血的危险或出血）和已有肾功能损害的患者禁用
替莫唑胺	禁用于严重骨髓抑制的患者
达卡巴嗪	妊娠期妇女禁用
雷替曲塞	孕妇、治疗期间妊娠及哺乳期妇女禁用，重度肾功能损害者禁用
氟达拉滨	肌酐清除率小于30ml/min的肾功能不全患者禁用，失代偿性溶血性贫血患者禁用，妊娠及哺乳期妇女禁用
替加氟	怀孕和哺乳期妇女禁用
长春地辛	骨髓功能低下和严重感染者禁用或慎用，孕妇禁用
长春碱	白细胞减少者禁用
长春瑞滨	嗜中性粒细胞计数 $< 1.5 \times 10^9$/L者，目前或最近（2周内）发生严重感染者，血小板计数 $<^5 100 \times 10^9$/L者及哺乳期妇女禁用
紫杉醇白蛋白	禁用于基线血中性粒细胞计数 $< 1.5 \times 10^9$/L的患者禁用
伊立替康	慢性炎性肠病和（或）肠梗阻，胆红素超过正常值上限的3倍，严重骨髓抑制，WHO体力状态评分 > 2，怀孕和哺乳期妇女禁用
托泊替康	用药开始第一个疗程之前已经有严重的骨髓抑制，表现为基线中性粒细胞计数 $< 1.5 \times 10^9$/L和（或）血小板计数 100×10^9/L者禁用
放线菌素D	有水痘病史者禁用
米托蒽醌	有骨髓抑制或肝功能不全者禁用
奈达铂	有明显骨髓抑制及严重肝、肾功能不全者，孕妇、可能妊娠及有严重并发症的患者禁用
艾立布林	哺乳期妇女禁用

三、遴选药品审核要点

对于遴选药品的审核，可以从以下几方面考虑。

（1）特殊人群　儿童，老年人，妊娠期妇女，哺乳期妇女，肝肾功能不全者。

（2）药品说明书　药品是否存在特殊要求。

（3）药物经济性　遴选符合经济性原则的药品。

四、审方案例

案例 ❶

【处方描述】

性别：男　　　　　年龄：10岁

临床诊断：垂体促甲状腺激素腺瘤切除术后

处方内容：

左甲状腺素　　　300μg　　　qd　　　po

【处方问题】

遴选药品不适宜：垂体促甲状腺激素腺瘤使用左甲状腺素不适宜。

【处方分析】

垂体促甲状腺激素腺瘤是功能性垂体腺瘤的一种，是导致中枢性甲状腺功能亢进症（甲亢）的主要原因。以血清游离甲状腺激素（FT_4、FT_3）水平增高、血清TSH水平不被抑制并伴有不同程度甲状腺毒症表现和甲状腺肿为临床特征。治疗药物如下。①生长抑素类似物：垂体促甲状腺激素腺瘤细胞表面有生长抑素受体表达，生长抑素能有效地减少垂体促甲状腺激素腺瘤细胞分泌TSH，主要用于垂体促甲状腺激素腺瘤的术前准备、术后未愈的患者；②多巴胺受体激动剂：垂体促甲状腺激素腺瘤细胞上有多巴胺2型受体的表达，因此，多巴胺受体激动剂，如溴隐亭、卡麦角林，可对同时合并高泌乳素的患者以及对该药物敏感的患者试用，效果有限；③抗甲状腺药物：可使甲状腺激素水平下降，甚至正常，但是抗甲状腺药物可使促甲状腺激素增高，故不建议单独长期使用，仅可术前短期应用。

对于儿童甲状腺切除术后内分泌治疗（甲状腺激素替代及抑制治疗）应作为重要的长期治疗方式。TSH有促进高分化甲状腺癌增殖的作用，因此在甲状腺切除术后，常规给予甲状腺素治疗可维持甲状腺的正常功能及最大限度地抑制肿瘤生长，基于这个理由，TSH抑制治疗非常重要，特别是高危组人群，但对髓样癌和未分化癌无效。儿童TSH抑制目标应根据儿童PTC风险等级制定，低、中及高风险患儿TSH目标分别为0.5～1.0mIU/L，0.1～0.5mIU/L和<0.1mIU/L，如发现或怀疑疾病持续存在，可维持该目标，否则可在监测一段时间后将TSH恢复到正常低值。与成人相比，儿童TSH抑制存在特殊困

难：儿童每千克体重需更多剂量的甲状腺激素才能达到完全抑制，同时医源性的亚临床甲状腺功能亢进会影响儿童生长、行为和学习能力。而且，关于甲状腺激素替代治疗的长期安全性和潜在不良反应的数据有限，有待进一步研究。

【干预建议】

建议严格计算药物剂量，监测患儿TSH水平，评估药物对患儿生长发育的影响，若可能产生较大影响应更换其他治疗方案。

案例 ❷

【处方描述】

性别：男　　　　　　年龄：40岁

临床诊断：非小细胞肺癌 EGFR（＋）；肝功能不全

处方内容：

吉非替尼　　　250mg　　　qd　　　po

【处方问题】

遴选药品不适宜：肝功能损伤者使用吉非替尼不适宜。

【处方分析】

吉非替尼是一种 EGFR 抑制剂，临床上用于 EGFR 激酶突变的非小细胞肺癌，在一项Ⅰ期的开放性研究中，在肝硬化（根据Child-Pugh分级）引起的轻，中或重度肝功能损害的患者中单剂使用250mg吉非替尼后，相比于健康受试者对照组，所有各组的暴露水平均有升高。在中及重度肝功能损害的患者中，吉非替尼的暴露水平平均升高3.1倍。这些患者均未患癌症，但均为肝硬化患者，有些患有肝炎。由于不良反应与吉非替尼的剂量和暴露相关，故这一暴露水平的升高可能具有临床相关性。在一项有41名实体瘤患者（有肝功能为正常的患者，有中度肝功能损害的患者，以及由于肝转移出现重度肝功能损害的患者）参加的临床研究中对吉非替尼进行了药代动力学评价。研究表明，日服250mg本品28天后，达到稳态的时间、总血浆清除率及稳态值在肝功能正常组和中度肝功能损害组之间是相似的。

已观察到肝功能检查异常（包括丙氨酸氨基转移酶升高、天门冬氨酸氨基转移酶升高、胆红素升高），偶见肝炎。因此，建议定期检查肝功能。氨基转移酶轻、中度升高的患者应慎用本品。如果氨基转移酶升高加重，应考虑停药。吉非替尼说明书建议：NCICTCAE2级或2级以上的ALT或AST升高需要调整药物剂量。

【干预建议】

患者EGFR基因检测为阳性，符合使用吉非替尼的条件，但AST＞5ULN，属于NCICTCAE2级，存在肝功能不全的情况，建议调整药物剂量。

案例 ❸

【处方描述】

性别：男　　　　　年龄：40岁

临床诊断：非小细胞肺癌；重度肾功能不全

处方内容：

安罗替尼　　　12mg　　　qd　　　po

【处方问题】

遴选药品不适宜：重度肾功能损伤患者使用安罗替尼不适宜。

【处方分析】

安罗替尼是一种多靶点的受体酪氨酸激酶（RTK）抑制剂，可抑制VEGFR1、VEGFR2、VEGFR3、c-Kit、PDGFRβ的激酶活性。

安罗替尼使用过程中出现蛋白尿是十分常见的，基础肾功能不全患者应在医师指导下慎用安罗替尼并密切监测。建议患者每6~8周检查尿常规，对连续2次尿蛋白超过"++"者，需进行24h尿蛋白测定，根据不良反应级别采取包括暂停用药、剂量调整和永久停药等处理措施。

肾小球的滤过屏障由毛细血管内皮细胞、基膜和肾小囊脏层足细胞的足突构成，足细胞是肾小球中产生VEGF的主要来源。相邻足细胞的足突交错，形成一个30~40nm的过滤缝，这个缝隙被一层跨膜蛋白——肾病蛋白（nephrin）所覆盖，称为裂孔隔膜，肾病蛋白的酪氨酸磷酸化在滤过屏障物质的电荷和大小选择性方面起着关键性作用。研究显示，使用TKIs会导致裂孔隔膜、足细胞的破坏，进而导致蛋白尿等肾脏损害。肾小球内皮细胞表达VEGF的酪氨酸激酶受体（VEGFR1和VEGFR2），其中VEGFR2最为重要。

VEGF通路抑制剂导致高血压、蛋白尿和血栓性微血管病。VEGF是肾小球滤过屏障的关键分子，正常情况下，肾小球上皮细胞（足细胞）表达VEGF，后者作用于内皮细胞，维护肾小球滤过屏障。阻断VEGF可导致内皮细胞损伤，激活凝血途径，导致肾小球滤过屏障受损，出现蛋白尿和血栓性微血管病。因此，及时停药并积极降压是治疗的关键。

【干预建议】

患者有重度肾功能不全，若使用安罗替尼，建议减低剂量或停用。

案例 ④

【处方描述】

性别：女　　　　　　年龄：75岁

临床诊断：乳腺癌HER2（+）；左心室功能下降

处方内容：

曲妥珠单抗　　　440mg　　　q3w　　　iv gtt

【处方问题】

遴选药品不适宜：心功能不全者使用曲妥珠单抗不适宜。

【处方分析】

曲妥珠单抗是一种重组DNA衍生的人源化单克隆抗体，特异性地作用于人表皮生长因子受体-2（HER2）的细胞外部位。

给予首剂曲妥珠单抗之前，应充分评估患者心功能，包括病史、体格检查，并通过超声心动图或MUGA（放射性心血管造影）扫描检查测定LVEF值，治疗期间也需经常密切监测LVEF。出现下列情况时，应停止曲妥珠单抗治疗至少4周，并每4周检测1次LVEF：①LVEF较治疗前绝对数值下降≥16%；②LVEF低于正常范围并且LVEF较治疗前绝对数值下降≥10%；③4～8周内LVEF回升至正常范围或LVEF较治疗前绝对数值下降≤15%，可恢复使用曲妥珠单抗；④LVEF持续下降（>8周），或者3次以上因心脏毒性而停止曲妥珠单抗治疗，应永久停止使用曲妥珠单抗。

充血性心力衰竭（NYHA分级Ⅱ～Ⅳ）是曲妥珠单抗常见不良反应，其发生率和严重程度在曲妥珠单抗合并蒽环类抗生素治疗的患者中最高，会导致致命结果。接受曲妥珠单抗治疗的患者中，观察到心功能不全的体征和症状，如呼吸困难、端坐呼吸、咳嗽增加、肺水肿、S3奔马律或心室射血分数减少。

【干预建议】

在临床显著的左心室功能下降转移性乳腺癌患者和辅助治疗患者中，应停止曲妥珠单抗治疗。

案例 ⑤

【处方描述】

性别：女　　　　　年龄：75岁

临床诊断：宫颈癌；骨髓抑制

处方内容：

紫杉醇注射液　　　135mg　　q3w　　iv gtt

【处方问题】

遴选药品不适宜：骨髓抑制者使用紫杉醇不适宜。

【处方分析】

紫杉类抗肿瘤药物在作用于肿瘤细胞的同时，对人体正常的造血细胞亦有不同程度的损伤。其中血液学毒性是紫杉类药物主要的剂量限制性毒性，包括中性粒细胞减少、贫血、血小板减少，其发生风险与药物种类、剂量和输注时间相关。

中性粒细胞减少症指外周血中性粒细胞绝对计数（ANC）$< 2.0 \times 10^9$/L，中性粒细胞减少性发热是最主要的临床并发症，可能导致化疗药物剂量降低或治疗延迟，从而降低临床疗效；也可出现严重感染等并发症，甚至死亡。中性粒细胞减少症是紫杉类药物最主要的血液学毒性，具有剂量依赖性，存在胆红素升高或氨基转移酶异常伴碱性磷酸酶升高的患者发生 4 级血液学不良反应的风险更高。

一般情况下，出现中性粒细胞减少，可以根据患者的具体情况、血常规异常出现的时间和毒性反应情况考虑使用人重组粒细胞集落刺激因子治疗；出现严重的骨髓抑制伴有感染者应该使用抗生素治疗；贫血的治疗根据具体情况选择升血细胞药物。

【干预建议】

通常情况下，当出现血细胞降低时不宜再使用具有抑制骨髓作用的化疗药物，并且根据骨髓抑制的情况选择升白药物治疗。

案例 ❻

【处方描述】

性别：女　　　　　　　年龄：32岁

临床诊断：结直肠癌；哺乳期

处方内容：

帕博利珠单抗　　　200mg　　　q3w　　　iv gtt

【处方问题】

遴选药品不适宜：哺乳期妇女使用帕博利珠单抗不适宜。

【处方分析】

帕博利珠单抗单药用于KRAS、NRAS和BRAF基因均为野生型，不可切除或转移性高微卫星不稳定性（MSI-H）或错配修复基因缺陷型（dMMR）结直肠癌（CRC）患者的一线治疗。尚不清楚本品是否在人乳汁分泌。因为许多抗体可在人乳汁中分泌，不能排除帕博利珠单抗对新生儿/婴儿的风险。应权衡哺乳对胎儿的获益以及本品治疗对女性患者的获益，再决定是停止哺乳还是停止帕博利珠单抗治疗。

不同免疫检查点抑制剂对于哺乳期妇女的要求不尽相同，要求如下。纳武利尤单抗、伊匹木单抗：无法排除药物会对婴儿/新生儿造成风险，停止哺乳或停止治疗；特瑞普利单抗、卡瑞利珠单抗：哺乳期妇女接受本品治疗期间及末次给药后至少2个月停止哺乳；信迪利单抗、阿替利珠单抗、赛帕利单抗、派安普利单抗、恩沃利单抗：哺乳期妇女接受本品治疗期间及末次给药后至少5个月停止哺乳；度伐利尤单抗：哺乳期妇女接受本品治疗期间及末次给药后至少3个月停止哺乳；斯鲁利单抗、舒格利单抗：哺乳期妇女在接受本品治疗期间及末次给药后至少6个月内停止哺乳；卡度尼利单抗：哺乳期妇女在接受本品治疗期间及末次给药后至少4个月内停止哺乳。

患者使用药物前应仔细阅读说明书中关于哺乳期的要求，明确是否可以用于哺乳期，若可用，使用药物后需要间隔多久才能重新哺乳。

【干预建议】

权衡哺乳对胎儿的获益以及本品治疗对女性患者的获益，再决定是停止哺乳还是停止帕博利珠单抗治疗。

案例 ❼

【处方描述】

性别：女　　　　　年龄：32岁

临床诊断：卵巢癌；蓖麻油过敏

处方内容：

紫杉醇注射液　　　260mg　　q3w　　iv gtt

【处方问题】

遴选药品不适宜：过敏患者使用紫杉醇不适宜。

【处方分析】

紫杉醇由于药物结构的原因，具有高亲脂性，不溶于水，在生产注射液时需加入辅料聚氧乙基蓖麻油和乙醇助溶，蓖麻油增加了接受紫杉醇注射液治疗患者过敏的概率。一般易出现Ⅰ型超敏反应，发生率高达30%~41%，其中严重超敏反应的发生率为2%~5%，多在用药后2~3min，几乎全部发生在滴注的最初10min，大多数发生在第1次或第2次静脉滴注。一般表现为皮疹、皮肤潮红、荨麻疹等，严重时可表现为胸闷、呼吸困难、低血压、心动过速等，此外，也可能有血管肿痛、胸部和四肢疼痛等其他症状。过敏反应与其激活补体产生过敏毒素进而激活嗜碱性粒细胞、肥大细胞有关，也与IgE介导的免疫机制有关，因此蓖麻油过敏患者不建议使用紫杉醇。

过敏反应处理流程：首先需询问并评估患者过敏史，向患者说明紫杉类药物滴注后可能出现的过敏反应及对策，配合医护人员进行预处理和药品滴注。预处理不能完全消除过敏反应，药物滴注期间仍需密切观察。若用药后出现过敏反应，需对其进行级别评估和分层处理：若出现潮红、皮疹等轻微症状，可以不停止治疗，仅需对症处理；若出现呼吸困难、低血压、血管神经性水肿和全身荨麻疹为特征的严重过敏性反应，需要立即停止滴注，并积极地进行对症治疗。

轻、中度过敏反应患者情况稳定后，可尝试再次缓慢滴注原药物，若再次发生过敏反应，建议使用同类别的其他药物或不同类别的药物替代；重度过敏患者则不再建议使用原药物，生命体征平稳24h后，可在严密监护下使用同类别的其他药物或不同类别的药物。紫杉醇注射液或多西他赛注射液可考虑使用注射用紫杉醇（白蛋白结合型）替代。

【干预建议】

在确定化疗方案有效性的前提下，换用其他紫杉醇类药物或其他类型的药物。

案例 ❽

【处方描述】

性别：男　　　　　年龄：56岁

临床诊断：肝细胞癌；高血压

处方内容：

仑伐替尼　　12mg　　qd　　po

【处方问题】

遴选药品不适宜：高血压患者使用仑伐替尼不适宜。

【处方分析】

仑伐替尼说明书指出，在肝细胞癌Ⅲ期临床试验中，有44.5%的仑伐替尼治疗患者出现了高血压，从用药至高血压出现的中位时间为26天。大多数患者在暂停给药或减量后恢复正常，其中需要暂停给药的患者为3.6%，需要减量的患者为3.4%。0.2%的患者由于高血压而停用仑伐替尼。

仑伐替尼治疗的患者高血压一般发生在治疗早期。在接受仑伐替尼治疗之前，血压应得到良好控制。如果已知患者患高血压，则应在仑伐替尼治疗之前接受稳定剂量的降压治疗至少1周。已有高血压控制不良的严重并发症（包括主动脉夹层）的报告。早期检出高血压并予以有效管理对减少仑伐替尼给药暂停和减量很重要。血压升高确诊后，应尽快开始降压药治疗。在仑伐替尼治疗1周后应监测血压，之后两个月内每两周监测一次，其后每月监测一次。应根据患者的临床状况个性化选择降压治疗方案，并遵循标准治疗。对于既往血压正常的患者应当在观察到血压升高时开始使用一种降压药进行单药治疗。对于已经接受降压药治疗的患者，如果适当，可以增加当前药物的剂量，或者加入一种或几种不同类型的降压药。

【干预建议】

需根据血压水平对药物进行调整：①140mmHg≤收缩压＜160mmHg

或 90mmHg ≤ 舒张压 < 100mmHg，继续仑伐替尼治疗并开始降压治疗（之前未给予降压治疗）或继续仑伐替尼治疗并增加当前降压药的剂量或开始增加其他的降压治疗；②在给予最佳降压疗法后，收缩压仍 ≥ 160mmHg 或舒张压仍 ≥ 100mmHg，暂停服用仑伐替尼，如果收缩压 ≤ 150mmHg，舒张压 ≤ 95mmHg，并且患者已接受稳定剂量的降压治疗达 48h 以上，则降低剂量，重新开始仑伐替尼治疗；③危及生命的高血压（恶性高血压、神经功能障碍或高血压危象），需要采取紧急干预措施，停止仑伐替尼治疗并给予适当的治疗。

案例 ❾

【处方描述】

性别：女　　　　年龄：47 岁

临床诊断：输卵管癌；凝血障碍

处方内容：

| 贝伐珠单抗 | 900mg | q3w | iv gtt |

【处方问题】

遴选药品不适宜：凝血障碍患者使用贝伐珠单抗不适宜。

【处方分析】

说明书指出，接受化疗联合贝伐珠单抗治疗的患者出现重度或致死性出血，包括咯血、胃肠道出血、中枢神经系统出血、鼻出血以及阴道出血的概率增高，最多可达 5 倍。有严重出血或者近期曾有咯血的患者不应该接受贝伐珠单抗治疗。

采用贝伐珠单抗治疗的患者出血的风险加大，特别是与肿瘤有关的出血。在采用贝伐珠单抗治疗过程中发生 3 级或 4 级出血的患者，应该永久性停用贝伐珠单抗。在具有先天性出血素质和患有获得性凝血病的患者中，或者在开始采用贝伐珠单抗治疗之前服用全剂量抗凝血剂治疗血栓栓塞的患者中，还没有获得有关贝伐珠单抗安全性的信息，因为此类患者往往被排除在临床试验之外。此类患者首次采用贝伐珠单抗治疗之前，应该慎重考虑。

【干预建议】

建议停止使用贝伐珠单抗，充分评估后使用其他治疗药物。

案例 ⑩

【处方描述】

性别：男　　　　　　年龄：36岁

临床诊断：胃癌；肝功能不全

处方内容：

阿帕替尼　　850mg　　qd　　po

【处方问题】

遴选药品不适宜：肝功能不全患者使用阿帕替尼不适宜。

【处方分析】

阿帕替尼说明书指出，在晚期肝细胞癌Ⅲ期临床研究的入组患者中，对于轻度肝功能不全患者（Child-Pugh A），无需根据肝功能调整起始剂量，而中度肝功能不全患者（Child-Pugh B）的研究数据有限。轻、中度肝功能不全患者需在医师指导下慎用本品并严密监测肝功能。因为目前尚无本品对重度肝功能不全患者影响的相关数据，故建议此类人群禁用。对于出现肝功能异常的患者，若丙氨酸氨基转氨酶＞5正常值上限（ULN）且总胆红素＞2×ULN，应立刻停用本品，并积极对症处理，每周检查肝功能直至恢复至基线水平。

【干预建议】

建议停用阿帕替尼，改用其他不影响肝功能的靶向药物。

案例 ⑪

【处方描述】

性别：男　　　　　　年龄：60岁

临床诊断：肺癌；放疗后

处方内容：

博来霉素　　15mg　　q3w　　iv

【处方问题】

遴选药品不适宜：放疗患者使用博来霉素不适宜。

【处方分析】

接受放疗患者使用博来霉素有诱发间质肺炎、肺纤维化的可能。使用博来霉素发生质性肺炎、肺纤维化概率高，应十分注意。捻发音可能是最初出现的体征。应定期密切监测动脉血氧分压、肺泡动脉血氧分压差、一氧化碳弥散功能指标，做胸部 X 线检查。发现异常，应马上停药。

另外，60 岁以上老年人等应慎用，减少用药量并增加用药间隔。总剂量即使在 150mg 以下发生肺纤维化、间质性肺炎的概率也高，应注意。如果可能肺泡动脉血氧分压差、动脉血氧分压尽可能每周检测一次。当肺泡动脉血氧分压差、动脉血氧分压连续两周检测有所升高或减低时，应立即停药，对症处理。当与用药前比较，这些指标恶化超 10Torr（1333Pa）以上，应密切观察其他临床症状，如果出现可疑药物相关不良反应时，应停药给予皮质激素处理。如果一氧化碳弥散度比用药前降低 15%，按同样方法处理。

【干预建议】

不建议患者在接受胸部放疗后使用博来霉素，应改用其他化疗药物。

第三节　给药途径不适宜

一、抗肿瘤治疗的给药途径（常见途径、特殊途径）

（一）口服给药

口服给药是最常用，也是最安全、最方便、最经济的给药方法。但某些药物因本身的理化性质而吸收较差、对胃黏膜有刺激作用或因消化酶和胃酸等而被破坏，最终导致进入体内的药量减少、疗效降低；此外，食物对药物的吸收也有影响。

常见的口服化疗药物有卡培他滨、替吉奥、替莫唑胺、依托泊苷、长春瑞滨，相比于这些药物的静脉注射剂型，使用口服药物能大大方便患者在家完成治疗，避免化疗药注射产生的疼痛和不适，提高了患者用药依从性。虽然口服化疗方式较为便利，但仍不可忽视药品不良反应，在家服药也应该做好用药管理。

多数配合肿瘤治疗的内分泌治疗药物也是口服制剂，如来曲唑、阿那曲唑、他莫昔芬、甲地孕酮、阿比特龙、比鲁卡胺、恩扎卢胺等。内分泌治疗疗程长，口服制剂能使患者更好地完成治疗。

新型抗肿瘤小分子靶向药物通常是分子量不超过1000的有机化合物，相比于大分子靶向药，更适合口服给药。例如用于肺癌治疗的口服靶向药物有多种，分别针对不同基因突变位点，有EGFR抑制剂、ALK抑制剂、RET抑制剂、MET抑制剂和ROS1抑制剂等。

（二）注射给药

注射途径包括静脉注射、肌内注射和皮下注射等。

1.静脉注射　把药液直接注入静脉血流中，可迅速准确获得希望的血药浓度，因而作用迅速。这是其他给药方法所不能达到的。静脉给药可以减少药物吸收过程中的差异，便于准确控制剂量，同时也可避免刺激性药物对于胃肠道、皮肤和肌肉的毒性，因此是最常用的给药途径之一，但是静脉给药多为一次性或短时间内几次给予，一旦给药后发生严重不良反应，可能会持续一段时间或者出现后延加重，恢复过程受制于肝、肾功能及药物本身的代谢清除特点。

大多数细胞毒药物采用静脉给药，根据药物药动学和刺激性等特点，选择静脉注射或静脉滴注的方式给药。

2.肌内注射　肌内注射是一种将药液注入肌肉组织内的给药方法，适用于油溶液或某些刺激性较大的药物。比如用于乳腺癌治疗的氟维司群注射液就属于油剂，肌内注射后发挥长效作用。

3.皮下注射　仅适用于对组织无刺激性的药物，否则可引起剧烈疼痛和组织坏死。皮下注射的吸收速率通常均匀而缓慢，因而作用持久。治疗多发性骨髓瘤的药物硼替佐米、达雷妥尤单抗以及治疗乳腺癌的曲妥珠单抗均有皮下注射制剂，一方面可以使药物长效发挥作用，另一方面为患者提供了更便捷更安全的给药方式。

（三）呼吸道给药

气体或挥发性药物吸入后，由肺上皮和呼吸道黏膜吸收。由于表面积大，药物可经这一途径迅速进入血液循环。此外，药物的溶液可以经雾化以气雾剂形式吸入。对肺部疾病可使药物直接作用于病变部位。主要缺点是药物剂量不好控制，用法较麻烦。抗肿瘤相关吸入制剂仍处于研发阶段，目前激素类的雾化制剂运用于抗肿瘤辅助治疗中。

（四）经皮给药

很少有药物能迅速穿过完整的皮肤，但药物可经皮肤吸收，一般药效与其覆盖的表面积和药物的脂溶性成正比。虽然表皮有脂质屏障作用，但很多溶质能自由通过真皮，因此药物通过磨损、创伤或剥脱处皮肤产生的吸收作用要快得多。比如用于癌痛治疗的芬太尼贴剂采用经皮方式给药，药物释放缓慢以达到长时间镇痛的效果。

（五）特殊给药方法

1.腔内灌注 腔内化疗又分为胸腔内化疗、腹腔内化疗、心包内化疗和膀胱内注药。这种治疗模式是通过药物直接与局部肿瘤细胞接触，杀死局部肿瘤细胞，而对全身正常组织影响较少，能够减轻全身的毒性反应。

该方式适用于手术后的局部治疗，例如腹腔热灌注化疗（HIPEC）常用于治疗胃癌、结直肠癌、卵巢癌、腹膜假黏液瘤、恶性腹膜间皮瘤、胰腺癌、胆管癌和肝癌等腹腔恶性肿瘤腹膜转移所致的腹膜癌及其并发的恶性腹水。使用的化疗药物种类一般由瘤种决定。①胃癌：紫杉醇、多西他赛、奥沙利铂、顺铂、氟尿嘧啶和表柔比星等；②结直肠癌：丝裂霉素、奥沙利铂、氟尿嘧啶和伊立替康等；③妇科肿瘤：顺铂、紫杉醇、多西他赛、奥沙利铂、卡铂、吉西他滨、伊立替康和培美曲塞等；④腹膜假黏液瘤：奥沙利铂、卡铂、顺铂、丝裂霉素和表柔比星等；⑤肝、胆、胰腺癌：紫杉醇、多西他赛、奥沙利铂、卡铂、顺铂、氟尿嘧啶、丝裂霉素、表柔比星和吉西他滨等；⑥腹膜间皮瘤：顺铂、培美曲塞。红色诺卡菌细胞壁骨架是一种免疫调节剂，能增强体内巨噬细胞和自然杀伤细胞的免疫活力，具有抑制癌细胞、减少肿瘤复发的功能，能显著延长肿瘤患者的生存期，适用于各种肿瘤引起的胸水、腹水的控制，也可用于肺癌、恶性黑色素瘤、膀胱癌、恶性淋巴瘤、晚期胃癌和食管癌等的辅助治疗。除了常规用于皮下注射外，恶性胸腹水患者，可预先尽量抽净胸腹水后，胸腔内注射，每次 600 ~ 800 μg（以 0.9% 氯化钠注射液 20ml 稀释后注入）；腹腔内注射，每次 800 μg（以 0.9% 氯化钠注射液 50ml 稀释后注入），每周 1 ~ 2 次，共 2 ~ 4 次。而膀胱癌手术后，用该药膀胱保留灌注，每次 800 μg（以 0.9% 氯化钠注射液 50ml 稀释后注入），保留 2h，每周 1 次，连续 5 ~ 6 次后，改为每月 1 次，第 2 年改为 2 个月 1 次。

当恶性肿瘤限制于胸腔时，胸腔内注射抗肿瘤药物可以减少胸水的渗出，还可以杀灭肿瘤，局部治疗有利于达到最好的抗肿瘤效果、减少不良反应。

膀胱癌复发与原发肿瘤切除不完全、肿瘤细胞种植或新发肿瘤有关，推荐所有非肌层浸润性膀胱癌（NMIBC）患者进行术后辅助性膀胱灌注治疗，包括膀胱灌注化疗和膀胱灌注免疫治疗。为预防肿瘤细胞种植，对所有NMIBC患者均推荐行术后即刻膀胱灌注化疗，应在术后24h内尽早完成灌注化疗（最理想的是术后6h内完成灌注）。常用灌注化疗药物包括：丝裂霉素（剂量为每次20～60mg）、吉西他滨（剂量为每次1000mg）、吡柔比星（剂量为每次30～50mg）、表柔比星（剂量为每次 50～80mg）、多柔比星（剂量为每次30～50mg）、羟基喜树碱（剂量为每次10～20mg）等。化疗药物应通过导尿管灌入膀胱，并保留0.5～2h。膀胱灌注化疗效果与尿液pH、化疗药物浓度及剂量、药物作用时间有关。灌注前禁水6h，避免尿液将药物稀释。

膀胱灌注免疫治疗主要是BCG膀胱灌注治疗，还包括铜绿假单胞菌、化脓性链球菌、红色诺卡菌制剂等生物制剂。BCG是高危NMIBC患者TURBt术后首选的辅助治疗药物。BCG是通过膀胱内灌注免疫制剂，诱导机体局部免疫反应，直接杀伤肿瘤细胞或诱导机体非特异性免疫应答，引起Th1细胞介导的免疫应答效应而间接发挥抗肿瘤作用。BCG能预防膀胱肿瘤复发、控制肿瘤进展，但对患者总生存及肿瘤特异性生存没有明确疗效。对中危NMIBC患者，BCG灌注治疗预防肿瘤复发优于化疗药物，且疗效相对持久，延缓肿瘤进展，据此，部分患者可选择BCG灌注治疗，持续灌注1年。

2. 鞘内注射　鞘内注射是治疗脑转移肿瘤的一种有效给药方式，由于血脑屏障的存在，常规给药途径的药物难以进入脑部或脊髓。鞘内注射在局部形成较高的药物浓度，常用的化疗药物有甲氨蝶呤、阿糖胞苷等。甲氨蝶呤说明书指出，由于渗透压的缘故，10ml∶1g规格的甲氨蝶呤注射液为高渗溶液，禁止未经稀释直接用于鞘内注射。椎管内注射每2～3天给药1次，每次0.2～0.5mg/kg或8～12mg/m^2；症状消失后，改为每周或每月间歇给药，直至脑脊液正常。椎管内预防性滴注最好每6～8周1次。

3. 经导管动脉灌注化疗　经导管动脉灌注化疗（TAI）是肿瘤介入治疗的重要手段之一，也是保证化疗在局部治疗中发挥最大抗癌效力的一个必要途径。TAI中药物选择既要遵循常规全身化疗基本原则，又要兼顾经导管区域性药物灌注特性。理论上静脉输注化疗药物均能经动脉灌注，但需经人体转化后才能起效的药物不适用于TAI。TAI是在肿瘤供血动脉内直接灌注药物，能克服部分静脉化疗无法通过的生理屏障，避免药物"首过效应"，从而显著提高肿瘤局部药物浓度，提高疗效。TAI后化疗药物同样会沿血液循环到全身，同时也起到全身化疗作用。选TAI药物时应根据以下用药原则：选择肿瘤敏感药物，选择原型起作用药物，首选浓度依赖型药物，联合应用不同作用机制药物，尽量避免药物毒性作用相同或对同一脏器毒性累加的药物，不得应用相互拮抗或相互发生不良化学反应的药物及溶剂配伍，严格执行特殊药物使用说明，给予适当剂量的化疗药物，注意化疗药物应用先后顺序，重视非抗肿瘤药物与化疗药物之间的相互作用以及药物稀释浓度与容量。

TAI常用的细胞周期非特异性药物：多柔比星、表柔比星、柔红霉素、丝裂霉素、达卡巴嗪、顺铂、卡铂、奥沙利铂、博来霉素、平阳霉素等；细胞周期特异性药物：雷替曲塞、长春新碱、长春花碱、长春瑞滨、羟基喜树碱、紫杉醇、多西他赛、阿糖胞苷、吉西他滨、氟尿嘧啶、甲氨蝶呤、去氧氟尿苷、培美曲塞等。TAI方案可借鉴经典静脉化疗方案，在此基础上，根据TAI药物应用原则进行调整，合理配方。个别非细胞毒性药物如诱导肿瘤细胞凋亡的三氧化二砷，也可用于动脉灌注治疗。

4.瘤内注射　是一种新型的给药方式，在影像学设备的引导下进行肿瘤内注射，可以在局部形成较高的药物浓度，耐受性好。另有研究，使用药物刺激肿瘤外周免疫细胞的浸润，使其通过免疫作用杀伤肿瘤或提高免疫治疗的有效性。溶瘤病毒也是一种用于瘤内注射的新型抗肿瘤药物，目前已经被FDA和EMA批准用于临床治疗。

二、给药途径不适宜的表现

（1）静脉滴注的药物用于静脉注射。
（2）皮下注射的药物用于肌内注射。
（3）静脉注射的药物用于口服。

三、给药途径不适宜产生的原因

部分药物由于自身半衰期较长，适合使用静脉滴注或泵入的方式给药，快速注射使药效无法发挥；部分化疗药物刺激性大，应快速注射避免产生静脉炎等不良反应；肌内注射用药物一般含有油剂，追求长效、缓释，若用于静脉注射则无法发挥其长效的优点且可能发生超敏反应，若用于皮下则可能造成局部刺激，甚至皮肤坏死；部分药物由于结构不稳定容易被破坏，若用于口服则会被消化道的酸性环境或各种酶代谢，无法发挥药效。

四、给药途径审核要点

（1）给药途径的选择应严格按照药品说明书要求。

（2）当使用新的给药途径时，应考虑药物的理化性质、药动学特点等因素。

五、审方案例

案例 ❶

【处方描述】

性别：男　　　　　年龄：40岁

临床诊断：胃癌

处方内容：

信迪利单抗　　　200mg　　　q3w　　　腹腔热灌注

【处方问题】

给药途径不适宜：信迪利单抗给药途径不适宜。

【处方分析】

腹腔热灌注化疗（HIPEC）是指通过将含化疗药物的灌注液加热到治疗温度、灌注到肿瘤患者的腹腔内、维持一定的时间，以预防和治疗腹膜癌及其引起的恶性腹水的一种治疗技术。HIPEC对化疗药物选择、灌注温度、灌注时间、速度、容量都有一定要求。根据原发肿瘤的静脉化疗常用药物、既往敏感药物或药敏试验结果选择化疗药物，也可根据患者既往病史、疾病种类和药物特性，选择肿瘤组织穿透性高、分子量大、腹膜吸收率低、与热效应有协同作用、腹膜刺激性小、对肿瘤有效的药物。

胃癌常用的化疗药物有紫杉醇、多西他赛、奥沙利铂、顺铂、氟尿嘧啶和表柔比星等。灌注液主要以0.9%氯化钠注射液为主，也有采用5%葡萄糖注射液、林格液、代血浆、蒸馏水等的文献报道，容量一般为4～6L，以充满腹腔、建立通畅的内循环为原则。需要注意的是，奥沙利铂和卡铂等化疗药物用0.9%氯化钠注射液稀释可导致化疗药物药效不稳定，需用5%葡萄糖注射液作为灌注液。

信迪利单抗是一种免疫检查点抑制剂，静脉注射适用于胃及胃食管结合部腺癌，对于体重≥60kg的患者，静脉滴注的推荐剂量为200mg，每3周给药1次。信迪利单抗是一种人类免疫球蛋白G4（IgG4）单克隆抗体（HuMAb），可与PD-1受体结合，阻断其与PD-L1和PD-L2之间相互作用介导的免疫抑制反应，增强抗肿瘤免疫效应。由于腹腔热灌注需将药液的温度加热至43℃，对于蛋白质而言可能难以耐受如此高温，有效性不能保证。

【干预建议】

不推荐信迪利单抗用于腹腔热灌注，建议使用有胃癌适应证的化疗药进行灌注。

案例 ❷

【处方描述】

性别：男　　　　　年龄：49岁
临床诊断：非肌层浸润性膀胱癌
处方内容：
卡介苗　　　120mg　　　qw　　　id

【处方问题】

给药途径不适宜：卡介苗给药途径不适宜。

【处方分析】

治疗用卡介苗（BCG）用于膀胱内给药，诱导机体局部免疫反应，直接杀伤肿瘤细胞或诱导机体非特异性免疫应答，引起Th1细胞介导的免疫应答效应而间接发挥抗肿瘤作用。BCG能预防膀胱肿瘤复发、控制肿瘤进展，但对患者总生存及肿瘤特异性生存没有明确疗效。包括：中危、高危非肌层浸润性膀胱癌（NMIBC）和膀胱原位癌，而低危非肌层浸润性膀胱癌不推荐BCG灌注治疗。

BCG灌注方案推荐，诱导灌注每周1次，共6次；后续维持灌注方案目前尚无统一的标准。国内使用的BCG推荐，每次灌注剂量为120mg，用50ml 0.9%氯化钠注射液稀释，膀胱内保留2h，每周1次，共6次诱导灌注；后续每2周1次，共3次；之后每月1次，共10次维持灌注，整个灌注时间为1年。

皮内注射用的卡介苗规格为0.25mg，可使机体产生细胞免疫应答，用于预防结核病。严禁用于皮下或肌内注射。

【干预建议】

用于膀胱癌治疗的卡介苗不同于皮内注射制剂，给药途径主要通过膀胱灌注。

案例 ③

【处方描述】

性别：男　　　　　年龄：49岁

临床诊断：非小细胞肺癌

处方内容：

长春瑞滨	37mg	d1，d8，q21d	iv gtt
0.9%氯化钠注射液	250ml	溶剂	

【处方问题】

给药途径不适宜：长春瑞滨给药途径不适宜。

【处方分析】

长春瑞滨是一种干扰微管组装的长春花生物碱，通过干扰微管组装，从而阻滞细胞进行有丝分裂，抑制肿瘤细胞。静脉给药用于治疗非小细胞肺癌、转移性乳腺癌等。

长春瑞滨属于发泡剂，其pH高达10，只能静脉使用，必须确定插管被准确地放置在静脉内方可开始输入本品。给药期间，若药物渗入周围组织可引起严重的局部刺激。一旦药物外渗，应立即停止给药，用0.9%氯化钠注射液冲洗静脉，应除去渗出的药物，余药从另一静脉输入。采用热敷促进药物扩散，有助于减少蜂窝织炎的危险。如果发生药液外渗，可立即静脉注射糖皮质激素从而减少静脉炎的风险。

建议长春瑞滨在20～50ml的0.9%氯化钠注射液或5%葡萄糖注射液中稀释，稀释后于6～10min内静脉输入。给药后输入至少250ml等渗溶液冲洗静脉。

【干预建议】

建议长春瑞滨配制于20～50ml 0.9%氯化钠注射液中供静脉输入。

案例 ④

【处方描述】

性别：男　　　　　　年龄：27岁

临床诊断：多发性骨髓瘤

处方内容：

硼替佐米	1.9mg	biw，q21d	iv gtt
0.9%氯化钠注射液	100ml	溶剂	

【处方问题】

给药途径不适宜：硼替佐米给药途径不适宜。

【处方分析】

硼替佐米是哺乳动物细胞中26S蛋白酶体糜蛋白酶样活性的可逆抑制剂，其对多种类型的癌细胞具有细胞毒性，能够延缓包括多发性骨髓瘤在内的肿瘤的生长。

硼替佐米宜采用下列给药方法：3～5s静脉注射（浓度1mg/ml），或者皮下注射（浓度2.5mg/ml）。硼替佐米治疗会导致周围神经病变，主要是感觉障碍。应监测患者的神经病变症状，例如灼热感、感觉过敏、感觉不足、感觉异常、神经性疼痛或虚弱等。在比较硼替佐米皮下注射与静脉注射的临床试验中，静脉注射后发生大于或等于2级周围神经病变的概率高于皮下注射。对于已经存在或有周围神经病高风险的患者，可以考虑皮下注射硼替佐米。皮下注射相比静脉注射神经病变发生率下降，因此临床上推荐使用皮下注射的方式给药。

【干预建议】

硼替佐米推荐短时间静脉注射或皮下注射。

案例 ⑤

【处方描述】

性别：男　　　　　　年龄：27岁

临床诊断：结直肠癌

处方内容：

西妥昔单抗	600mg	qw	iv
0.9%氯化钠注射液	50ml	溶剂	

【处方问题】

给药途径不适宜：西妥昔单抗给药途径不适宜。

【处方分析】

西妥昔单抗是一种EGFR抑制剂，在正常细胞和肿瘤细胞中与EGFR特异性结合，竞争性抑制EGF和其他配体（如TNF-α）与EGFR结合，发挥抗肿瘤效应。

由于给药时容易发生重度输液相关反应，包括过敏反应，在某些情况下甚至是致命的。一旦发生重度输液反应，应立即并永久停用本品，并进行紧急处理。其中部分反应可能是过敏或有过敏反应的性质或表现为细胞因子释放综合征（CRS）。症状可能发生在首次滴注期间及滴注结束后数小时或后续滴注中。建议医师告知患者这种反应延迟发生的可能性，并要求患者出现反应症状时立即联系医师。可能的症状包括支气管痉挛、荨麻疹、血压升高或降低、意识丧失或休克，罕见心绞痛、心肌梗死或心跳骤停。

因此，在第一次滴注西妥昔单抗之前至少1h，患者必须接受抗组胺药物和糖皮质激素类药物的预防用药。建议在后续治疗中，每次使用本品前都给予患者上述预防用药。首次给药应缓慢，滴注速度不得超过5mg/min。建议滴注时间为120min，随后每周给药的滴注时间为60min，滴注速度不得超过10mg/min。

【干预建议】

西妥昔单抗输液容易发生超敏反应，建议使用缓慢静脉滴注的方式给药，并做预处理。

案例 ⑥

【处方描述】

性别：女　　　　　年龄：49岁

临床诊断：乳腺癌

处方内容：

| 聚乙二醇化人集落刺激因子 | 6mg | q21d | im |

【处方问题】

给药途径不适宜：集落刺激因子给药途径不适宜。

【处方分析】

聚乙二醇化人集落刺激因子是一种长效制剂，通过粒细胞刺激因子与造血细胞的表面受体结合从而刺激增生和阻止功能活化细胞增生。适用于非髓性恶性肿瘤患者接受抗肿瘤药治疗时，在可能发生有临床意义发热性中性粒细胞减少性骨髓抑制时，使用本品以降低发热性中性粒细胞减少引起的感染发生率。用法为化疗药物给药结束后48h皮下注射本品，推荐的使用剂量皮下注射100μg/kg，每个化疗周期注射1次。

升白针一般都通过皮下注射的方式给药，通过该方式使细胞因子能缓慢持续的释放，以最大的效果刺激骨髓粒细胞的增殖，若通过肌内注射则会被快速吸收。

【干预建议】

建议将聚乙二醇化人集落刺激因子给药途径改为皮下注射。

案例 ❼

【处方描述】

性别：男　　　　年龄：60岁

临床诊断：非小细胞肺癌

处方内容：

注射用重组改构人肿瘤坏死因子　　　　100万IU　　qd　　im

【处方问题】

给药途径不适宜：重组改构人肿瘤坏死因子给药途径不适宜。

【处方分析】

注射用重组改构人肿瘤坏死因子，是天然肿瘤坏死因子（TNF）-α 经结构改造得到的一种衍生物。天然 TNF-α 是单核/巨噬细胞分泌的细胞因子，可以引起部分肿瘤血管出血性坏死，直接引起细胞死亡，调节免疫功能，诱导恶液质等。临床上适用于经其他方法无效或复发的晚期非小细胞肺癌患者。

建议与化疗方案联合使用，每周的第3天～第7天用药，剂量为60～90万 IU/m²，用0.9%氯化钠注射液溶解稀释至20ml，5～8min内恒速静脉注射。通常药物给药方式基于严格的药动学试验，改变给药途径可能影响药物在体内的吸收分布，辅料则可能影响局部刺激性。

【干预建议】

用0.9%氯化钠注射液将重组改构人肿瘤坏死因子溶解，静脉注射。

案例 ⑧

【处方描述】

性别：男　　　　　年龄：18 岁

临床诊断：白血病

处方内容：

长春新碱　　　2mg　　　q3w　　　鞘内注射

【处方问题】

给药途径不适宜：长春新碱给药途径不适宜。

【处方分析】

长春新碱用于治疗血液系统肿瘤时，部分药物透过血-脑屏障进入大脑，可以起到一定的治疗作用，但其对神经有毒性，不可用于鞘内注射。长春新碱仅用于静脉注射给药，曾发生鞘内注射给药后致死的案例。

【干预建议】

长春新碱严禁用于鞘内注射。

案例 ⑨

【处方描述】

性别：男　　　　　年龄：18 岁

临床诊断：白血病

处方内容：

培唑帕尼　　　800mg　　　qd　　　餐时服药

【处方问题】

给药途径不适宜：培唑帕尼给药时机不适宜。

【处方分析】

培唑帕尼说明书药动学部分指出，当与食物同服时，培唑帕尼的全身暴露量增加。培唑帕尼与高脂或低脂饮食同服时，其 AUC 和 C_{max} 升高约 2 倍。因此，培唑帕尼应在饭前至少 1h 或饭后至少 2h 给药。

【干预建议】

建议空腹服用培唑帕尼。

案例 ⑩

【处方描述】

性别：男　　　　　年龄：39 岁

临床诊断：结直肠癌

处方内容：

| 恩沃利单抗 | 400mg | q3w | iv gtt |
| 0.9%氯化钠注射液 | 100ml | 溶剂 | |

【处方问题】

给药途径不适宜：恩沃利单抗给药途径不适宜。

【处方分析】

恩沃利单抗作为一种免疫检查点抑制剂，用于不可切除或转移性微卫星高度不稳定（MSI-H）或错配修复基因缺陷型（dMMR）的成人晚期实体瘤患者。药物采用皮下注射的方式给药，皮下注射的推荐剂量为150mg，每周给药1次（qw），直至出现疾病进展或产生不可耐受的毒性。仅供皮下注射给药，不得采用静脉给药。

推荐上臂皮下注射给药，具体部位和方法：肘部和肩膀中线区域，注射时轻轻用拇指和食指、中指捏起后臂皮肤，捏紧2.5~5cm的皮肤。在每次注射前，应先观察瓶子内的注射液性状，正常情况下的注射液为透明溶液，如肉眼看到有杂质或沉淀，则应该将其隔离保存，并重新选择正常的注射液。为了保证注射舒适度，注射速度建议不应快于0.06ml/s［按推荐剂量150mg（0.75ml）计算，注射时间不应少于13s］。作为常规预防措施，所有受试者在皮下注射本品完毕后，建议留院观察1h。

【干预建议】

建议恩沃利单抗皮下注射给药。

案例 ⑪

【处方描述】

性别：男　　　　　年龄：69 岁

临床诊断：肺癌

处方内容：

红色诺卡菌细胞壁骨架	200μg	q2w	iv
0.9%氯化钠注射液	20ml	溶剂	

【处方问题】

给药途径不适宜：红色诺卡菌细胞壁骨架给药途径不适宜。

【处方分析】

注射用红色诺卡菌细胞壁骨架系免疫调节剂，能增强体内巨噬细胞和自然杀伤细胞的免疫活力，具有抑制癌细胞、减少肿瘤复发的功能，能显著延长肿瘤患者的生存期。用于各种肿瘤引起的胸水、腹水的控制，也可用于肺癌、恶性黑色素瘤、膀胱癌、恶性淋巴瘤、晚期胃癌和食管癌等的辅助治疗。

给药方法有三种。①恶性胸腹水患者，可预先尽量抽净胸膜水后，胸腔内注射每次600～800μg（以0.9%氯化钠注射液20ml稀释后注入）；腹腔内注射每次800μg（以0.9%氯化钠注射液50ml稀释后注入），每周1～2次，共2～4次。②膀胱癌手术后，用本品膀胱保留灌注，每次800μg（以0.9%氯化钠注射液50ml稀释后注入），保留2h，每周1次，连续5～6次后，改为每月1次，第2年改为2个月1次。③肺癌、恶性黑色素瘤、恶性淋巴瘤、晚期胃癌、食管癌等患者，手术后可使用本品辅助放疗或化疗。方法为皮下注射，每次200～400μg（以灭菌注射用水0.3ml稀释后缓慢注入），每周1～2次，1个月为一疗程。停药2周后重复疗程，或遵医嘱。

【干预建议】

建议红色诺卡菌细胞壁骨架皮下注射或灌注给药。

第四节　用法用量不适宜

一、抗肿瘤药物用法用量基本概念

抗肿瘤药物的用法一般是指药物的使用方法或者服用方法；用量是指该药物一定时间内使用的剂量。药物的用法和用量是有密切联系的，相同药物不同途径的用量往往是不同的。部分抗肿瘤药物由于不良反应较大，处方审核中应当留意。

一个药物用量确定通常是复杂的，一方面会受到药物化学结构的影响，即使是药物结构相似，表现出的药理性质可能是相反的，也有一些药物结构类似，但临床用量相差甚远。即使是化学结构完全相同的光学异构体，其用量也存在差异。另一方面受到机体的影响，最终呈现的药理效应也是不同的。在体外试验中，药物的效应能够在控制变量的前提下有一定的规律，但最终的剂量确定仍需要临床试验提供证据。

大部分抗肿瘤药物都是通过与体内受体结合后发挥药理作用的，因此便有激动剂和拮抗剂两种类型，分别发挥受体的激动和拮抗作用。作用形式一般有3种，激动作用、拮抗作用和反向激动作用，了解药物的作用方式对于处方审核很有帮助。例如药物是通过竞争性效应与受体结合，由于结合程度较为牢固，相同剂量下药效发挥时间更长。

药物用量还与机体自身或疾病类型相关，临床上淋巴瘤、睾丸肿瘤、乳腺癌和小细胞肺癌等通常采用高剂量化疗，但也有如黑色素瘤这类对化疗药物不敏感的瘤种，提高剂量并不能增加疗效。卡铂作为一种铂类药物，其清除过程主要由肾脏参与，给药剂量是由肾小球滤过率决定的。基因多态性也是影响化疗药物用量的一项重要因素，基因通过影响药物代谢酶的种类和数量使化疗药在使用中存在一定差异，如伊立替康受UGT1A1基因的影响，不同个体同等剂量药物使用时毒性增加；部分靶向药物使用中，若患者检测无相关作用靶点的存在可能导致治疗无效。

二、用法用量不适宜产生的原因

（一）个体情况不同

1.体重或体表面积　一般来说，抗肿瘤药物剂量强度的概念，即不论给药途径、用药方法如何，疗程中单位时间内所给药物的剂量，一般指每周药物按体表面积每平方米的剂量 [$mg/(m^2 \cdot w)$]。部分药物是通过患者千克体重计算的（ mg/kg ），也有药物采用固定计量的方式，如一些免疫检查点抑制剂。

2.基因多态性　在化疗药物的实际使用中，发现不同人群和个体间疗效和毒性反应都存在巨大的差异，这种差异可能是由于基因表达的不同或是基因的单核苷酸多态性导致的。药物的转运、代谢酶表达的差异都有可能导致药物在体内浓度不同，最终疗效不同、毒性反应也不同。目前研究较为透彻的抗肿瘤药归纳如下。①氟尿嘧啶：它主要通过再细胞内代谢成为5-氟尿嘧啶脱氧核苷酸发挥细胞毒作用，二氢嘧啶脱氢酶（DPYD）基因主要影响其毒性的大小，而亚甲基四氢叶酸还原酶（MTHFR）和谷胱甘肽巯基转移酶（GSTP1）主要影响其疗效。②铂类：它主要通过引起细胞内DNA损伤抑制肿瘤细胞生长，因此DNA损伤修复系统中的编码DNA切除修复交叉互补蛋白1（ERCC1）、核苷酸切除修复酶2（ERCC2，又称XPD）、X线修复交叉互补蛋白1（XRCC1）等基因多态性与铂类药物的敏感性和不良反应显著相关。谷胱甘肽S转移酶（GST）是体内最重要的Ⅱ相代谢酶，其基因多态性不仅与多种恶性肿瘤的易感性有关，而且会影响化疗药物对肿瘤细胞的疗效。③伊立替康：作为一种拓扑异构酶抑制剂，其发挥作用的主要成分为它亲脂性活性代谢物SN-38，其酯酶代谢形成活性代谢产物SN-38和尿苷二磷酸-葡萄糖醛基转移酶1A1（UGT1A1）介导的SN-38糖酯化而形成的非活性代谢产物SN-38葡萄糖醛酸（SN-38 G），UGT1A1基因显著影响伊立替康的毒性反应，另外神经生长导向因子（SEMA3C）会影响血液毒性，而前庭蛋白1（C8orf34）则是与其腹泻的不良反应有关。

3.靶点检测　分子靶向药物是针对一些分子特征异常的药物，部分药物需要完成分子靶点检测后方能使用。根据《新型抗肿瘤药物临床应用指导原则（2022年版）》，不同瘤种需要检测的基因不同。①肺癌：EGFR突变可以使用吉非替尼、厄洛替尼、埃克替尼、阿法替尼、达克替尼、奥希替尼、阿美替尼、伏美替尼；ALK重排可以使用克唑替尼、阿来替尼、布格替尼、洛拉替尼、塞瑞替尼、恩沙替尼；RET重排可以使用普拉替尼；MET重排可以使用赛沃替尼；BRAF V600突变可以使用达拉非尼和曲美替尼；ROS1阳性可以使用恩曲替尼。②胃癌：HER2阳性可以使用曲妥珠单抗和维迪西妥单抗。③胃肠间质瘤：c-Kit阳性可以使用伊马替尼；PDGFRA阳性可以使用阿伐替尼。④结直肠癌：RAS、BRAF野生型可以使用西妥昔单抗；PD-L1表达阳性可以使用帕博利珠单抗、替雷利珠单抗、恩沃利单抗。⑤高度微卫星不稳定实体瘤：可以使用替雷利珠单抗、恩沃利单抗、斯鲁利单抗。⑥NTRK融合实体瘤：可以使用拉罗替尼。⑦胆管癌：FGFR2阳性可以使用佩米替尼。⑧白血病：FIP1L1-PDGFRα融合或BCR-ABL阳性可以使用伊马替尼、达沙替尼、尼洛替尼、奥雷巴替尼、氟马替尼；FLT3突变可以使用吉瑞替尼；CD20阳性可以使用利妥昔单抗。⑨淋巴瘤：CD20阳性可以使用利妥昔单抗和奥妥珠单抗；CD30阳性可以使用维布妥昔单抗。⑩尿路上皮癌：PD-L1表达阳性可以使用替雷利珠单抗；HER2阳性可以使用维迪西妥单抗。⑪前列腺癌：BRCA突变可以使用奥拉帕利。⑫乳腺癌：HER2阳性可以使用曲妥珠单抗、恩美曲妥珠单抗、帕妥珠单抗、伊尼妥单抗、拉帕替尼、吡咯替尼、奈拉替尼。⑬黑色素瘤：BRAF V600突变可以使用维莫非尼、达拉非尼、曲美替尼；c-Kit阳性可以使用伊马替尼。⑭鼻咽癌：EGFR突变可以使用尼妥珠单抗。⑮甲状腺癌：RET重排可以使用普拉替尼。⑯卵巢癌：BRCA突变可以使用奥拉帕利、氟唑帕利、帕米帕利。

（二）适应证不同

不同瘤种对于化疗药物敏感度不同，因此使用剂量也不相同。比如环磷酰胺用于持续治疗时，推荐剂量为3～6mg/kg，而大剂量冲击疗法推荐剂量高达20～40mg/kg。

（三）药物剂型不同

给药途径的差别可能导致药品给药剂量的不同，如曲妥珠单抗的静脉给药剂型推荐用量为2，4，6，8mg/kg，而曲妥珠单抗皮下注射剂型采用600mg固定剂量给药。达雷妥尤单抗静脉给药剂型推荐剂量为16mg/kg，其皮下注射剂型推荐剂量为1800mg。

（四）药物机制不同

地西他滨与吉西他滨同为嘧啶类抗代谢药物，但两种药物由于作用机制不同导致给药剂量存在较大差异。地西他滨属于表观遗传学药物，推荐使用剂量为15～20mg/m²，而吉西他滨属于抗代谢类化疗药，推荐使用剂量为1000～1250mg/m²。

三、不同类别抗肿瘤药物的用法用量

表4-2　抗肿瘤药物的用法用量

药物类型	药物名称	使用剂量
烷化剂	环磷酰胺	持续治疗，每日3～6mg/kg体重（相当于120～240mg/m²）；间断性治疗，10～15mg/kg体重（相当于400～600mg/m²）间隔2～5天；对于大剂量的间断性治疗和大剂量冲击治疗（如对于骨髓移植前冲击）20～40mg/kg体重（相当于800～1600mg/m²）间隔21～28天
	异环磷酰胺	分次给药（根据剂量，输注时间为30～120min）方式，一般采用异环磷酰氨每天剂量为1.2～2.4g/m²，最高为60mg/kg体重，以静脉滴注的形式连续使用5天；本品也可以以单一大剂量24h的连续性静脉滴注方式给药，剂量一般为每疗程5g/m²（125mg/kg体重），不应高于8g/m²（200mg/kg体重）

药物类型	药物名称	使用剂量
烷化剂	达卡巴嗪	静脉滴注：取 $2.5 \sim 6mg/kg$ 或 $200 \sim 400mg/m^2$，用 0.9% 氯化钠注射液 $10 \sim 15ml$，溶解后用 5% 葡萄糖注射液 $250 \sim 500ml$ 稀释后滴注。$30min$ 以上滴完，一日1次。连用 $5 \sim 10$ 日为一疗程，一般间歇 $3 \sim 6$ 周重复给药。次大剂量：$650 \sim 1450mg/m^2$，每 $4 \sim 6$ 周1次。静脉注射：一次 $200mg/m^2$，一日1次，连用5日，每 $3 \sim 4$ 周重复给药
	替莫唑胺	同步放疗期：每日剂量为 $75mg/m^2$，共42天；维持治疗期：本品第1周期的剂量是每日 $150mg/m^2$，每日1次，共5天，然后停药23天。静脉滴注
抗代谢药	甲氨蝶呤	恶性肿瘤和血液肿瘤：低剂量单次用药 $100mg/m^2$，高剂量单次用药 $1000mg/m^2$ 以上；常规MTX治疗不需CF解救：$15 \sim 20mg/m^2$（静脉注射）每周2次；$30 \sim 50mg/m^2$（静脉注射）每周1次；每天 $15mg/m^2$（静脉注射、肌内注射）连用5天，$2 \sim 3$ 周后重复用药。中剂量MTX治疗：$50 \sim 150mg/m^2$（静脉注射），不需CF解救，$2 \sim 3$ 周后重复用药；$240mg/m^2$（静脉注射，输注超过24h）需要CF解救，$4 \sim 7$ 天后重复用药；$0.5 \sim 1.0g/m^2$（静脉注射，输注 $36 \sim 42h$ 以上）；需CF解救，$2 \sim 3$ 周后重复用药。大剂量MTX治疗，需CF解救：$1 \sim 12g/m^2$（静脉注射，$1 \sim 6h$），$1 \sim 3$ 周后重复用药，椎管内或心室内注射MTX，$15mg/m^2$ 为大剂量。椎管内注射每 $2 \sim 3$ 天给药1次，每次 $0.2 \sim 0.5mg/kg$ 或 $8 \sim 12mg/m^2$；症状消失后，改为每周或每月间歇给药，直至脑脊液正常。椎管内预防性滴注最好每 $6 \sim 8$ 周1次
	培美曲塞	$500mg/m^2$，静脉滴注
	阿糖胞苷	急性白血病诱导缓解治疗：常规剂量是每天 $100 \sim 200mg/m^2$。多数病例采用连续静脉滴注或快速输液 $5 \sim 10$ 天。维持治疗：剂量通常是每天 $70 \sim 200mg/m^2$。采用快速静脉注射或皮下注射5天，每间隔4周进行1次；非霍奇金淋巴瘤：成人的治疗，多采用联合化疗方案（多种肿瘤抑制剂联用），例如：PROMACE-CYTABOM方案。剂量是 $300mg/m^2$，在每个治疗周期的第8天给药，高剂量治疗：高剂量治疗通常按体表面积 $1 \sim 3g/m^2$，静脉滴注 $1 \sim 3h$，每12h给药1次，持续 $4 \sim 6$ 天
	阿扎胞苷	$75mg/m^2$，皮下注射
	地西他滨	三天给药方案：地西他滨给药剂量为 $15mg/m^2$，连续静脉滴注3h以上，每8h一次，连续3天。患者可预先使用常规止吐药。五天给药方案：地西他滨给药剂量为 $20mg/m^2$，连续静脉滴注1h，每天1次，连续5天。每4周重复一个周期。患者可预先使用常规止吐药
	氟尿嘧啶	氟尿嘧啶静脉注射或静脉滴注所用剂量相差甚大。单药静脉注射剂量一般按体重一日 $10 \sim 20mg/kg$，连用 $5 \sim 10$ 天，每疗程 $5 \sim 7g$（甚至 $10g$）；若静脉滴注，通常按体表面积一日 $300 \sim 500mg/m^2$，连用 $3 \sim 5$ 天，每次静脉滴注时间不得少于 $6 \sim 8h$；静脉滴注时可用输液泵连续给药维持24h；体表肿瘤或手术中植药：一次 $0.2 \sim 0.5g/m^2$
	吉西他滨	非小细胞肺癌：单药化疗，吉西他滨的推荐剂量为 $1000mg/m^2$，静脉滴注30min，每周1次，治疗3周后休息1周。胰腺癌：吉西他滨推荐剂量为 $1000mg/m^2$，静脉滴注30min，每周1次，连续7周，随后休息1周。乳腺癌：在第1天和第8天给予吉西他滨（$1250mg/m^2$），静脉滴注30min

续表

药物类型	药物名称	使用剂量
植物类	长春新碱	静脉注射，一次按体表面积 $1 \sim 1.4 mg/m^2$，或按体重一次 $0.02 \sim 0.04 mg/kg$，一次量不超过 2mg，每周 1 次，一疗程总量 20mg
	长春地辛	急性白血病（包括慢性粒细胞白血病的急变期）、恶性淋巴瘤成人的通常剂量是每次 3mg（0.06mg/kg），每周 1 次，静脉注射。可以根据年龄和症状增加或减少剂量。肺癌、食管癌成人的通常剂量是每次 $3 \sim 4.5 mg$（$0.06 \sim 0.09 mg/kg$），每周 1 次，静脉注射，可以根据年龄和症状增加或减少剂量
	长春瑞滨	单药治疗（口服）：前三次用药剂量以体表面积计为 $60 mg/m^2$，应每周 1 次服用，每 3 周为一疗程。在 3 次用药之后，建议将剂量增至 $80 mg/m^2$，每周 1 次服用。单药化疗（静脉注射）：推荐剂量为每周 $25 \sim 30 mg/m^2$，第 1 天、第 8 天各给药 1 次，21 天为一周期，$2 \sim 3$ 周期为一疗程。药物必须溶于 0.9% 氯化钠注射液（125ml）并于短时间内（$15 \sim 20 min$）静脉输入。然后输入大量 0.9% 氯化钠注射液冲洗静脉
	依托泊苷	口服：单用每日 $60 \sim 100 mg/m^2$，连用 10 天，每 $3 \sim 4$ 周重复。联合化疗每日 $50 mg/m^2$，连用 3 天或 5 天。静脉滴注：实体瘤，一日 $60 \sim 100 mg/m^2$，连续 $3 \sim 5$ 天，每隔 $3 \sim 4$ 周重复用药；白血病，一日 $60 \sim 100 mg/m^2$，连续 5 天，根据血常规情况，间隔一定时间重复给药
	多西他赛	推荐剂量为 $70 \sim 75 mg/m^2$，静脉滴注 1h，每 3 周 1 次
	紫杉醇	普通紫杉醇：单药剂量为 $135 \sim 200 mg/m^2$，在 G-CSF 支持下，剂量可达 $250 mg/m^2$；联合给药：$135 \sim 175 mg/m^2$，$3 \sim 4$ 周重复。紫杉醇脂质体：$135 \sim 175 mg/m^2$。白蛋白结合型紫杉醇：$260 mg/m^2$，静脉滴注 30min，3 周给药 1 次
	托泊替康	推荐剂量为每日 1 次，每次 $1.25 mg/m^2$，静脉滴注 30min，连续用药 5 天，每 21 天为一疗程
	伊立替康	$180 mg/m^2$，静脉滴注 $30 \sim 90 min$，第 1 天，q2w
抗生素类	放线菌素 D	静脉注射：一般成人每日 $300 \sim 400 \mu g$（$6 \sim 8 \mu g/kg$），溶于 0.9% 氯化钠注射液 $20 \sim 40 ml$ 中，每日 1 次，10 天为一疗程，间歇期 2 周，一疗程总量 $4 \sim 6 mg$
	表柔比星	成人剂量是按体表面积一次 $60 \sim 120 mg/m^2$，当表柔比星用于辅助治疗腋下淋巴阳性乳腺癌患者联合化疗时，推荐的起始剂量为 $100 \sim 120 mg/m^2$ 静脉注射，每个疗程的总起始剂量可以一次单独给药或者连续 $2 \sim 3$ 天分次给药。根据患者血常规可间隔 21 天重复使用。高剂量可用于治疗肺癌和乳腺癌。单独用药时，成人推荐起始剂量为按体表面积一次最高 $135 mg/m^2$，在每疗程的第 1 天一次给药或在每疗程的第 1 天、第 2 天、第 3 天分次给药，$3 \sim 4$ 周 1 次。联合化疗时，推荐起始剂量按体表面积最高可达 $120 mg/m^2$，在每疗程的第 1 天给药，$3 \sim 4$ 周 1 次，静脉注射给药。根据患者血常规可间隔 21 天重复使用。膀胱给药：50mg 溶于 50ml 0.9% 氯化钠注射液，每周 1 次

药物类型	药物名称	使用剂量
抗生素类	多柔比星	单独给药按体表面积50~60mg/m²，每3~4周1次，或每日20mg/m²，连用3天，停用2~3周后重复；联合用药为40mg/m²，每3周1次，或25mg/m²，每周1次，连用2周，3周重复。总剂量按体表面积不宜超过400mg/m²。脂质体：20mg/m²，每2~3周给药1次，静脉滴注
	吡柔比星	静脉注射：一般按体表面积每次25~40mg/m²；动脉给药：如头颈部癌按体表面积每次7~20mg/m²，每日1次，共用5~7天，亦可每次14~25mg/m²，1周/次；膀胱内给药：按体表面积每次15~30mg/m²，稀释为500~1000μg/ml浓度，注入膀胱腔内保留1~2h，每周3次为一疗程，可用2~3个疗程
	米托蒽醌	静脉滴注：单用本品，按体表面积一次12~14mg/m²，每3~4周1次；或按体表面积4~8mg/m²，一日1次，连用3~5天，间隔2~3周。联合用药，按体表面积一次5~10mg/m²。脂质体：20mg/m²，每4周1次，静脉滴注
	博来霉素	肌内、皮下注射：15~30mg/次；动脉注射：5~15mg/次；静脉注射：15~30mg，溶于5~20ml溶剂（注射用水、0.9%氯化钠注射液或葡萄糖注射液），每2周1次，总剂量300mg以下
其他	奥沙利铂	85mg/m²，每2周1次，静脉滴注
	顺铂	单药治疗，成人常用剂量为50~100mg/m²，每3~4周静脉滴注1次，或每天静脉滴注15~20mg/m²，连用5天，3~4周重复用药；联用，静脉滴注：一次按体表面积20mg/m²，一日1次，连用5天；或30mg/m²，一日1次，连用3天，间隔3周再重复，可重复3~4个疗程。亦可80~100mg/m²，同时进行水化疗法和利尿，每3~4周用药1次
	卡铂	初治患者，推荐剂量为400mg/m²，单剂静脉滴注15~60min
	艾立布林	推荐剂量为1.4mg/m²，2~5min内静脉注射，21天为一个周期，每个周期的第1天、第8天各给药1次
	培门冬酶	肌内注射：成人每14天给药1次，2500IU/m²。单次给药容量应限于2ml，如果>2ml，应使用多处部位注射；静脉滴注：成人每14天给药1次，2500IU/m²，应以100ml 0.9%氯化钠注射液或5%葡萄糖注射液稀释后连续滴注1~2h

四、用法用量审核要点

（1）遵循说明书要求，根据适应证选择合适的剂量。

（2）了解药物的给药途径，选择合适的用法和剂量。

（3）超说明书用法用量需要有足够的证据支持，并完成备案和知情同意。

五、审方案例

案例 1

【处方描述】

性别：男　　　　年龄：52 岁

临床诊断：肝细胞癌

处方内容：

仑伐替尼　　20mg　　qd　　po

【处方问题】

用法用量不适宜：肝细胞癌使用仑伐替尼剂量不适宜。

【处方分析】

仑伐替尼是一种酪氨酸激酶受体抑制剂，可抑制 VEGFR 等多种激酶的活性，国家卫生健康委员会发布的《新型抗肿瘤药物临床应用指导原则（2022年版）》建议仑伐替尼可用于：①既往未接受过全身系统治疗的不可切除的肝细胞癌患者；②与依维莫司联用治疗既往接受抗血管生成药物治疗失败或进展的晚期肾细胞癌；③与帕博利珠单抗联合用于晚期肾透明细胞癌的一线治疗（已获得美国 FDA 批准，但目前尚未得到国家药品监督管理局的批准，可在与患者充分沟通的情况下考虑使用）；④进展性、局部晚期或转移性放射性碘难治分化型甲状腺癌患者。

仑伐替尼对于不同瘤种使用的剂量各不相同。肝癌：对于体重＜60kg 的患者，推荐剂量为每次 8mg，每天 1 次，口服；对于体重＞60kg 的患者，推荐剂量为每次 12mg，每天 1 次，口服。肾癌：与依维莫司联合，其推荐剂量为每次 18mg，每天 1 次，口服；与帕博利珠单抗联合时，其推荐剂量为每次 20mg，每天 1 次，口服。甲状腺癌：推荐剂量为每次 24mg，每天 1 次，口服。由此可见，该处方属于用法用量不适宜处方。

【干预建议】

该案例中的患者诊断为肝癌，建议根据其体重选择仑伐替尼的剂量，每次 8mg 或 12mg，每天 1 次，口服。

案例 ❷

性别：男　　　　　年龄：20岁

临床诊断：骨髓增生异常综合征

处方内容：

地西他滨　　　1000mg　　　d1～d3，q6w　　　iv gtt

【处方问题】

用法用量不适宜：地西他滨使用剂量不适宜。

【处方分析】

地西他滨与吉西他滨同为嘧啶类抗代谢药物，但两种药物由于作用机制不同导致给药剂量存在较大差异。在临床使用中如果将两者当作同类药物使用，可能导致地西他滨用量过大。从作用机制上说，吉西他滨在细胞内经核苷激酶的作用被代谢为具有活性的二磷酸核苷（dFdCDP）及三磷酸核苷（dFdCTP），dFdCDP抑制核苷酸还原酶的活性，致使合成DNA所必需的三磷酸脱氧核苷（dCTP）的生成受到抑制，吉西他滨掺入DNA链后，延伸的DNA链中就增加了一个核苷酸，这个增加的核苷酸可以完全抑制DNA链的进一步合成，通过两种作用机制抑制DNA合成，从而实现吉西他滨的细胞毒作用；地西他滨通过磷酸化后直接掺入DNA，与DNA甲基转移酶之间形成共价结合，诱导肿瘤细胞的低甲基化，产生细胞毒性作用。

地西他滨的用法用量应根据具体方案确定，在三天方案中，推荐剂量为 $15mg/m^2$，连续静脉滴注3h以上，每8h给药1次，连续3天（即每个治疗周期给药9次），根据患者的临床缓解和观察到的毒性，每6周重复1个周期，每天总剂量不得超过 $45mg/m^2$，每个治疗周期的总剂量不得超过 $135mg/m^2$；在五天方案中，推荐剂量为 $20mg/m^2$，连续静脉滴注1h以上，每天1次，连续5天（即每个治疗周期给药5次），根据患者的临床缓解和观察到的毒性，每4周重复1个周期，每日总剂量不得超过 $20mg/m^2$，每个治疗周期的总剂量不得超过 $100mg/m^2$。过高剂量的地西他滨可能加重骨髓抑制，包括中性粒细胞减少症和血小板减少症。

【干预建议】

患者使用的地西他滨若为三天方案，建议剂量为 $15mg/m^2$，每 8h 1 次，连续 3 天，每个治疗周期的总剂量不得超过 $135mg/m^2$；若为五天方案，建议剂量为 $20mg/m^2$，每天 1 次，连续 5 天，每个治疗周期的总剂量不得超过 $100mg/m^2$。

案例 ❸

【处方描述】

性别：男　　　　　年龄：69 岁

临床诊断：转移性前列腺癌

处方内容：

曲普瑞林微球　　　3.75mg　　　qd　　　im

【处方问题】

用法用量不适宜：曲普瑞林微球使用频次不适宜。

【处方分析】

曲普瑞林的结构属于合成的十肽，是一种促性腺激素释放激素激动剂，注射曲普瑞林，早期血 LH 和 FSH 水平升高，进而血睾酮水平升高；继续用药 2～3 周，血 LH 和 FSH 水平降低，进而血睾酮降至去势水平。用于转移性前列腺癌的治疗。曲普瑞林有多种规格和剂型，其中的微球剂型为缓释剂型，给药频次远低于普通注射剂。

微球是指药物分散或被吸附在高分子、聚合物基质中而形成的微小球体或类球体微粒分散体系，粒径一般在 $1～250\,\mu m$ 范围内。微球的载药原理是通过物理手段将药物包埋或者吸附在聚合物表面或内部，聚合物的稳定保证了药物的缓释效果，制备微球的载体材料很多，主要分为天然高分子微球（如淀粉微球、白蛋白微球、明胶微球、壳聚糖等）和合成聚合物微球（如聚乳酸微球）。微球经注射（因粒径较大，一般为皮下注射或肌内注射）进入体内后，聚合物在生理环境下缓慢溶蚀降解，包载的药物根据微球的降解情况在体内扩散，以一定速度缓慢释放药物，在病灶部位维持稳定的血药浓度，延长药物在体内的半衰期，实现长效缓释，降低给药频率，改善顺应性。

微球剂型具有多个优点：①长效性，目前上市的微球产品中，最长可缓释半年，通过降低给药频率大大提高患者的服药依从性。②安全性，微球在给药部位缓慢释放，维持有效的血药浓度，降低血药浓度波动，减少不良反应。而聚合物属于可降解辅料，在体内降解成水和二氧化碳，安全性较高。③靶向性，微球与某些细胞组织有特殊的亲和性，能被组织、器官的网状内皮系统（RES）所内吞，实现靶向性。④高效性，微球的给药途径为注射，可避免首过效应，提高生物利用度，降低给药剂量。

目前上市的曲普瑞林微球剂型，采用聚乙丙交酯作为聚合物吸附药物，使之产生缓慢释放药物的特性，肌内注射缓释剂型后，药物首先经历一个初始释放阶段，随后进入有规律的均匀释放阶段，持续释放28天。药物在注射后1个月内的生物利用度为53%。

【干预建议】

曲普瑞林微球属于缓释剂型，给药频次为每月1次。

案例 4

【处方描述】

性别：男　　　　　年龄：66岁

临床诊断：非小细胞肺癌

处方内容：

培美曲塞	1g	d1	iv gtt
奈达铂	50mg	d1，d2	iv gtt
聚乙二醇粒细胞刺激因子	3mg	d3~d5	ih

【处方问题】

用法用量不适宜：聚乙二醇粒细胞刺激因子使用频次不适宜。

【处方分析】

粒细胞刺激因子适用于癌症化疗等原因导致的中性粒细胞减少症；癌症患者使用骨髓抑制性化疗药物，特别在强烈的骨髓剥夺性化学药物治疗后，注射本品有助于预防中性粒细胞减少症的发生，减轻中性粒细胞减少的程度，缩短粒细胞缺乏症的持续时间，加速粒细胞数的恢复，从而减少合并感染发热的危险性。

利用基因重组技术生产的人粒细胞刺激因子（hG-CSF），与天然产品相比，生物活性在体内、外基本一致。hG-CSF是调节骨髓中粒系造血的主要细胞因子之一，选择性作用于粒系造血祖细胞，促进其增殖、分化，并可增加粒系终末分化细胞的功能。临床主要使用的粒细胞刺激因子为重组人粒细胞刺激因子（rhG-CSF），需要每天给药1次，连续给药7~10天。反复的药物注射容易引起患者不良反应增加，使其行动受限，甚至使用药依从性下降。

聚乙二醇化重组人粒细胞刺激因子（PEG-rhG-CSF）是利用基因重组技术生产的长效重组人粒细胞刺激因子，rhG-CSF和单甲氧基聚乙二醇的共价结合体，较传统rhG-CSF半衰期明显延长，血浆浓度更加稳定。由于分子量大，药物的生物稳定性增强，不易被酶解，其免疫原性与抗原性降低，不易产生中和性抗体。研究表明PEG-rhG-CSF单次给药后可升高中性粒细胞绝对值，且效果比多次给予传统rhG-CSF更好，维持的时间更长。一个化疗周期仅需一次给药，减少注射次数，提高了患者的依从性。对发热性中性粒细胞减少或缺乏症患者，在使用广谱抗菌药物的基础上加用PEG-rhG-CSF可以缩短Ⅲ、Ⅳ度中性粒细胞减少的持续时间、抗菌药物的应用时间以及患者的住院时间，在一定程度上减少FN相关不良事件的发生，降低感染相关死亡率。

PEG-rhG-CSF的预防给药方式为皮下注射，每个化疗周期给药1次，剂量6mg/次。一般化疗结束后24~48h给药。PEG-rhG-CSF特别适用于二周化疗方案和三周化疗方案的患者，如四周化疗方案可应用二次PEG-rhG-CSF。

【干预建议】

该处方中使用的聚乙二醇粒细胞刺激因子为长效升白针，建议每个化疗周期给药1次，剂量6mg/次，皮下注射，化疗结束后24~48h给药。

案例 ⑤

【处方描述】

性别：男　　　　　年龄：48岁

临床诊断：结直肠癌

处方内容：

氟尿嘧啶	1800mg	q14d	civ
左亚叶酸钙	600mg	q14d	iv gtt

【处方问题】

用法用量不适宜：左亚叶酸钙用量不适宜。

【处方分析】

氟尿嘧啶是一种核苷酸抗代谢物，可干扰脱氧核糖核酸（DNA）的合成，并在较小程度上抑制核糖核酸（RNA）的形成，临床用于治疗结肠癌、直肠癌、乳腺癌、胃癌、胰腺癌。氟尿嘧啶的推荐剂量为400mg/m^2，在与亚叶酸钙单独联合给药，或与亚叶酸和奥沙利铂或伊立替康联合给药，第1天静脉注射，剂量为400mg/m^2，其次是2400～3000mg/m^{2}静脉连续滴注超过46h，每两周1次。

亚叶酸钙是四氢叶酸（THF）的5-甲酰基衍生物的非对映异构体的混合物。亚叶酸钙可以增强用于癌症治疗的氟尿嘧啶类药物的治疗和毒性作用，例如氟尿嘧啶。氟尿嘧啶被代谢成氟脱氧尿苷酸，它结合并抑制胸苷酸合酶（一种在DNA修复和复制中很重要的酶）。亚叶酸钙很容易转化为另一种还原型叶酸5，10-亚甲基四氢叶酸，其作用是稳定氟脱氧核苷酸与胸苷酸合酶的结合，从而增强对该酶的抑制。而左亚叶酸钙作为亚叶酸钙的左旋体，剂量比通常的外消旋亚叶酸钙剂量低50％，在临床上用法与亚叶酸钙相同，与氟尿嘧啶合用，用于治疗晚期结肠癌、直肠癌，但使用的剂量为100mg/m^2。

【干预建议】

左亚叶酸钙的推荐用量为100mg/m^2，建议减少原处方中的用量。

案例 ⑥

【处方描述】

性别：女　　　　　年龄：67岁

临床诊断：乳腺癌

处方内容：

多柔比星脂质体　　　150mg　　q3w　　iv gtt

【处方问题】

用法用量不适宜：多柔比星脂质体用量不适宜。

【处方分析】

多柔比星和多柔比星脂质体都属于蒽环类药物，适用于乳腺癌的治疗，但两者由于药理作用的差异用量并不相同。多柔比星单独用药时，成人剂量为按体表面积一次60～75mg/m^2，每个疗程的总起始剂量可以一次单独给药或者连续2～3天分次给药，根据患者血常规可间隔21天重复使用。

多柔比星脂质体是一种新型的蒽环类药物，也称为聚乙二醇化脂质体多柔比星（PLD），广泛用于软组织肉瘤、卵巢癌、乳腺癌、多发性骨髓瘤等多种恶性肿瘤的治疗。PLD是将盐酸多柔比星包封于甲氧基聚乙二醇的脂质体中制成，平均颗粒直径约90nm，主要有效成分是多柔比星。PLD经过结构修饰后，与多柔比星相比药代动力学特征发生了明显改变。在相同剂量的条件下，与多柔比星相比，PLD的血浆药物浓度提高，清除率下降，在循环系统内的滞留时间增加，对造血系统肿瘤的治疗和其他各种肿瘤在血液内癌细胞的清除有重要意义。由于肿瘤组织微血管不规则扩张，排列紊乱，血管内皮细胞疏松且不连续，其间隙常达400～500nm，使脂质体药物易从局部血管渗透到肿瘤组织，而肿瘤组织内缺乏功能性淋巴引流，从而形成脂质体药物在肿瘤组织中被动富集、蓄积，即高通透性和强滞留效应。多柔比星脂质体乳腺癌单药治疗推荐剂量为50mg/m^2，4周为一疗程。

【干预建议】

不同的蒽环类药物给药剂量间存在差异，建议降低多柔比星脂质体使用剂量。

案例 ❼

【处方描述】

性别：男　　　　　年龄：39岁

临床诊断：非小细胞肺癌

处方内容：

贝伐珠单抗　　　450mg　　　q3w　　　iv gtt

【处方问题】

用法用量不适宜：贝伐珠单抗用量不适宜。

【处方分析】

贝伐珠单抗是一种VEGF抑制剂，用于多种肿瘤的治疗。对于不同的瘤种其用量各不相同。

转移性结直肠癌（mCRC）：贝伐珠单抗静脉滴注，联合 m-IFL（改良IFL）化疗方案推荐剂量为5mg/kg，每两周给药1次；或7.5mg/kg，每3周给药1次。

晚期、转移性或复发非小细胞肺癌（NSCLC）：贝伐珠单抗联合以铂类为基础的化疗最多6个周期，随后给予贝伐珠单抗单药治疗，直至疾病进展或出现不可耐受的毒性。贝伐珠单抗推荐剂量为15mg/kg，每3周给药1次。

复发性胶质母细胞瘤（rGBM）：贝伐珠单抗静脉滴注的推荐剂量为10mg/kg，每两周给药1次。

肝细胞癌（HCC）：本品与阿替利珠单抗联合用药，推荐剂量为15mg/kg，静脉注射，在同一天静脉注射阿替利珠单抗1200mg给药后进行，每3周给药1次，直至出现疾病进展或不可接受的毒性。

上皮性卵巢癌、输卵管癌或原发性腹膜癌（OC）：推荐剂量为15mg/kg，每3周静脉注射1次，与卡铂和紫杉醇联用，最多治疗6个周期，之后为贝伐珠单抗15mg/kg每3周1次单药治疗，总共最多治疗22个周期或直至疾病进展，以先发生者为准。

宫颈癌（CC）：贝伐珠单抗与下列一种化疗方案联合使用：紫杉醇和顺铂或紫杉醇和托泊替康。贝伐珠单抗的推荐用量为15mg/kg，每3周给药1次，静脉滴注。建议持续贝伐珠单抗的治疗直至出现疾病进展或不可耐受的毒性。

【干预建议】

非小细胞肺癌贝伐珠单抗推荐剂量为15mg/kg。

案例 ⑧

【处方描述】

性别：男　　　　　年龄：39岁

临床诊断：肝细胞癌

处方内容：

瑞戈非尼　　40mg　　qd　　po

【处方问题】

用法用量不适宜：瑞戈非尼用量不适宜。

【处方分析】

瑞戈非尼是一种多激酶抑制剂，适用于：①既往接受过以氟尿嘧啶、奥沙利铂和伊立替康为基础的化疗，以及既往接受过或不适合接受抗VEGF治疗、抗EGFR治疗（RAS野生型）的转移性结直肠癌（mCRC）患者；②既往接受过甲磺酸伊马替尼及苹果酸舒尼替尼治疗的局部晚期的、无法手术切除的或转移性的胃肠道间质瘤（GIST）患者；③既往接受过索拉非尼治疗的肝细胞癌（HCC）患者。

推荐剂量：160mg（4片，每片含40mg瑞戈非尼），每日1次，于每一疗程的前21天口服，28天为一疗程。服用方法：瑞戈非尼片应在每天同一时间，在低脂早餐（脂肪含量30%）后随水整片吞服。患者不得在同一天服用两剂药物以弥补（前一天）漏服的剂量。如果服用瑞戈非尼后出现呕吐，同一天内不得再次服药。应持续治疗直至患者不能临床受益或出现不可耐受的毒性反应。

基于个人的安全性及耐受性考虑，可能需要中断给药或降低剂量。应采用每次40mg（1片）的剂量调整。建议每日最低剂量为80mg。每日最高剂量为160mg。

出于吸收的考虑，瑞戈非尼于低脂餐餐后用水整片吞服。研究表明，高脂餐使瑞戈非尼的平均AUC增加了48%，并使M-2和M-5代谢物的平均AUC分别降低了20%和51%。与禁食条件相比，低脂餐使瑞戈非尼、M-2和M-5的平均AUC分别增加了36%、40%和23%。

剂量调整应当考虑下列情况：对于任何持续时间的第一次2级手足皮肤反应；除感染外的任何3或4级不良反应恢复后；对于3级门冬氨酸氨基转移酶（AST）/丙氨酸氨基转移酶（ALT）升高，只有在潜在益处超过肝毒性风险时才恢复。其余更加严重的情况应在医师的判断下停药。

【干预建议】

应该按照说明书推荐用法用量使用瑞戈非尼，建议每日最低剂量为80mg。

案例 ⑨

【处方描述】

性别：女　　　　　年龄：41岁

临床诊断：乳腺癌

处方内容：

曲妥珠单抗　　　550mg　　　qw　　　iv gtt

【处方问题】

用法用量不适宜：曲妥珠单抗用量不适宜。

【处方分析】

曲妥珠单抗给药频率可以为每周或每三周给药。每周给药方案，初始负荷剂量建议本品的初始负荷剂量为 4mg/kg，维持剂量建议本品每周用量为 2mg/kg。在三周给药方案中初始负荷剂量为 8mg/kg，随后 6mg/kg。

该患者使用的为每周给药方案，但剂量过大，可能增加不良反应发生的概率。

【干预建议】

建议根据患者体重，降低曲妥珠单抗用量。

案例 ⑩

【处方描述】

性别：男　　　　　年龄：55岁

临床诊断：肺腺癌

处方内容：

帕洛诺司琼　　　0.25mg　　　bid　　　iv

【处方问题】

用法用量不适宜：帕洛诺司琼给药频次不适宜。

【处方分析】

帕洛诺司琼是一种二代 $5-HT_3$ 受体拮抗剂，通过作用延髓最后区的催吐化疗感受区中央和外周迷走神经末梢发挥止吐作用。由于化疗药物通过刺激小肠嗜铬细胞释放 5-HT，5-HT 再激活迷走传入神经的 $5-HT_3$ 受体，产生呕吐反射，该类药物常用于化疗前预防呕吐。

帕洛诺司琼作为新一代的 $5-HT_3$ 受体拮抗剂，其与受体的亲和力大大提升，消除半衰期约为40h，药动学参数提示该药每日仅需使用1次。当用于预防化疗引起的恶心呕吐时，成人患者在化疗开始前约 30min 静脉注射帕洛诺司琼 0.25mg，注射时间应超过 30 s。

【干预建议】

建议帕洛诺司琼调整为每日给药1次。

第五节　溶剂选择不适宜

一、抗肿瘤药物的常用溶剂

（一）0.9%氯化钠注射液

药物配制中最常用的溶剂，等渗溶液，pH范围4.5～7.0，属于电解质溶液，适合与大多数药物配伍，但部分药物由于与强电解质反应后可能产生沉淀，应当避免。

（二）葡萄糖注射液

常用的浓度为5%，pH范围3.2～5.5，属弱酸性，为非电解质溶液，适合与一些酸性或容易受电解质影响的药物配伍。另外还有10%，20%和50%浓度供选择，属于高渗溶液，一般用于静脉高营养或特殊用途。

（三）复方氯化钠注射液

复方氯化钠注射液也称林格液，pH范围4.5～7.5，含钙离子，选择药物时应注意是否会与溶液中的钙离子发生反应产生沉淀。

（四）灭菌注射用水

灭菌注射用水属于低渗溶液，一般用于药物的复溶，并不直接用于注射。

（五）0.45%氯化钠注射液

0.45%氯化钠注射液为低渗氯化钠溶液，部分药物要求使用它作为溶剂。

二、溶剂选择不适宜产生的原因

（一）溶剂品种选择不适宜

如果溶剂选择不当，药物与溶剂混合后会发生相互作用，出现变色、浑浊、结晶、沉淀、络合、降解等现象而失活，影响疗效，严重时甚至导致药物不良事件的发生。

例如奥沙利铂可与氯离子发生取代反应和水合反应，生成类似顺铂的二氨二氯铂及水化后的杂质并会产生沉淀，因此只能使用5%葡萄糖注射液进行溶解和稀释，也不宜和其他碱性溶液（例如氟尿嘧啶、氨丁三醇等）混合使用，以免降低药效。又如充足的氯离子可以抑制顺铂的可逆性置换作用，减少其水解，提高其稳定性，并降低肾毒性，故通常选用0.9%氯化钠注射液或者葡萄糖氯化钠注射液进行溶解。紫杉醇可以选择0.9%氯化钠注射液、5%葡萄糖注射液、葡萄糖氯化钠注射液溶解，而紫杉醇脂质体只能选用5%葡萄糖注射液，因为0.9%氯化钠注射液或其他含电解质的载体会引起脂质体聚集，导致其结构被破坏。白蛋白结合型紫杉醇只能选用0.9%氯化钠注射液进行溶解，因为酸性或碱性的溶液容易导致蛋白质凝固变性而失效。

同一种药物采用不同的给药途径给药时，需要选择相应的溶剂。例如注射用阿糖胞苷，可以使用0.9%氯化钠注射液或5%葡萄糖注射液作为溶剂，给药途径有静脉注射、鞘内注射；当选择鞘内给药时，应选择0.9%氯化钠注射液进行溶解，因为5%葡萄糖注射液会导致神经节细胞凋亡、神经纤维脱髓鞘、神经传导速度减慢等。

（二）浓度与滴速不适宜

抗肿瘤药物的有效血药浓度和药物与肿瘤细胞接触的时间是影响治疗效果的重要因素。部分药物的说明书中对抗肿瘤药物的溶剂用量有明确的规定，通过对配制后终浓度或滴注时间长短的要求来限制载体用量大小。

例如：依托泊苷若溶剂剂量不足，浓度过高，滴注时容易引起疼痛、皮肤潮红、骨髓抑制等不良反应，且超过规定浓度配制可能会产生沉淀。紫杉醇（白蛋白结合型）属于浓度依赖性药物，说明书规定药物溶液的终浓度应调配成5mg/ml，如果浓度太低，药物的纳米白蛋白剂型就容易崩解，因此过多倍数的稀释会影响药物在体内的分布和代谢过程，进而影响药物进入血液循环后靶向肿瘤组织，降低药效。

滴注速度也是抗肿瘤药物治疗过程中不能忽视的问题。有些药物滴注速度过慢，导致组织分布更加广泛，消除半衰期延长，使药品不良反应增大。例如：吉西他滨滴注时间一般应控制在30min内，最长不超过60min；血管刺激性强的药物则应快速静脉滴注，否则易形成血栓（药液持续刺激血管内皮，引起血小板凝聚，形成血栓并释放组胺，使静脉收缩、管腔变窄，出现血流缓慢，影响了血流对输注液体的稀释作用，促进了炎症的发展）；或因药物外渗增加药品不良反应，例如长春瑞滨。药液输注速度的选择还受药物稀释后溶液稳定性的影响，稳定性低的药物也不能长时间滴注，例如环磷酰胺。某些药物制剂中含有具药理活性的特殊赋形剂，导致药物滴注时间不能过短。

例如溶剂型紫杉醇中含有聚氧乙烯蓖麻油，多西他赛中含有聚山梨酯80（吐温80），滴注时间不能过短（3h/1h）。

要求快速滴注的药物归纳如下。

（1）抗生素类 米托蒽醌、蒽环类（多柔比星、表柔比星、吡柔比星等），一般要求10min左右滴注完毕。

（2）植物类 长春瑞滨、长春地辛，一般要求10min左右滴注完毕。

（3）抗代谢药 吉西他滨，一般要求30~60min滴注完毕。

要求缓慢滴注的药物归纳如下。

（1）滴注时间＞1h 奈达铂、多西他赛、阿糖胞苷（大剂量1~3h）。

（2）滴注时间＞2h 奥沙利铂（2~6h）。

（3）滴注时间＞3h 紫杉醇、紫杉醇脂质体。

（4）46h持续静脉泵入 氟尿嘧啶。

（5）静脉滴注12h 大剂量甲氨蝶呤。

（6）其他 亚叶酸钙静脉滴注2h，三氧化二砷静脉滴注3~4h。

（三）稳定性不适宜

化疗药物配制时，稳定性与存储将是影响药效与安全性的关键性因素。所有药物溶解于溶剂后，其稳定性必然会受到一定影响。影响配伍溶液稳定性的因素：晶型、pH、溶剂极性、渗透压、药物本身结构、配制时的温度和存储温度、光线等。一般要求现配现用，注意成品存储的方法与时间。

三、临床常用抗肿瘤药物溶剂选择与注意事项

表4-3 常用抗肿瘤药物溶剂选择与注意事项

药品名称	溶剂	载体量（ml）	药物浓度（mg/ml）	滴注时间（min）
多西他赛	GS、NS	250	≤0.74（进口） ≤0.90（国产）	≤60
依托泊苷	NS	250~500	≤0.25	≥30
替尼泊苷	GS、NS	500	0.5~1	≥30
环磷酰胺	NS	500	无具体要求	30~120
异环磷酰胺	LR、GS、NS	250~500 3000	≤4%	30~120；24h连续静脉滴注

续表

药品名称	溶剂	载体量（ml）	药物浓度（mg/ml）	滴注时间（min）
卡莫司汀	GS、NS	150～250	无具体要求	60～120
达卡巴嗪	GS	250～500	无具体要求	≥30
表柔比星	NS	100～250	≤2	30
吡柔比星	GS	无具体要求	1	无具体要求
阿糖胞苷	GS、NS	250～500	≤100	60～180
吉西他滨	NS	100	≤40	≤30
伊立替康	GS、NS	250	0.12～2.8	30～90
依托泊苷	NS	250～500	≤0.25	≥30
卡铂	GS	250～500	0.5	15～60
奥沙利铂	GS	250～500	＞0.2	120～360
顺铂	GS、NS	500	无具体要求	90～120
奈达铂	NS	500	无具体要求	≥60
洛铂	GS	500	无具体要求	无具体要求
长春地辛	GS、NS	NS适量或者 500～1000GS	无具体要求	NS溶解缓慢静脉注射或GS中缓慢静脉滴注6～12h
长春瑞滨	NS	40～100	0.5～2	10～20
紫杉醇	GS、NS	250～500	0.3～1.2	60～180
紫杉醇脂质体	GS	250～500	无具体要求	180
紫杉醇（白蛋白结合型）	NS	每100mg药物需要20ml溶剂	5	≤30
米托蒽醌	GS、NS	＞50	无具体要求	≥30
氟达拉滨	NS	100	无具体要求	≤30
克拉屈滨	NS	500	无具体要求	无具体要求
培美曲塞	NS	100	无具体要求	≥10
利妥昔单抗	GS、NS	无具体要求	1	初次：50mg/h，1h后，每30min增加50mg/h，最大400mg/h 以后：100mg/h，每30min增加100mg/h，最大400mg/h

续表

药品名称	溶剂	载体量（ml）	药物浓度（mg/ml）	滴注时间（min）
曲妥珠单抗	专用溶剂+NS	250	无具体要求	首次≥90 后续30
尼妥珠单抗	NS	250	0.4	初次：120 以后：60
贝伐珠单抗	NS	无具体要求	1.4～16.5	无具体要求
苯达莫司汀	NS、2.5%GS-0.45%NS	500	0.2～0.6	30～60
注射用替莫唑胺	灭菌注射用水	40	2.5	90
地西他滨	灭菌注射用水复溶、GS、NS	无具体要求	0.15～1.0	30
放线菌素D	NS	20～40	无具体要求	无具体要求

注：NS为0.9%氯化钠注射液；GS为葡萄糖注射液；LR为林格液

表4-4 同一通用名但不同厂家药品的溶剂

通用名	商品名	生产厂家简称	规格	溶剂1	溶剂2	溶剂3
盐酸柔红霉素		浙江海正	20mg	NS		
盐酸阿柔比星		深圳万乐	10mg、20mg	NS	5%GS	
盐酸多柔比星		海正辉瑞	10mg			灭菌注射用水
多柔比星脂质体	多美素	石药	20mg：10ml		5%GS	
多柔比星脂质体	里葆多	复旦张江生物	20mg：10ml		5%GS	
盐酸表柔比星	法玛新	辉瑞	10mg、50mg	NS		灭菌注射用水
表柔比星		浙江海正	10mg：5ml	NS		
盐酸吡柔比星		深圳万乐	10mg、20mg		5%GS	灭菌注射用水
盐酸吡柔比星	依比路	浙江海正	10mg		5%GS	灭菌注射用水
盐酸伊达比星	善唯达	阿特维斯	5mg、10mg			灭菌注射用水
盐酸伊达比星	艾诺宁	海正辉瑞	10mg			灭菌注射用水

注：NS为0.9%氯化钠注射液；GS为葡萄糖注射液

表4-5 免疫检查点抑制剂配制要点

通用名	纳武利尤单抗	帕博利珠单抗	特瑞普利单抗	信迪利单抗	卡瑞利珠单抗	替雷利珠单抗	度伐利尤单抗	阿替利珠单抗	伊匹木单抗	派安普利单抗	赛帕利单抗	恩沃利单抗	舒格利单抗	斯鲁利单抗	卡度尼利单抗
商品名	欧狄沃	可瑞达	拓益	达伯舒	艾瑞卡	百泽安	英飞凡	泰圣奇	逸沃	安尼可	誉妥	恩维达	择捷美	汉斯状	开坦尼
规格	100mg:10ml 40mg:4ml	100mg:4ml	240mg:6ml	100mg:10ml	200mg(粉针剂)	100mg:10ml	500mg:10ml 120mg:2.4ml	1200mg:20ml(60mg/ml)	50mg:10ml 200mg:40ml	100mg:10ml	120mg:4ml	200mg:1ml	600mg:20ml	100mg:10ml	125mg:10ml
用法用量	3mg/kg q2w	2mg/kg q3w	3mg/kg q2w	200mg q3w	200mg q2w	200mg q3w	10mg/kg q2w	1200mg q3w	1mg/kg q6w	200mg q2w	240mg q2w	150mg qw	1200mg q3w	3mg/kg q2w	6mg/kg q2w
溶剂	NS 5%GS	NS 5%GS	NS	NS	NS 5%GS	NS	NS 5%GS	NS	NS 5%GS	NS	NS 5%GS	直接使用原液	NS	NS	NS
终浓度	1~10 mg/ml	1~10 mg/ml	1~3 mg/ml	1.5~5.0 mg/ml	复溶后转移至100ml溶剂中	1~5 mg/ml	1~15 mg/ml	—	1~4 mg/ml	1.0~5.0 mg/ml	2.4 mg/ml	—	加入250ml 0.9%氯化钠注射液	使总体积为100ml	0.2~5.0 mg/ml
配制后存放 2~8℃	≤24h(包括25℃或以下最长保存6h)	≤24h(包括25℃)	≤24h	避光:≤24h(包括20~25℃室内光照下的6h)	≤24h	≤24h	≤24h	≤24h	≤24h	≤24h	≤24h	无需配制	≤24h	≤24h	≤4h(包括给药时间)
配制后存放 室温	20~25℃室内光照:≤8h	≤6h	≤8h	20~25℃室内光照:≤6h	≤6h	≤4h	≤4h	20~25℃室内光照:≤8h	≤24h	20~25℃室内光照:≤6h	≤4h	无需配制	≤6h(包括给药时间)	≤6h(包括给药时间)	≤4h(包括给药时间)

注: NS为0.9%氯化钠注射液；GS为葡萄糖注射液

四、审方案例

案例 ❶

【处方描述】

性别：男　　　　　年龄：52岁

临床诊断：非小细胞肺癌

处方内容：

贝伐珠单抗	900mg	q3w	iv gtt
5%葡萄糖注射液	250ml	溶剂	

【处方问题】

溶剂选择不适宜：贝伐珠单抗使用溶剂类型不适宜。

【处方分析】

贝伐珠单抗是一种抗血管生成药物，其作用机制是与 VEGF 结合，阻止 VEGF 与内皮细胞表面 VEGF 受体（Flt-1 和 KDR）相互作用。

贝伐珠单抗属于单克隆抗体类药物，抗体是指由机体产生能与抗原特异性结合的免疫球蛋白，抗体由B淋巴细胞转化而来的浆细胞分泌产生，每个B淋巴细胞株只能产生一种它专有的、针对一种特异性抗原决定簇的抗体。这种从一株单一细胞系产生的抗体叫单克隆抗体（mAb），简称单抗。常规的单抗分子是由两条重链（HC）及两条轻链（LC）通过链间二硫键连接形成"Y"形结构，它又可分为三个功能组分：两个抗原结合片段（Fab）和一个结晶区（Fc），两个Fab通过铰链区连接到Fc，且构象变化相比于Fc更为灵活。由来自重链和轻链的一对可变区（VH和VL）组成Fab的Fv区，通常Fv区被糖基化修饰，是决定抗体如何与适应性免疫及体液免疫系统中的其他成分相互作用的关键。

抗体作为一种蛋白，对其稳定性有影响的因素包括：上游处理、下游纯化和无菌灌装，以及其他物理化学因素，如蛋白浓度、结构、pH、温度、光照、搅拌、脱酰胺作用、氧化作用、糖基化作用等。采用右旋糖溶液（5%）稀释时，观察到贝伐珠单抗发生具有浓度依赖性的降解。贝伐珠单抗在酸性和低离子强度条件下为单体，但在生理条件下会通过分子间疏水作用形成可逆性的聚集，原因在于溶液pH的变化引起蛋白等电点附近的氨基酸发生电荷翻转，进而影响分子间相互作用。通常来说，非共价聚集由于作用力弱，是可逆的。可溶性聚集肉眼下不可见，并且具有可逆性。因此推测，溶剂选择不当时，可能从离子强度和酸碱度等方面影响抗体稳定性。

此外，曲妥珠单抗、帕妥珠单抗等部分单抗药物在说明书中均注明了，因可能引起蛋白质聚集而不能使用5%葡萄糖注射液进行稀释。抗体分子聚集本质上由未折叠的蛋白质相互交联而成，蛋白质聚集会增加免疫原性，降低治疗效果。蛋白质变性易引起聚集，隐藏在蛋白质结构内部的疏水氨基酸在蛋白质变性后完全或部分暴露于分子表面，引起分子间非特异的蛋白–蛋白相互作用，形成微小的聚集，然后以其为核心可以形成更大的聚集团。其他非共价作用，如静电、氢键、范德华力以及二硫键介导的共价结合，都是抗体聚集的可能原因。聚集的分类包括可逆和不可逆、共价和非共价、可溶和不可溶几种形式。可逆性聚集是基于蛋白质的内在性质发生自我互补，蛋白质表面氨基酸通过弱的相互作用形成可逆的寡聚体。

【干预建议】

建议溶剂选择0.9%氯化钠注射液，终浓度应该保持在1.4～16.5mg/ml之间。

案例 ❷

【处方描述】

性别：女　　　　　年龄：58岁

临床诊断：转移性结直肠癌

处方内容：

奥沙利铂	195mg	d1，q3w	iv gtt
0.9%氯化钠注射液	250ml	溶剂	

【处方问题】

溶剂选择不适宜：奥沙利铂使用溶剂类型不适宜。

【处方分析】

铂类是临床抗肿瘤治疗的常用药物，一代铂类的代表药物是顺铂，二代为卡铂，三代为奥沙利铂。各种铂类药物由于结构的不同，在药物配制中也有差别。奥沙利铂为左旋反式二氨环己烷草酸铂，在体液中通过非酶反应取代不稳定的草酸盐配体，转化为具有生物活性的一水合和二水合 1，2-二氨基环己烷铂衍生物。这些衍生物可以与 DNA 形成链内和链间交联，抑制 DNA 的复制和转录。奥沙利铂属非周期特异性抗肿瘤药，必须使用 5% 葡萄糖注射液作为溶剂，使用后可在温室内维持 4~6h 的稳定状态，不可使用含氯盐的溶液溶解。如果使用 0.9% 氯化钠注射液作为溶剂，容易产生絮状沉淀，增加患者发生静脉炎等不良反应的概率。

对于不同的铂类药物，药物配制使用的溶剂不相同，如顺铂可以使用 0.9% 氯化钠注射液或 5% 葡萄糖注射液配制，奈达铂只能使用 0.9% 氯化钠注射液配制，洛铂只能使用葡萄糖注射液配制，卡铂对于品牌不同对应的溶剂也不相同，因此在审方过程中应当严格遵循药品说明书，选择合适的溶剂，才能保证药品的稳定性和有效性。

【干预建议】

奥沙利铂在 0.9% 氯化钠注射液中不能稳定存在，建议使用 5% 葡萄糖注射液配制奥沙利铂。

案例 ❸

【处方描述】

性别：女　　　　　　年龄：69 岁

临床诊断：晚期结直肠癌

处方内容：

伊立替康	270mg	d1，q3w	iv gtt
0.9% 氯化钠注射液	500ml	溶剂	

【处方问题】

溶剂选择不适宜：伊立替康的溶剂剂量不适宜。

【处方分析】

伊立替康是一种拓扑异构酶 I 抑制剂，通过可逆地断裂 DNA 单链使 DNA 双链解旋。伊立替康和它的活性代谢产物 SN-38 结合到拓扑异构酶 I-DNA 复合物上，阻止断裂的单链再连接。伊立替康和 SN-38 都是以一种活性内酯形式和一种非活性的羟基酸阴离子的形式存在的。酸性 pH 环境可以促进内酯的形成，反之碱性的 pH 环境促进羟基酸阴离子的形成。在药物代谢方面，伊立替康会通过各种酶系统进行广泛的代谢转化，包括酯酶以形成活性代谢物 SN-38，UGT1A1介导SN-38的葡萄糖醛酸化以形成无活性的葡糖苷酸代谢物 SN-38G。伊立替康还可以通过CYP3A4介导的氧化代谢转变为几种非活性氧化产物，其中一种可以被羧酸酯酶水解以释放SN-38。

因此，延长给药时间可以使SN-38作用时间延长，不良反应也持续较长时间，除了根据患者基因检测情况调整药物剂量外，控制给药时间在30～90min有利于降低毒性反应。

【干预建议】

建议该患者使用250ml 0.9%氯化钠注射液配制伊立替康。

案例 ❹

【处方描述】

性别：男　　　　　年龄：66岁

临床诊断：非小细胞肺癌

处方内容：

| 吉西他滨 | 1500mg | d1，d8，q3w | iv gtt |
| 0.9%氯化钠注射液 | 500ml | 溶剂 | |

【处方问题】

溶剂选择不适宜：吉西他滨的溶剂剂量不适宜。

【处方分析】

吉西他滨是一种胞嘧啶核苷衍生物，说明书中推荐选择0.9%氯化钠注射液作为溶剂，先按照40mg/ml的浓度注入0.9%氯化钠注射液，振荡使其完全溶解后，再使用0.9%氯化钠注射液进一步溶解。一般于第1天和第8天给药，推荐注射时间为30min。

在一项临床试验中观察到吉西他滨在每周应用超过一次以上或滴注时间超过60min时毒性增加。评价吉西他滨最大耐受剂量（MTD）的临床研究应用方法为每天1次，共用5天，结果患者出现了明显的高血压和严重的流感样症状，当剂量超过$10mg/m^2$时，患者无法耐受。这些事件的发生率和严重性与剂量相关。

另一项 Ⅰ 期临床研究中，每周给药2次，$65mg/m^2$（30min）和$150mg/m^2$

（5min注射））的方案就达到了MTD。剂量限制性毒性为血小板减少、流感样症状和明显的衰弱。在Ⅰ期研究中评估了最大耐受滴注时间，结果发现每周1次，每次$300mg/m^2$，滴注时间超过270min即出现了临床显著的毒性：骨髓抑制。吉西他滨的半衰期受滴注时间的影响，如果用药频率超过每周1次或滴注时间超过60min，则毒性增加。

另外在一项研究中，吉西他滨采取$250mg/m^2$，注射时间为6h的低剂量延时注射方案，在尽可能控制毒性的前提下降低成本的方法，但该方案未获得更多证据的支持，给药剂量也低于常规剂量，故应属于超说明书用法的范围，在未获得确切疗效验证的情况下不建议推广使用。

【干预建议】

建议吉西他滨使用100ml 0.9%氯化钠注射液溶解，30min内完成静脉滴注。

案例 ⑤

【处方描述】

性别：男　　　　　年龄：70岁

临床诊断：结直肠癌

处方内容：

氟尿嘧啶	5g	qd	iv
0.9%氯化钠注射液	100ml	溶剂	

【处方问题】

溶剂选择不适宜：氟尿嘧啶的溶剂剂量不适宜。

【处方分析】

氟尿嘧啶作为一种经典的化疗药，常应用于结直肠癌的治疗，它的作用机制是在体内先转变为5-氟-2-脱氧尿嘧啶核苷酸，后者抑制胸腺嘧啶核苷酸合成酶，阻断脱氧尿嘧啶核苷酸转变为脱氧胸腺嘧啶核苷酸，从而抑制DNA的生物合成。此外，通过阻止尿嘧啶和乳清酸掺入RNA，达到抑制RNA合成的作用。本品为细胞周期特异性药物，主要抑制S期细胞。临床中氟尿嘧啶的用法较多，有静脉注射、静脉滴注、泵入、外用等。

说明书中的用法描述：氟尿嘧啶作静脉注射或静脉滴注所用剂量相差甚大。单药静脉注射剂量一般为按体重一日10~20mg/kg，连用5~10天，每疗程5~7g（甚至10g）。若为静脉滴注，通常按体表面积一日300~500mg/m²，连用3~5天，每次静脉滴注时间不得少于6~8h；静脉滴注时可用输液泵连续给药维持24h。用于原发性或转移性肝癌，多采用动脉插管注药。腹腔内注射按体表面积一次500~600mg/m²。每周1次，2~4次为一疗程。

在一些方案中，氟尿嘧啶常常采用先静脉注射再微量泵入的方法，因为持续泵入氟尿嘧啶药物浓度上升缓慢，先推后泵是先让氟尿嘧啶达到一个较高的血药浓度后再通过泵入来维持药物血药浓度，从而更好地发挥药效和避免毒性。但用于注射的用量较小，可以为400mg/m²。从药动学看，氟尿嘧啶的半衰期较短，仅为10~20min，为了有效维持体内药物浓度在一定治疗范围，建议药物缓慢滴注或微量泵入。因此，对于该患者将全部用量均用于注射不合适。

【干预建议】

建议将治疗剂量的氟尿嘧啶缓慢滴注或微量泵入。

案例 ❻

【处方描述】

性别：男　　　　　　年龄：55岁

临床诊断：卡波西肉瘤

处方内容：

多柔比星脂质体	55mg	q3w	iv gtt
0.9%氯化钠注射液	250ml	溶剂	

【处方问题】

溶剂选择不适宜：多柔比星脂质体使用溶剂类型不适宜。

【处方分析】

多柔比星是一类来源于抗生素的蒽环类抗肿瘤药物，其普通制剂目前运用于各类肿瘤治疗。多柔比星属于细胞周期非特异性药物，它可以直接作用于DNA，能抑制DNA的合成，干扰RNA转录过程，以此来杀死或抑制肿瘤细胞。

　　PEG化脂质体能够免遭单核巨噬细胞系统（MPS）鉴别和清除，进而增加药物在血液循环系统中的保留时间，利用肿瘤的EPR效应，以自身长循环特性增加药物在肿瘤部位的蓄积，使肿瘤组织内药物浓度超出正常组织药物浓度20倍，部分甚至达到60倍，从而实现了被动靶向肿瘤的目的。在显著增强抗肿瘤活性的同时也大大降低了对正常组织的毒性，包括心脏毒性、脱发及骨髓抑制。

　　多柔比星脂质体只能用5%葡萄糖注射液稀释后使用，静脉滴注30min以上。根据推荐剂量和患者的体表面积确定本品的剂量并按下述方法稀释：剂量＜90mg：本品用250ml 5%葡萄糖注射液稀释；剂量≥90mg：本品用500ml 5%葡萄糖注射液稀释。当使用其他溶剂对药品进行稀释时，可能会产生沉淀，从而影响药物疗效。

　　对于多柔比星普通剂型，可以使用0.9%氯化钠注射液或5%葡萄糖注射液稀释；表柔比星仅可以使用0.9%氯化钠注射液稀释；吡柔比星仅可以使用5%葡萄糖注射液稀释。具体稀释用溶剂品种应当参考药品说明书。

【干预建议】

建议使用5%葡萄糖注射液稀释多柔比星脂质体。

案例 ❼

【处方描述】

性别：女	年龄：58岁		
临床诊断：肺癌			
处方内容：			
奈达铂	135mg	q4w	iv gtt
0.9%氯化钠注射液	100ml	溶剂	

【处方问题】

溶剂选择不适宜：奈达铂使用溶剂的剂量不适宜。

【处方分析】

奈达铂属于铂类化合物，作用机制与顺铂类似，进入细胞后，甘醇酸酯配基上的醇性氧与铂之间的键断裂，水与铂结合，导致离子型物质（活性物质或水合物）形成。然后，断裂的甘醇酸酯配基变得不稳定并被释放，产生多种离子型物质，与 DNA 结合后抑制复制。奈达铂主要通过肾脏排泄，在使用过程中需要保证充分的尿量以减少药物对肾小管的损伤作用，除了补液以外还建议在必要时加用利尿剂。

说明书建议，临用前用0.9%氯化钠注射液溶解，再稀释至500ml，静脉滴注，滴注时间不应少于1h，滴完后需继续输液1000ml以上。老年人使用时应注意监测肾功能。

【干预建议】

建议使用500ml 0.9%氯化钠注射液稀释奈达铂。

案例 8

【处方描述】

性别：女　　　　年龄：58岁

临床诊断：乳腺癌

处方内容：

| 紫杉醇白蛋白 | 400mg | q3w | iv gtt |
| 0.9%氯化钠注射液 | 500ml | 溶剂 | |

【处方问题】

溶剂选择不适宜：紫杉醇白蛋白使用溶剂的剂量不适宜。

【处方分析】

紫杉醇白蛋白是一类区别于其他配方的紫杉醇制剂，含有的人血白蛋白将疏水性的紫杉醇分子包裹在约130nm的颗粒中，起到分散、稳定和运载紫杉醇的作用，白蛋白可通过与gp60受体结合等途径增加紫杉醇在肿瘤中的摄取，从而增强药物的跨内皮转运，提高肿瘤组织内紫杉醇的浓度。

说明书建议每瓶药物（100mg）使用20ml的0.9%氯化钠注射液分散溶解，滴注时间控制在30min。

【干预建议】

建议该方案中的紫杉醇白蛋白使用总量为80ml的0.9%氯化钠注射液稀释。

案例 ⑨

【处方描述】

性别：女　　　　　年龄：53岁

临床诊断：肺腺癌

处方内容：

卡铂	450mg	q4w	iv gtt
10%葡萄糖注射液	500ml	溶剂	

【处方问题】

溶剂选择不适宜：卡铂使用溶剂类型不适宜。

【处方分析】

卡铂属于铂类抗肿瘤药物，目前市售产品来源有进口和国产的两类，对于进口的卡铂可以使用0.9%氯化钠注射液或5%葡萄糖注射液稀释，而国产的卡铂大多使用5%葡萄糖注射液，说明书显示，粉剂使用5%葡萄糖注射液溶解，浓度为10mg/ml，再加入5%葡萄糖注射液250~500ml中静脉滴注。未查询到可使用10%葡萄糖注射液配制，出于对药物稳定性的考虑，不建议使用其他溶剂。

【干预建议】

建议使用5%葡萄糖注射液稀释。

案例 ⑩

【处方描述】

性别：女　　　　　年龄：53岁

临床诊断：宫颈癌

处方内容：

托泊替康	2.5mg	qd	iv gtt
5%葡萄糖注射液	500ml	溶剂	

【处方问题】

溶剂选择不适宜：托泊替康使用溶剂的剂量不适宜。

【处方分析】

托泊替康原研药说明书指出，1mg/瓶规格本品（实际装量超出理论值10%），先用1.1ml灭菌注射用水溶解；4mg/瓶规格本品，先用4ml灭菌注射用水溶解，所得溶液含托泊替康1mg/ml。在使用前，按推荐剂量抽取适量体积的上述盐酸托泊替康溶液，用0.9%氯化钠注射液或5%葡萄糖注射液再次稀释，以得到浓度为25~50μg/ml的溶液。

【干预建议】

建议先使用灭菌注射用水复溶后，再用100ml 5%葡萄糖注射液稀释。

案例 ⑪

【处方描述】

性别：男　　　　　年龄：34岁

临床诊断：非霍奇金淋巴瘤

处方内容：

| 苯达莫司汀 | 100mg | q3w | iv gtt |
| 5%葡萄糖注射液 | 100ml | 溶剂 | |

【处方问题】

溶剂选择不适宜：苯达莫司汀使用溶剂的剂量、品种不适宜。

【处方分析】

苯达莫司汀原研药说明书指出，在无菌条件下，每瓶仅添加20ml灭菌注射用水。充分摇匀，获得浓度为5mg/ml的澄清、无色至浅黄色盐酸苯达莫司汀溶液。冻干粉应在5min内完全溶解。溶解后的溶液必须在30min内转移至输液袋内。如果观察到不溶性微粒，则该复溶溶液不能使用。在无菌条件下抽取拟用剂量的所需体积（基于浓度为5mg/ml），立刻转移到500ml 0.9%氯化钠注射液输液袋中。除0.9%氯化钠注射液外，也可用2.5%葡萄糖/0.45%氯化钠注射液500ml输液袋。所配制的输液袋中盐酸苯达莫司汀的最终浓度范围应为0.2~0.6mg/ml。转移后，输液袋中的内容物应充分混合。

检查已含药的注射器和所准备的输液袋，以确保在给药前无可见不溶性微粒。混合溶液应为澄清、无色至淡黄色溶液。使用灭菌注射用水制备复溶溶液，随后用0.9%氯化钠注射液或2.5%葡萄糖/0.45%氯化钠注射液按上述程序进行稀释，无其他相容的稀释剂。

【干预建议】

建议先使用灭菌注射用水复溶后，再用500ml 0.9%氯化钠注射液稀释。

案例 ⓬

【处方描述】

性别：男　　　　　年龄：40岁

临床诊断：黑色素瘤

处方内容：

达卡巴嗪	300mg	qd	iv gtt
5%葡萄糖注射液	100ml	溶剂	

【处方问题】

溶剂选择不适宜：达卡巴嗪使用溶剂的剂量不适宜。

【处方分析】

说明书指出，达卡巴嗪应用0.9%氯化钠注射液10~15ml溶解，用5%葡萄糖注射液250~500ml稀释后滴注。30min以上滴完。由于药品对光和热极不稳定、遇光或热易变红，在水中不稳定，放置后溶液变浅红色。需临时配制，溶解后马上使用并尽量避光。

【干预建议】

建议先使用0.9%氯化钠注射液复溶后，再用250ml或500ml 5%葡萄糖注射液稀释。

案例 ⓭

【处方描述】

性别：男　　　　　年龄：8岁

临床诊断：脑胶质瘤

处方内容：

注射用替莫唑胺	200mg	qd	iv gtt
0.9%氯化钠注射液	250ml	溶剂	

【处方问题】

溶剂选择不适宜：替莫唑胺使用溶剂种类不适宜。

【处方分析】

说明书指出，每瓶含无菌、无热原的替莫唑胺冻干粉用41ml灭菌注射用水溶解后（不同品牌替莫唑胺使用灭菌注射用水量不同，应以实际说明书为准），获得的溶液中含 2.5mg/ml 替莫唑胺。在用灭菌注射用水溶解前将本品置于室温中。配制时应轻轻旋转，不可摇晃。配制好后检查注射液，如瓶中出现明显的颗粒物则不可使用。配制好的溶液不可再稀释。配制完毕后，室温（25℃）保存。配制好的溶液必须在14h内使用完，包括注射时间。

运用无菌技术，从每瓶中抽取40ml，根据计算后的剂量，并注入空的适合容量的输液装置中，临床不得使用含有 DEHP［邻苯二甲酸二（2-乙基己）酯］的 PVC 输液装置。本品应通过输液泵静脉给药，给药时间为 90min。本品只可通过静脉滴注。每次滴注本品前后冲洗注射管道。

【干预建议】

建议先使用灭菌注射用水复溶后，加入空输液袋中供滴注。

案例 ⑭

【处方描述】

性别：男　　　　　年龄：41 岁

临床诊断：急性髓性白血病

处方内容：

阿扎胞苷	100mg	qd	ih
0.9%氯化钠注射液	1ml	溶剂	

【处方问题】

溶剂选择不适宜：阿扎胞苷使用溶剂类型不适宜。

【处方分析】

说明书指出，100mg本品应当使用4ml灭菌注射用水复溶。稀释液应当缓慢移至小瓶中，剧烈振摇或转动小瓶，直至获得均质混悬液。混悬液应浑浊，制备的混悬液含阿扎胞苷 25mg/ml。重溶后混悬液不得过滤，因为过滤可能滤除活性成分。

用于即刻皮下给药的制剂：大于4ml的剂量应当均分至两支注射器中。产品可在室温下最长保存1h，但是必须在复溶后1h内给药。

用于延迟皮下给药的制剂：复溶药液必须保存在小瓶中或抽取至1支注射器中，大于4ml的剂量应当均等分至两支注射器中。复溶后必须立即冷藏，当使用未经冷藏的灭菌注射用水复溶本品时，复溶药液在冷藏条件（2~8℃）下可保存最长达8h，当使用冷藏（2~8℃）灭菌注射用水复溶本品时，复溶药液在冷藏条件（2~8℃）下可保存最长达22h。从冷藏条件下取出后，在给药前30min内允许混悬液平衡至室温。

【干预建议】

建议使用4ml灭菌注射用水复溶后皮下注射。

案例 ⑮

【处方描述】

性别：女　　　　　年龄：39岁

临床诊断：乳腺癌

处方内容：

吡柔比星	60mg	q3w	iv gtt
0.9%氯化钠注射液	250ml	溶剂	

【处方问题】

溶剂选择不适宜：吡柔比星使用溶剂种类不适宜。

【处方分析】

说明书指出，将药物加入5%葡萄糖注射液或灭菌注射用水10ml溶解。可静脉注射、动脉注射、膀胱灌注。常用5%葡萄糖注射液或灭菌注射用水溶解本品，以免因为pH因素影响效价或导致浑浊。溶解后药液应及时用完，室温下放置不得超过6h。

【干预建议】

建议使用5%葡萄糖注射液溶解药物。

案例 ⑯

【 处方描述 】

性别：女   年龄：37 岁

临床诊断：乳腺癌

处方内容：

优替德隆	45mg	qd	iv gtt
5% 葡萄糖注射液	250ml	溶剂	

【 处方问题 】

溶剂选择不适宜：优替德隆使用溶剂种类不适宜。

【 处方分析 】

优替德隆注射液需用 0.9% 氯化钠注射液稀释（优替德隆最终浓度 0.2～0.5mg/ml），稀释后在室温下 8h 内使用。

【 干预建议 】

建议使用 0.9% 氯化钠注射液稀释。

案例 ⑰

【 处方描述 】

性别：男   年龄：17 岁

临床诊断：白血病

处方内容：

左旋门冬酰胺酶	6000KU	qd	iv gtt
5% 葡萄糖注射液	250ml	溶剂	

【 处方问题 】

溶剂选择不适宜：左旋门冬酰胺酶使用溶剂种类不适宜。

【 处方分析 】

说明书建议，先用 2～5ml 灭菌注射用水溶解，该液再用所输液体稀释成 200～500ml 后使用。用 0.9% 氯化钠注射液直接溶解，有时因盐析而呈白浊，故不得用 0.9% 氯化钠注射液溶解。水溶液的稳定 pH 范围为 6.0～8.5。给药时药物有可能引起休克，故在给予本品前实施皮内反应试验。（用灭菌注射用水溶解后，将其一部分用0.9%氯化钠注射液稀释并调制成含 1 ~ 10KU 的注射液，皮内注射0.1ml，确认约30min内无异常）。溶解后应尽快使用。

【干预建议】

建议先使用灭菌注射用水复溶，再使用0.9%氯化钠注射液稀释后静脉滴注。

案例 ⑱

【处方描述】

性别：男　　　　　年龄：43 岁

临床诊断：肺癌

处方内容：

甘氨双唑钠	1.25g	qod	iv gtt
0.9%氯化钠注射液	250ml	溶剂	

【处方问题】

溶剂选择不适宜：甘氨双唑钠使用溶剂的剂量不适宜。

【处方分析】

甘氨双唑钠作为一种放射增敏药，适用于头颈部肿瘤、食管癌、肺癌等实体肿瘤进行放射治疗的患者。静脉滴注，按体表面积每次 $800mg/m^2$，于放射治疗前加至100ml 0.9%氯化钠注射液中充分摇匀后，30min内滴完。给药后60min内进行放射治疗。建议于放射治疗期间按隔日1次，每周3次用药。

【干预建议】

建议使用100ml 0.9%氯化钠注射液溶解后供静脉滴注。

案例 ⑲

【处方描述】

性别：男　　　　　年龄：46 岁

临床诊断：肺癌

处方内容：

洛铂	50mg	q3w	iv gtt
0.9%氯化钠注射液	250ml	溶剂	

【处方问题】

溶剂选择不适宜：洛铂使用溶剂种类不适宜。

【处方分析】

洛铂先用5ml灭菌注射用水溶解，所得溶液应4h内使用（存放温度2～8℃）。洛铂不能用氯化钠注射液溶解，这样可增加洛铂的降解。说明书并未明确规定使用何种浓度的葡萄糖注射液，建议采用较为常见的5%葡萄糖注射液稀释。

【干预建议】

结合药物稳定性的因素，建议先用灭菌注射用水复溶后，再用100ml或250ml 5%葡萄糖注射液稀释。

案例 ⓴

【处方描述】

性别：男　　　　年龄：42岁

临床诊断：肺癌

处方内容：

培美曲塞	980mg	q3w	iv gtt
0.9%氯化钠注射液	250ml	溶剂	

【处方问题】

溶剂选择不适宜：培美曲塞使用溶剂的剂量不适宜。

【处方分析】

培美曲塞原研药说明书指出，每瓶（100mg）培美曲塞用4.2ml不含防腐剂的0.9%氯化钠注射液溶解成浓度为25mg/ml的培美曲塞溶液。每瓶（500mg）培美曲塞用20ml不含防腐剂的0.9%氯化钠注射液溶解成浓度为25mg/ml的培美曲塞溶液。轻轻旋转药瓶直至粉末完全溶解。所得的溶液澄清，颜色为无色至黄色或黄绿色都是正常的。溶液的pH为6.6～7.8，且溶液需要进一步稀释。重新溶解的培美曲塞溶液必须用不含防腐剂的0.9%氯化钠注射液进一步稀释至100ml，静脉输注10min以上。

在静脉滴注前，仅推荐使用0.9%氯化钠注射液（无防腐剂）用于重新溶解及静脉滴注前的进一步稀释。培美曲塞与含钙稀释剂物理性质不相容，包括乳酸林格注射液和林格注射液，因此不应使用这些溶液。因缺少与其他药物的相容性研究，培美曲塞不可与其他药物混合使用。

【干预建议】

建议使用0.9%氯化钠注射液溶解后供静脉滴注。

案例 ㉑

【处方描述】

性别：男　　　　　年龄：28岁

临床诊断：胃癌

处方内容：

多西他赛	100mg	q3w	iv gtt
0.9%氯化钠注射液	100ml	溶剂	

【处方问题】

溶剂选择不适宜：多西他赛使用溶剂的剂量不适宜。

【处方分析】

一般情况下，多西他赛为一种黏稠液体，配有专用溶剂稀释药物。临用前将多西他赛吸入对应的溶液中，轻轻振摇混合均匀，将混合后的药瓶室温放置 5min，然后检查溶液是否均匀澄明，根据计算患者所用药量，用注射器吸入混合液，注入5%葡萄糖注射液或0.9%氯化钠注射液的注射瓶、注射袋中，轻轻摇动，混合均匀，最终浓度不超过0.9mg/ml。（不同厂家的多西他赛浓度要求不同，以说明书为准。）

【干预建议】

建议使用250ml以上的0.9%氯化钠注射液溶解后供静脉滴注。

第六节　联合用药不适宜

一、抗肿瘤治疗联合用药的意义

抗肿瘤治疗联用应当达到的预期是疗效增加、不良反应减小。广义来说，抗肿瘤治疗的联用包括药物联合手术，如术后辅助药物治疗、术前新辅助药物治疗；药物联合放疗和抗肿瘤药物间的联用。药物间的联用又可以分为联合化疗、化疗联合靶向治疗、化疗联合免疫治疗、靶向联合免疫治疗、联合免疫治疗等。由于肿瘤细胞的异质性，常常处于不同的生长周期，对细胞毒药物的敏感性不同，若单一使用一种药物难以达到杀伤肿瘤的效果。联合化疗可以选择不同作用机制的药物，有利于杀灭不同类型、不同生长时期的肿瘤细胞，减少耐药的发生，提高疗效。在选择联用药物时应当遵循循证医学相关证据，以达到最好的治疗效果。部分药品说明书批准联合用药的详情见表4-6。

表4-6 联合用药举例

类型	药物1	药物2	瘤种	适应证
免疫检查点抑制剂	帕博利珠单抗	化疗药	肺癌	联合培美曲塞和铂类化疗，适用于表皮生长因子受体（EGFR）基因突变阴性和间变性淋巴瘤激酶（ALK）阴性的转移性非鳞状非小细胞肺癌（NSCLC）的一线治疗
		化疗药	肺癌	联合卡铂和紫杉醇，适用于转移性鳞状非小细胞肺癌（NSCLC）患者的一线治疗
		化疗药	食管癌	联合铂类和氟尿嘧啶类化疗药物，用于局部晚期不可切除或转移性食管或胃食管结合部癌患者的一线治疗
		化疗药	乳腺癌	联合化疗新辅助治疗并在手术后继续帕博利珠单抗单药辅助治疗，用于经充分验证的检测评估肿瘤表达PD-L1（综合阳性评分（CPS）≥ 20）的早期高危三阴性乳腺癌（TNBC）患者的治疗
	纳武利尤单抗	伊匹木单抗	胸膜癌	联合伊匹木单抗，治疗不可切除的、初治的非上皮样恶性胸膜间皮瘤的成人患者
		化疗药	食管癌	联合氟嘧啶类和含铂化疗，适用于晚期或转移性食管鳞癌患者的一线治疗
		化疗药	胃癌/食管癌	联合氟尿嘧啶和铂类药物化疗，适用于一线治疗晚期或转移性胃癌、胃食管结合部癌或食管腺癌患者
	特瑞普利单抗	化疗药	鼻咽癌	联合顺铂和吉西他滨，一线治疗局部复发或转移性鼻咽癌患者
	信迪利单抗	化疗药	肺癌	联合培美曲塞和铂类化疗，用于EGFR或ALK阴性的晚期非鳞状NSCLC的一线治疗
		化疗药	肺癌	联合吉西他滨和铂类化疗，适用于不可手术切除的局部晚期或转移性鳞状NSCLC的一线治疗
		贝伐珠单抗	肝癌	一线联合贝伐珠单抗，用于既往未接受过系统治疗的不可切除或转移性肝细胞癌
		化疗药	食管癌	联合化疗（顺铂＋紫杉醇/顺铂＋氟尿嘧啶），一线治疗食管鳞癌患者

类型	药物1	药物2	瘤种	适应证
免疫检查点抑制剂	信迪利单抗	化疗药	胃癌	联合化疗（奥沙利铂+卡培他滨），一线治疗不可切除的局部晚期、复发性或转移性胃或胃食管结合部腺癌
	卡瑞利珠单抗	化疗药	肺癌	联合培美曲塞和卡铂，适用于表皮生长因子受体（EGFR）基因突变阴性和间变性淋巴瘤激酶（ALK）阴性的、不可手术切除的局部晚期或转移性非鳞状非小细胞肺癌（NSCLC）的一线治疗
		化疗药	肺癌	联合紫杉醇和卡铂，一线治疗局部晚期或转移性鳞状非小细胞肺癌患者
		化疗药	食管癌	联合紫杉醇和顺铂，一线治疗晚期食管鳞癌
		化疗药	鼻咽癌	一线联合顺铂和吉西他滨，用于局部复发或转移性鼻咽癌
	替雷利珠单抗	化疗药	肺癌	联合紫杉醇和卡铂，用于不可手术切除的局部晚期或转移性鳞状非小细胞肺癌的一线治疗
		化疗药	肺癌	联合培美曲塞和铂类化疗，用于表皮生长因子受体（EGFR）基因突变阴性和间变性淋巴瘤激酶（ALK）阴性、不可手术切除的局部晚期或转移性非鳞状非小细胞肺癌的一线治疗
	阿替利珠单抗	化疗药	肺癌	联合培美曲塞和铂类化疗，用于EGFR突变和ALK突变阴性的转移性非鳞状NSCLC患者的一线治疗
		化疗药	肺癌	联合卡铂和依托泊苷，用于广泛期小细胞肺癌的一线治疗
		贝伐珠单抗	肝癌	联合贝伐珠单抗，用于治疗既往未接受过系统治疗的不可切除肝细胞癌（HCC）
	舒格利单抗	化疗药	肺癌	联合培美曲塞和铂类，一线治疗EGFR基因突变阴性和ALK基因突变阴性转移性非鳞状非小细胞肺癌
		化疗药	肺癌	联合紫杉醇和卡铂，用于转移性鳞状非小细胞肺癌（NSCLC）患者的一线治疗
靶向药	利妥昔单抗	苯达莫司汀	淋巴瘤	适用于在利妥昔单抗或含利妥昔单抗方案治疗过程中或者治疗后病情进展的惰性B细胞非霍奇金淋巴瘤（NHL）
	贝伐珠单抗	化疗药	卵巢癌/腹膜癌	与卡铂和紫杉醇联用，治疗上皮性卵巢癌、输卵管癌或原发性腹膜癌
		化疗药	宫颈癌	联合紫杉醇和顺铂或紫杉醇和托泊替康，治疗宫颈癌
	帕妥珠单抗	曲妥珠单抗/化疗药	乳腺癌	与曲妥珠单抗和化疗联合，用于HER2阳性、局部晚期、炎性或早期或转移性乳腺癌患者

续表

类型	药物1	药物2	瘤种	适应证
化疗药	伊立替康	氟尿嘧啶	肠癌	与氟尿嘧啶和亚叶酸联合，治疗既往未接受化疗的晚期大肠癌患者
	环磷酰胺	白消安	白血病	急性髓性、慢性髓性和急性淋巴细胞性白血病同种异体骨髓移植前预处理
	吉西他滨	紫杉醇	乳腺癌	吉西他滨与紫杉醇联合，用于治疗经辅助/新辅助化疗后复发，不能切除的、局部复发或转移性乳腺癌
	奥沙利铂	氟尿嘧啶	肠癌	与氟尿嘧啶和亚叶酸联合，应用于转移性结直肠癌的一线治疗和原发肿瘤完全切除后的Ⅲ期（Duke's C 期）结肠癌的辅助治疗
		卡培他滨	胃癌	与卡培他滨联合，用于Ⅱ期或Ⅲ期胃腺癌患者根治切除术后的辅助化疗

二、联合用药适宜的情况

药物联用需要符合一定规则才能使疗效最大化。

1.药物在单独使用时有一定疗效，或是在不增加毒性作用的基础上，单用无效但联用后疗效增加。

2.选择作用机制不同或作用于不同细胞周期的药物联合使用。

（1）从作用机制上说，一般分为序贯阻断、同时阻断和互补性阻断。序贯阻断即阻断同一代谢物合成的不同阶段，如甲氨蝶呤与巯嘌呤合用可增加疗效。同时阻断即阻断产生某一代谢物的几条不同途径，如阿糖胞苷与巯嘌呤合用，前者可阻断DNA多聚酶，后者可阻断嘌呤核苷酸互变，合用使疗效增强。互补性阻断即直接损伤生物大分子的药物与抑制核苷酸生物合成的药物合用，如阿糖胞苷与烷化剂合用可使疗效增强。

（2）从作用周期说，增殖缓慢、生长比率较低的实体瘤，G_0期（静止期）细胞较多，可先用周期非特异性药物杀灭增殖期和部分G_0期细胞，使肿瘤变小，驱使G_0期细胞进入增殖期，继而使用周期特异性药物杀灭之；对生长快、生长比率较高的肿瘤，处于增殖期的细胞较多，应先使用周期特异性药物，使大量处于增殖期的肿瘤细胞被杀灭，以后再用周期非特异性药物杀伤其他各期细胞。待G_0期细胞进入周期时，再重复上述疗法。同步化疗是一种特殊的序贯疗法，先使用对S期（DNA合成期）细胞有作用的药物，使肿瘤细胞齐集于G_1期（DNA合成前期），然后应用作用于G_1期的药物，可使疗效提高。常见的细胞周期特异性药物有博来霉素、依托泊苷、阿糖胞苷、氟尿嘧啶、甲氨蝶呤、长春新碱等；常见的细胞周期非特异性药物有顺铂、环磷酰胺、放线菌素D、多柔比星、达卡巴嗪等。

3.药物在联用后使疗效增加。

4.对不同靶器官的毒性作用存在差异，或产生毒性作用的时间不同；不同毒性的药物联合使用，可望降低毒性，避免不良反应叠加，提高疗效。例如，多数抗肿瘤药可抑制骨髓，而泼尼松、长春新碱、博来霉素的骨髓抑制作用较小，可合用以降低毒性并提高疗效。

5.各类药物之间不存在交叉耐药。

6.合适的剂量和方案，根据药动学和作用机制安排给药顺序，以免发生拮抗作用。

7.用药一般采用机体能耐受的最大剂量，特别是对病期较早、健康状况较好的肿瘤患者。在应用环磷酰胺、多柔比星、卡莫司汀、甲氨蝶呤等时，大剂量间歇给药法往往较小剂量连续给药法的效果好，前者可杀灭更多的肿瘤细胞，而且间歇给药也有利于造血系统与正常组织的修复和补充，有利于提高机体的抗肿瘤能力及减少耐药性。

8.抗肿瘤药物（包括细胞毒药物、靶向药物、免疫治疗药物等）在使用过程中，不可避免地会出现各种不良反应，因此会同时采用止吐、升白、镇痛、止泻等防治不良反应的药物，此时应注意这些药物之间联合使用的合理性问题。

9.肿瘤患者往往还会伴发其他慢性疾病，如高血压、糖尿病、高血脂等，这些慢性病的治疗药物也可能会和抗肿瘤药物存在联合用药的合理性问题。因此，在处方审核的过程中，要兼顾各方面的情况进行全面分析。

三、联合用药不适宜的表现

1.**疗效下降**　厄洛替尼、达克替尼等口服靶向药物的吸收容易受胃内pH的影响，若联用影响胃酸的药物，会导致药物吸收减少而疗效降低。部分口服靶向药物联用CYP酶诱导剂后使疗效下降。

2.**毒性反应增加**　瑞戈非尼与伊立替康联用后，可能增加伊立替康活性代谢产物SN-38的全身暴露量，导致毒性反应增加。部分口服靶向药物联用CYP酶抑制剂后使疗效增加的同时毒性也增加。

四、审方案例

案例 ❶

【处方描述】

性别：男 年龄：61 岁

临床诊断：肺癌EGFR（+）

处方内容：

奥美拉唑	40mg	qd	po
厄洛替尼	150mg	qd	po

【处方问题】

联合用药不适宜：奥美拉唑和厄洛替尼联合用药不适宜。

【处方分析】

厄洛替尼是EGFR的酪氨酸激酶抑制剂。厄洛替尼可有效抑制细胞内的EGFR磷酸化，EGFR通常表达于正常细胞和肿瘤细胞的表面，其通过内在的细胞凋亡途径诱导肿瘤细胞死亡。

奥美拉唑是一种常见的质子泵抑制剂，通过特异性地抑制胃壁细胞 H^+，K^+-ATP 酶系统而阻断胃酸分泌的最后步骤。该作用呈剂量依赖性，并可使基础胃酸分泌和刺激状态下的胃酸分泌均受抑制。厄洛替尼的容积和吸收依赖胃内低pH，推测奥美拉唑提高pH影响了厄洛替尼的吸收和生物利用度。临床中这两种药物应避免合用。

厄洛替尼药品说明书提示：厄洛替尼的溶解度与 pH 相关，pH升高时，厄洛替尼的溶解度降低。改变上消化道 pH 的药物可能会改变厄洛替尼的溶解度，进而影响其生物利用度。可能的情况下应当避免厄洛替尼与减少胃酸产生的药物合用。在与这些药物合用时增加厄洛替尼的剂量不太可能补偿暴露量的减少。

Lexicomp列入X级，认为PPI降低厄洛替尼的血药浓度，考虑到PPI对胃酸分泌的长时间抑制作用，两种药物间隔服用也不可以。

【干预建议】

建议该患者停止使用奥美拉唑。

案例 ❷

【处方描述】

性别：男　　　　　　年龄：43 岁

临床诊断：胃癌

处方内容：

卡培他滨	1800mg	bid	po
华法林	5mg	qd	po

【处方问题】

联合用药不适宜：卡培他滨和华法林联合用药不适宜。

【处方分析】

在体内卡培他滨在酶作用下转化为 5-氟尿嘧啶（5-FU）。正常细胞和肿瘤细胞都能将 5-FU 代谢为 5-氟-2-脱氧尿苷酸单磷酸（FdUMP）和 5-氟尿苷三磷酸（FUTP），FdUMP 及叶酸协同因子 $N5,10$-亚甲基四氢叶酸与胸苷酸合成酶（TS）结合形成共价结合的三重复合物。这种结合抑制 2′-脱氧尿［嘧啶核］苷酸形成胸核苷酸。胸核苷酸是胸腺嘧啶核苷三磷酸必需的前体，而后者是 DNA 合成所必需的，因此该化合物的不足能抑制细胞分裂；在 RNA 合成过程中核转录酶可能会在尿苷三磷酸（UTP）的部位错误地编入 FUTP。这种代谢错误将会干扰 RNA 的加工处理和蛋白质的合成，通过二种不同机制引起细胞损伤。临床上用于结直肠癌、乳腺癌和胃癌的治疗。

华法林通过抑制维生素 K 依赖性凝血因子（包括因子 Ⅱ、Ⅶ、Ⅸ 和 Ⅹ 以及抗凝蛋白 C 和 S）的合成而发挥作用。维生素 K 是核糖体合成维生素 K 依赖性凝血因子的重要辅因子。维生素 K 促进蛋白质中 γ-羧基谷氨酸残基的生物合成，这对其生物活性至关重要。一般认为，华法林通过抑制维生素 K 环氧化物还原酶（VKORC1）酶复合物的 C1 亚基来干扰凝血因子的合成，从而减少维生素 K 环氧化物的再生。临床用于：①预防和治疗静脉栓塞的形成及发展、肺栓塞（PE）；②预防和治疗心房颤动（AF）和（或）心脏瓣膜置换术引起的血栓栓塞性并发症；③降低死亡、再发心肌梗死（MI）和血栓栓塞事件（如心肌梗死后中风或全身栓塞）的风险。

临床中两种药物应该谨慎合用，卡培他滨说明书的警告语中明确提出：

对于同时服用卡培他滨和香豆素类衍生物抗凝药如华法林和苯丙香豆素的患者，应该频繁监测抗凝反应指标，如INR或凝血酶原时间，以调整抗凝剂的用量。在合并用药期间，曾有凝血参数改变和（或）出血，包括死亡的报道。在开始合用和停用卡培他滨时应密切监测INR，及时调整剂量，而且随着化疗周期的增加，卡培他滨对华法林的影响在逐渐加重；发生时间：在开始合用卡培他滨治疗后几天到几个月时间内，也可能在停用卡培他滨后1个月观察到。易感因素：年龄＞60岁，诊断为癌症。

Lexicomp列入D级，认为合用卡培他滨能升高华法林的INR，增强抗凝活性。

【干预建议】

因卡培他滨与华法林联用可能引起凝血功能改变，使用中需密切监测相关指标，并在医师指导下调整华法林用量。

案例 ③

【处方描述】

性别：男　　　　年龄：43岁

临床诊断：结直肠癌

处方内容：

| 伊立替康 | 270mg | d1 | iv gtt |
| 奥拉帕利 | 50mg | d1～d5 | po |

【处方问题】

联合用药不适宜：伊立替康和奥拉帕利联合用药不适宜。

【处方分析】

伊立替康是喜树碱的衍生物，特异性地作用于拓扑异构酶Ⅰ。拓扑异构酶Ⅰ通过可逆地断裂DNA单链使DNA双链解旋。伊立替康和它的活性代谢产物SN-38结合到拓扑异构酶Ⅰ-DNA复合物上，阻止断裂的单链再连接。伊立替康适用于晚期大肠癌患者的治疗：①与氟尿嘧啶和亚叶酸联合治疗既往未接受化疗的晚期大肠癌患者；②作为单一用药，治疗经含氟尿嘧啶化疗方案治疗失败的患者。

奥拉帕利是一种PARP抑制剂，包括PARP1、PARP2和PARP3。PARP

酶参与正常的细胞功能，例如DNA转录和修复。奥拉帕利诱导的细胞毒性作用可能与抑制PARP酶活性并促进PARP-DNA复合物形成有关，进而导致DNA损伤及癌细胞死亡。国内批准用于：①携带胚系或体细胞 BRCA 突变的（gBRCAm 或 sBRCAm）晚期上皮性卵巢癌、输卵管癌或原发性腹膜癌初治成人患者在一线含铂化疗达到完全缓解或部分缓解后的维持治疗；②铂敏感的复发性上皮性卵巢癌、输卵管癌或原发性腹膜癌成人患者在含铂化疗达到完全缓解或部分缓解后的维持治疗。

个别案例中，将伊立替康和奥拉帕拉联用于ATM基因突变的晚期结直肠癌。但查阅相关资料，联合用药虽无药动学相互作用，但是也没有额外抗肿瘤获益，不建议合用。

奥拉帕利说明书提示：本品与其他抗肿瘤药物（包括损伤 DNA 的药物）合并使用的临床研究显示骨髓抑制毒性程度增强和时间延长。推荐的单药治疗剂量不适用与具有骨髓抑制的抗肿瘤药物合并使用。

Lexicomp列入C级，认为两者合用增强骨髓抑制作用。

【干预建议】

伊立替康和奥拉帕利联合用药可能导致骨髓抑制，不建议联用。

案例 ❹

【处方描述】

性别：男　　　　　　年龄：21岁

临床诊断：慢性髓性白血病

处方内容：

伊马替尼　　400mg　　qd　　po

地塞米松　　5mg　　　qd　　po

【处方问题】

联合用药不适宜：伊马替尼和地塞米松联合用药不适宜。

【处方分析】

伊马替尼是一种小分子蛋白酪氨酸激酶抑制剂，可有效抑制 BCR-ABL 酪氨酸激酶，在临床上适用于：①用于费城染色体阳性的慢性髓性白血病（Ph+CML）的慢性期、加速期或急变期；②用于治疗不能切除和（或）发生转移的恶性胃肠道间质瘤（GIST）的成人患者；③联合化疗治疗新诊断的费城染色体阳性的急性淋巴细胞白血病（Ph+ALL）的儿童患者；④用于治疗复发的或难治的费城染色体阳性的急性淋巴细胞白血病（Ph+ALL）的成人患者；⑤用于治疗嗜酸性粒细胞增多综合征（HES）和（或）慢性嗜酸性粒细胞白血病（CEL）伴有FIP1L1-PDGFRα-融合激酶的成年患者；⑥用于治疗骨髓增生异常综合征/骨髓增殖性疾病（MDS/MPD）伴有血小板衍生生长因子受体（PDGFR）基因重排的成年患者；⑦用于治疗侵袭性系统性肥大细胞增生症（ASM），无D816Vc-Kit基因突变或未知c-Kit基因突变的成人患者；⑧用于治疗不能切除，复发的或发生转移的隆突性皮肤纤维肉瘤（DFSP）；⑨用于Kit（CD117）阳性GIST手术切除后具有明显复发风险的成人患者的辅助治疗。

伊马替尼说明书提示：CYP3A4诱导剂如地塞米松，可能诱导伊马替尼代谢，因此应避免伊马替尼与CYP3A4诱导剂同时服用。

Lexicomp列入D级，认为地塞米松降低伊马替尼血药浓度。

【干预建议】

不建议这两种药物联用，可以选用其他药物或使用过程中密切监测。

案例 ⑤

【处方描述】

性别：女　　　　年龄：46岁

临床诊断：乳腺癌

处方内容：

| 吡柔比星 | 60mg | d1，q3w | iv gtt |
| 帕妥珠单抗 | 420mg | d1，q3w | iv gtt |

【处方问题】

联合用药不适宜：吡柔比星和帕妥珠单抗联用药不适宜。

【处方分析】

帕妥珠单抗靶向人表皮生长因子受体2蛋白（HER2）的细胞外二聚化结构域（子域Ⅱ），从而阻断HER2与其他HER家族成员（包括EGFR、HER3和HER4）生成配体依赖型异源二聚体。适用于转移性或早期乳腺癌的治疗。

已有报道，阻断HER2活性的药物（包括帕妥珠单抗）可降低LVEF。与接受曲妥珠单抗+化疗治疗的患者相比，接受帕妥珠单抗+曲妥珠单抗+化疗治疗的患者中，有症状的左心室收缩功能不全（充血性心力衰竭）的发生率更高。既往接受蒽环类药物治疗或胸部放疗患者发生LVEF降低的风险可能更高。大多数在辅助治疗中出现症状性心力衰竭的病例为接受蒽环类药物化疗的患者。

吡柔比星为半合成的蒽环类抗癌药，进入细胞核内迅速嵌入DNA核酸碱基对间，干扰转录过程，阻止mRNA合成，抑制DNA聚合酶及DNA拓扑异构酶Ⅱ（TopoⅡ）活性，干扰DNA合成。因本品同时干扰DNA、mRNA合成，在细胞分裂的G_2期阻断细胞周期、抑制肿瘤生长，已证实具有广谱的抗肿瘤作用和较强的抗肿瘤活性。

对于以往未使用过蒽环类药物的患者，如果吡柔比星的使用总量超过$950mg/m^2$，有可能产生充血性心力衰竭，使用上应格外注意；以往使用过蒽环类药物或其他可能产生心脏毒性的药物的患者、心脏或纵隔部位接受过放射治疗且本品使用剂量超过$700mg/m^2$的患者，应密切监测心脏功能，慎重使用本品。

因为吡柔比星可产生心脏毒性，所以应密切监测心脏功能。原则上每周期均要进行心电图检查，对合并感染、水痘的患者应慎用本药，如发现异常，则本品减量使用或停药。吡柔比星说明书指出，与其他有潜在心脏毒性药物或细胞毒药物合用时，可能出现心脏毒性或骨髓抑制作用的叠加，应密切注意心脏功能和血液学的监测。

【干预建议】

蒽环类药物与抗HER2药物都容易产生心脏毒性，两者联用时应密切监测心功能。

案例 ⑥

【处方描述】

性别：男　　　　　年龄：36岁

临床诊断：急性髓系白血病

处方内容：

| 艾伏尼布 | 500mg | qd | po |
| 伏立康唑 | 300mg | bid | po |

【处方问题】

联合用药不适宜：艾伏尼布和伏立康唑联合用药不适宜。

【处方分析】

伏立康唑是一种抗真菌药，用于真菌感染疾病或预防接受异基因造血干细胞移植（HSCT）的高危患者的侵袭性真菌感染。作用机制是抑制真菌中由细胞色素 P450 介导的 14α-甾醇去甲基化，从而抑制麦角甾醇的生物合成，体外试验表明伏立康唑具有广谱抗真菌作用。伏立康唑用药期间可能有Q-Tc延长风险。正在使用能使 Q-T 间期延长的其他药物者需慎用伏立康唑，与伏立康唑合用时，通过 CYP3A4 同工酶代谢的药物血药浓度可能会增高，因此，禁止这两种药物合用。

艾伏尼布是一种靶向异柠檬酸脱氢酶1（IDH1）突变的小分子抑制剂。适用于采用经充分验证的检测方法诊断为携带易感异柠檬酸脱氢酶1（IDH1）突变的复发性或难治性急性髓系白血病（AML）成人患者。

艾伏尼布说明书提示：避免与CYP3A4强抑制剂合用，如果无法避免，降低艾伏尼布剂量至250mg，每日1次，监测Q-Tc延长风险。

Lexicomp列入X级，认为伊曲康唑升高艾伏尼布血药浓度，艾伏尼布降低伊曲康唑血药浓度。

【干预建议】

不建议两种药物联用，推荐评估患者病情后更换其他药物。

案例 7

【处方描述】

性别：女	年龄：68 岁

临床诊断：肾癌

处方内容：

氨酚双氢可待因片	510mg	q6h	po
可待因桔梗片	24mg	tid	po

【处方问题】

联合用药不适宜：氨酚双氢可待因片和可待因桔梗片联合用药不适宜。

【处方分析】

氨酚双氢可待因片中含有500mg的对乙酰氨基酚与10mg的双氢可待因，可待因桔梗片中含有12mg的磷酸可待因。该患者每日摄入可待因的总剂量为112mg。可待因桔梗片说明书不建议24h内服用超7片，即84mg的可待因。

【干预建议】

建议患者只使用上述两种药物中的一种。

案例 ⑧

【处方描述】

性别：男　　　　　年龄：50岁

临床诊断：肺鳞癌，肝转移

处方内容：

紫杉醇注射液	300mg	q3w	iv gtt
卡铂	AUC 6	q3w	iv gtt
索拉非尼	0.2g	bid	po

【处方问题】

联合用药不适宜：紫杉醇/卡铂和索拉非尼联合用药不适宜。

【处方分析】

说明书指出，索拉非尼联合紫杉醇和卡铂用于鳞状细胞肺癌导致死亡率增加：两项在未经化疗的ⅢB～Ⅳ非小细胞肺癌患者中开展的随机对照临床试验亚组分析结果显示，鳞状细胞癌患者的联合给药组相对单独化疗组出现更高的死亡率。索拉非尼与紫杉醇和卡铂联合方案禁用于鳞状细胞肺癌。不推荐索拉非尼与吉西他滨和顺铂联合方面用于鳞状细胞肺癌。尚未确立索拉非尼在非小细胞肺癌的安全有效性。

【干预建议】

建议患者在充分评估后使用其他药物治疗。

案例 ⑨

【处方描述】

性别：男　　　　　年龄：50岁

临床诊断：肺鳞癌，肝转移

处方内容：

氟尿嘧啶	1.5g	qd	iv gtt
替吉奥	60mg	qd	po

【处方问题】

联合用药不适宜：氟尿嘧啶和替吉奥联合用药不适宜。

【处方分析】

替吉奥由替加氟（FT）、吉美嘧啶（CDHP）和奥替拉西钾（Oxo）组成。其作用机制是口服后FT在体内逐渐转化成5-氟尿嘧啶（5-FU），CDHP选择性可逆抑制存在于肝脏的5-FU分解代谢酶DPD，从而提高来自FT的5-FU的浓度。伴随着体内5-FU浓度的升高，肿瘤组织内5-FU磷酸化产物-5-氟梭苷酸可维持较高浓度，从而增强抗肿瘤疗效。Oxo口服后分布于胃肠道，可选择性可逆抑制乳清酸磷酸核糖转移酶，选择性抑制5-FU转化为5-氟核苷酸，从而在不影响5-FU抗肿瘤活性的同时减轻胃肠道不良反应。

氟尿嘧啶的主要作用机制是通过其活性代谢产物FdUMP和dUMP与胸腺嘧啶核苷酸合成酶竞争性结合，同时与还原型叶酸形成三聚体，从而抑制DNA的合成。另外，5-FU转化为FUTP并整合至RNA分子，从而破坏RNA功能。两者属于同一类药物，联合使用属于重复用药。替吉奥胶囊停药后，如需要用其他氟尿嘧啶类抗肿瘤药或嘧啶类抗真菌药，必须有至少7天的洗脱期。

【干预建议】

建议患者停用其中一种药物。

第七节　给药顺序不适宜

一、抗肿瘤药物给药顺序的基本原则

化疗方案的给药顺序一般遵循以下3个原则。

1.药物相互作用原则　抗肿瘤药物之间发生相互作用包括药动学（主要影响代谢和排泄）和药效学（主要为疗效的协同和增敏作用）两方面，应注意给药的先后顺序。

2.细胞增殖动力学原则　生长较慢的实体肿瘤处于增殖期的细胞较少，G_0期细胞较多，一般情况下，先用周期非特异性药物杀灭一部分肿瘤细胞，使其进入增殖期后再使用周期特异性药物；而生长较快的血液肿瘤，一般应先用周期特异性药物大量杀灭处于增殖期的细胞，减少肿瘤负荷，然后再用周期非特异性药物杀灭残存的肿瘤细胞。

3.药物刺激性原则　刺激性抗肿瘤药物宜选择中心静脉给药或经外周静脉置管（PICC）给药，使用非顺序依赖性化疗药物，应根据药物的局部刺激性大小和浓度高低安排给药顺序。刺激性大者先用，刺激性类似者则按照"先浓后稀"的原则，因为化疗开始时静脉内皮细胞的结构稳定性好，药液渗出概率小，对周围组织的不良刺激也小。

免疫检查点抑制剂通常在化疗药物给药前给予。

二、给药顺序不适宜产生的原因

（一）影响药物间相互作用

亚叶酸钙滴注于氟尿嘧啶前，亚叶酸钙不会改变氟尿嘧啶的血浆药代动力学。亚叶酸钙可以增强氟尿嘧啶的治疗作用，氟尿嘧啶被代谢成氟脱氧尿苷酸，它结合并抑制一种在DNA复制中起重要作用的胸苷酸合酶，而亚叶酸钙可以转化为另一种还原型叶酸5，10-亚甲基四氢叶酸，其作用是稳定氟脱氧核苷酸与胸苷酸合酶的结合，从而增强对该酶的抑制。如果顺序相反，两种药物的协同作用将被减弱。

甲氨蝶呤作为一种叶酸还原酶抑制剂，主要通过拮抗叶酸发挥细胞毒作用，联用时若先给予亚叶酸钙，甲氨蝶呤将优先与亚叶酸钙反应，使甲氨蝶呤疗效降低。

（二）影响药物间药动学效应

从药动学的方面考虑，若其中一种药物的蛋白结合率较高，结合后使第二种药物的游离浓度增加，毒性也随之增加。比如：卡铂和紫杉醇的血浆蛋白结合率均较高，且卡铂与白蛋白是以共价键不可逆结合，从而使紫杉醇血浆蛋白结合率降低，游离紫杉醇增加，导致其骨髓抑制与神经毒性增大；伊立替康若给药早于顺铂，不利于活性代谢物的清除，将导致毒性反应增加。

抗肿瘤药物治疗方案常见的给药顺序及机制如表4-7所示。

表4-7　常见化疗方案中的给药顺序

给药顺序		给药顺序依据或获益
先用	再用	
甲氨蝶呤	氟尿嘧啶	甲氨蝶呤可阻断嘌呤合成，增加磷酸核糖焦磷酸钠（PRPD）含量，PRPD为活化氟尿嘧啶所必需的物质，因此应先给甲氨蝶呤，4~6h后再给予氟尿嘧啶，否则会减效
甲氨蝶呤	亚叶酸钙	亚叶酸钙是叶酸体内的活化形式，甲氨蝶呤作为一种叶酸还原酶抑制剂，主要通过拮抗叶酸发挥细胞毒作用，联用时若先给予亚叶酸钙，甲氨蝶呤疗效降低，而应用大剂量甲氨蝶呤后用亚叶酸钙起到解毒作用
甲氨蝶呤	门冬酰胺酶	门冬酰胺酶与甲氨蝶呤一起用时，可通过抑制细胞复制的作用而阻断甲氨蝶呤的抗肿瘤作用。据相关研究，在给甲氨蝶呤后24h内应用门冬酰胺酶，可以避免产生抑制甲氨蝶呤的抗肿瘤作用，并可减少甲氨蝶呤对胃肠道和血液系统的不良反应
异环磷酰胺	多西他赛	减少骨髓抑制
环磷酰胺	紫杉醇	降低血细胞减少
多西他赛	长春瑞滨	降低中性粒细胞减少
多西他赛	拓扑替康	降低中性粒细胞减少；反向给药可以使多西他赛清除率降低50%
多柔比星	紫杉醇	紫杉醇与多柔比星通过共同途径代谢，相互竞争代谢途径，当紫杉醇与多柔比星联合使用时，可能会提高多柔比星及其活性代谢物的血药浓度。紫杉醇在多柔比星之前给药时，发生的中性粒细胞减少和口腔炎更严重
多柔比星	多西他赛	降低Ⅳ度中性粒细胞减少
多柔比星脂质体	多西他赛	降低给药剂量，提高全量给药耐受性
曲妥珠单抗/帕妥珠单抗	多西他赛/紫杉类药物	多西他赛与曲妥珠单抗联用时，多西他赛首次静脉给药应于曲妥珠单抗第1次用药后1天；如果患者对前次曲妥珠单抗剂量耐受良好，多西他赛以后的用药应紧随曲妥珠单抗静脉滴注之后
多柔比星脂质体	长春瑞滨	减轻中性粒细胞减少，避免增加长春瑞滨的AUC
表柔比星	紫杉醇	反向给药增加表柔比星最大浓度，降低其清除率；减少严重的骨髓抑制和黏膜炎
氟达拉滨	阿糖胞苷	增强疗效，氟达拉滨用药后4h使用阿糖胞苷
吉西他滨	顺铂	顺铂会影响吉西他滨体内过程，加重骨髓抑制。而吉西他滨可抑制顺铂引起的DNA损伤的修复、增加双链的断裂和顺铂-DNA复合物的形成。此外，先给予吉西他滨再给顺铂时，不良反应发生率也较低
顺铂	伊立替康	Ⅱ期临床试验表明，顺铂在伊立替康之前给药有较高的有效率，先给顺铂，可增加伊立替康活性代谢产物SN-38的清除率，降低严重恶心呕吐、腹泻、骨髓抑制的发生率，提高化疗有效率

给药顺序		给药顺序依据或获益
先用	再用	
依托泊苷	顺铂	依托泊苷（细胞周期特异性药物）与拓扑异构酶Ⅱ，抑制有丝分裂，使细胞分裂停止于 S 期或 G_2 期，然后再用顺铂（细胞周期非特异性药物）杀灭残存的肿瘤细胞
顺铂	氟尿嘧啶	从药效学上分析，顺铂可增加细胞内四氢叶酸生成，提高细胞对氟尿嘧啶的敏感性，起到协同作用，故先给予顺铂具有更好的抗肿瘤活性作用
伊立替康	亚叶酸钙→氟尿嘧啶	亚叶酸钙是氟尿嘧啶的增效剂，联合使用可提高氟尿嘧啶的疗效。氟尿嘧啶在体内代谢为脱氧氟尿嘧啶核苷酸，它可结合并抑制胸苷酸合成酶（该酶在 DNA 修复和复制中十分重要）。亚叶酸在体内转化成 5，10-亚甲基四氢叶酸，该转化物能够稳定脱氧氟尿嘧啶核苷酸与胸苷酸合成酶的结合，进而增强氟尿嘧啶对该酶的抑制作用。因此，先给予亚叶酸钙，可以使氟尿嘧啶抑制胸苷酸合成酶作用时间延长，增加疗效。若亚叶酸钙在氟尿嘧啶之后给药，则无法起到增效的作用 有研究显示，给予伊立替康后再用亚叶酸钙及氟尿嘧啶，伊立替康的中间体SN-38的AUC较之相反顺序下降约40%，且不良反应的发生率更低，同时患者的耐受性增加
拓扑替康	卡铂	降低中性粒细胞和血小板减少的风险
拓扑替康	顺铂	降低中性粒细胞和血小板减少的风险
奥沙利铂	亚叶酸钙→氟尿嘧啶	亚叶酸钙是四氢叶酸的 5-甲酰衍生物，可增加四氢叶酸的浓度，与氟尿嘧啶产生协同作用；奥沙利铂为细胞周期非特异性药物，杀灭肿瘤细胞的同时，驱动 G_0 期细胞进入增殖周期，再使用作用于 S 期的氟尿嘧啶，产生协同作用。若先使用氟尿嘧啶，奥沙利铂会降低其清除率，增加其骨髓抑制等毒性
紫杉醇	顺铂	在一个Ⅰ期临床试验中，使用紫杉醇递增剂量（110～200mg/m²）和顺铂（50或75mg/m²）序贯滴注，紫杉醇在顺铂之后给予，与紫杉醇在顺铂之前给予相比较，前者的骨髓抑制更为严重。来自这些患者的药代动力学资料证明，先用顺铂之后再给予紫杉醇，紫杉醇的清除率大约减低 20%
紫杉醇	卡铂	紫杉醇是周期特异性抗肿瘤药，先用可以使更多的肿瘤细胞阻滞在 G_2 期和 M 期，然后再使用周期非特异性抗肿瘤药卡铂进行广泛打击，可以增强细胞毒性作用以提高疗效。反之，如果先用卡铂，不仅会使阻滞在 G_2 期和 M 期的肿瘤细胞减少55%，降低疗效，还会因为卡铂和紫杉醇的血浆蛋白结合率均特别高（约90%），且卡铂与白蛋白是以共价键不可逆结合，从而使紫杉醇血浆蛋白结合率降低，游离紫杉醇增加，导致其骨髓抑制与神经毒性增大
紫杉醇	吉西他滨	协同作用；降低肝毒性风险
多西他赛	卡铂	依据《中国临床肿瘤学会卵巢癌诊疗指南》

给药顺序		给药顺序依据或获益
先用	**再用**	
培美曲塞	吉西他滨	最大有效性；最低毒性
培美曲塞	顺铂	培美曲塞给药结束约30min后再给予顺铂，依据说明书；培美曲塞导致嘌呤和嘧啶合成障碍，使细胞分裂停止在S期，然后再用细胞周期非特异性的顺铂杀灭残存的肿瘤细胞。而先用顺铂会导致培美曲塞的肾脏排泄减慢，相关不良反应会增加
环磷酰胺	甲氨蝶呤	依据FRE-IGR-ALCL99方案，CTX第1天于甲氨蝶呤前给药
异环磷酰胺	甲氨蝶呤	依据FRE-IGR-ALCL99方案，IFO第1天于甲氨蝶呤前给药
阿糖胞苷	依托泊苷	依据FRE-IGR-ALCL99方案，VP-16在阿糖胞苷之后给药
西妥昔单抗	伊立替康	伊立替康的使用必须在西妥昔单抗滴注结束1h之后开始，依据西妥昔单抗说明书
甲氨蝶呤	长春新碱	长春新碱可能降低细胞对甲氨蝶呤的摄取率，合用时要间隔24h，依据《中国临床肿瘤学会儿童及青少年淋巴瘤诊疗指南》
甲氨蝶呤	博来霉素	博来霉素可能降低细胞对甲氨蝶呤的摄取率，合用时要间隔24h，依据《中国临床肿瘤学会儿童及青少年淋巴瘤诊疗指南》
纳武利尤单抗	伊匹木单抗	NMPA说明书：与纳武利尤单抗联用时，应先滴注纳武利尤单抗，之后同一天滴注伊匹木单抗
信迪利单抗	贝伐珠单抗	NMPA说明书：信迪利单抗联合贝伐珠单抗给药时，应首先给予信迪利单抗，间隔至少5min，建议当天给予贝伐珠单抗
阿替利珠单抗	贝伐珠单抗	NMPA说明书：首先静脉滴注阿替利珠单抗，继之静脉滴注贝伐珠单抗
阿替利珠单抗	培美曲塞→卡铂/顺铂	NMPA说明书：在诱导期，先滴注阿替利珠单抗，继之静脉滴注培美曲塞，之后是卡铂或顺铂
阿替利珠单抗	卡铂→依托泊苷	NMPA说明书：在诱导期，第1天静脉滴注阿替利珠单抗，继之静脉滴注卡铂，之后是依托泊苷
度伐利尤单抗	化疗	NMPA说明书：同一天化疗给药前给予度伐利尤单抗
纳武利尤单抗	氟尿嘧啶/铂类	NMPA说明书：纳武利尤单抗联合含氟尿嘧啶和铂类药物化疗时，应先滴注纳武利尤单抗，然后给予氟尿嘧啶和铂类药物化疗
替雷利珠单抗	化疗	NMPA说明书：替雷利珠单抗与化疗联用时，若为同日给药则先滴注替雷利珠单抗
帕博利珠单抗	化疗	NMPA说明书：帕博利珠单抗联合化疗给药时，应首先给予帕博利珠单抗
卡瑞利珠单抗	化疗	NMPA说明书：当卡瑞利珠单抗联合化疗给药时，应首先给予卡瑞利珠单抗静脉滴注，间隔至少30min后再给予化疗药物

给药顺序		给药顺序依据或获益
先用	再用	
多西他赛	顺铂→氟尿嘧啶	临床试验证明多西他赛和顺铂之间没有药动学相互作用，但研究结果显示先用多西他赛较先用顺铂的化疗方案可能有更低的毒性和不良反应发生率 另外，临床试验表明，顺铂在氟尿嘧啶之前用药组，总体有效率、中位总生存期、疾病进展时间均优于氟尿嘧啶在顺铂之前用药组。小剂量顺铂能够增加细胞内蛋氨酸，使细胞内活性叶酸生成增加，从而增加氟尿嘧啶的抗肿瘤作用
长春新碱	环磷酰胺	Razek A 等对长春新碱和环磷酰胺联合用药时的给药顺序和间隔进行了体外研究，结果表明同时给药并没有显示出相加作用，随着给药时间间隔的延长，相加作用出现，先给予长春新碱可能具有更好的抗肿瘤活性 长春新碱具有同步化作用，使肿瘤细胞停滞在 M 期，约 6~8h 后细胞同步进入 G_1 期，此时用环磷酰胺可增加疗效；另一方面长春新碱可能增加肿瘤细胞的通透性，提高细胞内环磷酰胺浓度，产生更强的抗肿瘤作用
长春新碱	甲氨蝶呤	长春新碱可阻止甲氨蝶呤从细胞内渗出，提高后者的细胞内浓度，故先给予长春新碱再用甲氨蝶呤，可增加疗效
长春新碱	门冬酰胺酶	长春新碱与门冬酰胺酶合用，可能增强神经系统及血液系统的障碍。为将毒性控制到最小，可将硫酸长春新碱在门冬酰胺酶给药前 12~24h 使用
伊立替康	依托泊苷	拓扑异构酶Ⅰ抑制剂伊立替康能够增加拓扑异构酶Ⅱ抑制剂依托泊苷的敏感性，增加细胞内拓扑异构酶Ⅱ mRNA 的含量，使其过表达，增强依托泊苷的抗肿瘤作用
环磷酰胺	美司钠	美司钠在大剂量环磷酰胺使用（＞10mg/kg）/异环磷酰胺使用同时、使用后 4h、8h 给药，美司钠可以与 CTX 和 IFO 的肾脏代谢产物结合从而降低两者的膀胱毒性
右雷佐生	多柔比星	右雷佐生为 EDTA 的环状衍生物，容易穿透细胞膜。实验研究表明，右雷佐生在细胞内转变为开环螯合物，干扰铁离子中介的自由基形成，而后者为蒽环类药物产生心脏毒性的部分原因。故不得在右雷佐生使用前给予多柔比星
多柔比星	紫杉醇	文献报道提示，当紫杉醇与多柔比星联合使用时，可能会提高多柔比星（和它的活性代谢物阿霉素酮）的血药浓度。并且发现给药顺序有影响，其特征是紫杉醇在多柔比星"前"给药时，以及滴注时间比推荐的滴注时间（紫杉醇滴注 24h，多柔比星滴注 48h）长时，发生的中性粒细胞减少和口腔炎更重
雷莫西尤单抗	紫杉醇	NMPA 说明书：应先给予雷莫西尤单抗再给予紫杉醇治疗

三、给药顺序审核要点

1.首先应参考药品说明书关于给药顺序的描述，再者是参照权威诊疗指南。

2.在说明书未明确说明的情况下，遵循药物相互作用、增殖动力学或药物刺激性的原则。

四、审方案例

案例 ①

【处方描述】

性别：女　　　　　年龄：49岁

临床诊断：三阴性乳腺

处方内容：				给药顺序
卡铂	550mg	qd	iv gtt	1
紫杉醇脂质体	240mg	qd	iv gtt	2

【处方问题】

卡铂和紫杉醇脂质体给药顺序不适宜。

【处方分析】

紫杉醇是周期特异性抗肿瘤药，先用可以使更多的肿瘤细胞阻滞在G_2期和M期，然后再使用周期非特异性抗肿瘤药卡铂进行广泛打击，可以增强细胞毒性作用以提高疗效。反之，如果先用卡铂，不仅会使阻滞在G_2和M期的肿瘤细胞减少55%，降低疗效，还会因为卡铂和紫杉醇的血浆蛋白结合率均特别高（约90%），且卡铂与白蛋白是以共价键不可逆结合，从而使紫杉醇血浆蛋白结合率降低，游离紫杉醇增加，导致其骨髓抑制与神经毒性增大。

【干预建议】

先给予紫杉醇脂质体（或紫杉醇），再给予卡铂，降低毒性，提高疗效。

案例 ②

【处方描述】

性别：女　　　　　年龄：49岁

临床诊断：白血病

处方内容：				给药顺序
亚叶酸钙	150mg	q3w	iv gtt	1
甲氨蝶呤	1500mg	q3w	iv gtt	2

【处方问题】

亚叶酸钙和甲氨蝶呤给药顺序不适宜。

【处方分析】

使用大剂量甲氨蝶呤治疗时必须给予亚叶酸钙。在给予亚叶酸钙解救、水化和碱化尿液的同时须持续监测毒性作用和甲氨蝶呤清除情况。

亚叶酸钙是叶酸体内的活化形式，甲氨蝶呤作为一种叶酸还原酶抑制剂，主要通过拮抗叶酸发挥细胞毒作用，联用时若先给予亚叶酸钙，甲氨蝶呤疗效降低，而应用大剂量甲氨蝶呤后用亚叶酸钙起到解毒作用。

需要注意：既有或甲氨蝶呤引起的肾功能不全可能会延迟甲氨蝶呤排泄，因此可能需要增加亚叶酸钙剂量或延长用药时间。亚叶酸钙对甲氨蝶呤的非血液学毒性没有疗效，比如甲氨蝶呤和（或）代谢物在肾脏沉积引起的肾毒性。必须避免使用过量亚叶酸钙，因为这可能会影响甲氨蝶呤的抗肿瘤活性，尤其在治疗中枢神经系统肿瘤中。

【干预建议】

先静脉滴注甲氨蝶呤，再滴注亚叶酸钙，可使疗效增加。

案例 ❸

【处方描述】

性别：男　　　　　年龄：56岁

临床诊断：结直肠癌

处方内容：				给药顺序
氟尿嘧啶	600mg	d1	iv gtt	1
亚叶酸钙	300mg/m^2	qd	iv gtt	2

【处方问题】

氟尿嘧啶和亚叶酸钙给药顺序不适宜。

【处方分析】

亚叶酸钙是氟尿嘧啶的增效剂，联合使用可提高氟尿嘧啶的疗效。氟尿嘧啶在体内代谢为脱氧氟尿嘧啶核苷酸，它可结合并抑制胸苷酸合成酶（该酶在DNA修复和复制中十分重要）。亚叶酸在体内转化成 5，10–亚甲基四氢叶酸，该转化物能够稳定脱氧氟尿嘧啶核苷酸与胸苷酸合成酶的结合，进而增强氟尿嘧啶对该酶的抑制作用。因此，先给予亚叶酸钙，可以使氟尿嘧啶抑制胸苷酸合成酶作用时间延长，增加疗效。若亚叶酸钙在氟尿嘧啶之后给药，则无法起到增效的作用。

需要注意：在同一次静脉注射或滴注中，一定不得将亚叶酸钙与氟尿嘧啶混合使用。亚叶酸钙可能会增加患者特别是年老体弱患者体内氟尿嘧啶的毒性反应。在接受氟尿嘧啶和亚叶酸钙治疗的老年患者中有报道出现因严重的小肠结肠炎、腹泻和脱水而导致死亡的，一些患者并发粒细胞减少和发热。亚叶酸钙与氟尿嘧啶联合使用时，如果出现毒性反应，必须降低氟尿嘧啶剂量，降低幅度超过单独使用氟尿嘧啶时。如果患者出现胃肠道毒性症状，那么无论严重程度如何，在症状全部消失之前，均不得开始或维持亚叶酸钙与氟尿嘧啶联合治疗。因为腹泻可能是胃肠道毒性的一种表现，必须严密监测出现腹泻的患者，直至症状全部消失为止，否则可能会出现快速临床恶化并造成死亡。如果发生腹泻和（或）口腔炎，建议降低氟尿嘧啶剂量。

【干预建议】

先静脉滴注亚叶酸钙，再给予氟尿嘧啶。

案例 ④

【处方描述】

性别：女　　　　　年龄：45 岁

临床诊断：乳腺癌

处方内容：　　　　　　　　　　　　　　给药顺序

| 多柔比星 | 75mg | d1 | iv gtt | 1 |
| 右雷佐生 | 750mg | d1 | iv gtt | 2 |

【处方问题】

多柔比星和右雷佐生给药顺序不适宜。

【处方分析】

多柔比星是一种蒽环类药物，常用于乳腺癌的治疗，其心脏毒性常见，随着治疗累计剂量的增加，心功能下降的概率增加，临床上右雷佐生作为解毒剂，用于心脏毒性的缓解。

右雷佐生为 EDTA 的环状衍生物，容易穿透细胞膜。实验研究表明，右雷佐生在细胞内转变为开环螯合物，干扰铁离子中介的自由基形成，而后者为蒽环类药物产生心脏毒性的部分原因。故不得在右雷佐生使用前给予多柔比星。

需要注意：右雷佐生可减少多柔比星引起的心脏毒性的发生率和严重程度，适用于接受多柔比星治疗累积量达 $300mg/m^2$，并且医师认为继续使用多柔比星治疗的女性转移性乳腺癌患者。对刚开始使用多柔比星患者不推荐用此药。不能完全消除蒽环类药物诱导心脏毒性的风险。在治疗前和治疗期间定期监测左心室射血分数（LVEF）以便评估心脏功能。通常，如果测试结果表明心脏功能衰退与多柔比星相关，是否继续治疗应权衡利弊。只有继续治疗可为患者带来的益处大于产生不可逆心脏损害时方可应用。

【干预建议】

先静脉滴注右雷佐生，再滴注多柔比星，否则无法发挥解毒剂作用。

案例 ⑤

【处方描述】

性别：女　　　　年龄：15 岁

临床诊断：骨肉瘤

处方内容：　　　　　　　　　　　　　给药顺序

药物	剂量	天数	给药途径	给药顺序
环磷酰胺	600mg	d1	iv gtt	1
长春新碱	1.8mg	d1	iv	2

【处方问题】

环磷酰胺和长春新碱给药顺序不适宜。

【处方分析】

Razek A 等对长春新碱和环磷酰胺联合用药时的给药顺序和间隔进行了体外研究，结果表明同时给药并没有显示出相加作用，随着给药时间间隔的延长，相加作用出现，先给予长春新碱有更好的抗肿瘤活性。

长春新碱具有同步化作用，使肿瘤细胞停滞在 M 期，6～8h 后细胞同步进入 G_1 期，此时用环磷酰胺可增加疗效；另一方面长春新碱可能增加肿瘤细胞的通透性，提高细胞内环磷酰胺浓度，产生更强的抗肿瘤作用。

【干预建议】

先静脉注射长春新碱，再滴注环磷酰胺。

案例 6

【处方描述】

性别：男　　　　　　年龄：53 岁

临床诊断：非小细胞肺癌

处方内容：　　　　　　　　　　　　　　给药顺序

顺铂　　　　75mg　　d1　　iv gtt　　1

培美曲塞　　750mg　　d1　　iv gtt　　2

【处方问题】

培美曲塞和顺铂给药顺序不适宜。

【处方分析】

培美曲塞给药结束约30min后再给予顺铂，依据是药品说明书；培美曲塞导致嘌呤和嘧啶合成障碍，使细胞分裂停止在S期，然后再用细胞周期非特异性的顺铂杀灭残存的肿瘤细胞。而先用顺铂会导致培美曲塞的肾脏排泄减慢，相关不良反应会增加。

需要注意：由于培美曲塞与顺铂联合给药有胃肠道毒性，曾经观察到重度脱水，因此，患者在接受治疗前和（或）治疗后应当接受充分的镇吐药治疗以及适宜的水化治疗。

【干预建议】

先滴注培美曲塞，再滴注顺铂。

案例 7

【处方描述】

性别：男　　　　　　年龄：58 岁

临床诊断：非小细胞肺癌

处方内容：　　　　　　　　　　　　　　给药顺序

顺铂　　　　110mg　　d1　　　iv gtt　　1

吉西他滨　　1500mg　d1，d8　iv gtt　　2

【处方问题】

顺铂和吉西他滨给药顺序不适宜。

【处方分析】

顺铂会影响吉西他滨的体内过程，加重骨髓抑制。而吉西他滨可抑制顺铂引起的 DNA 损伤的修复、增加双链的断裂和顺铂–DNA复合物的形成。此外，先给予吉西他滨再给顺铂时，不良反应发生率也较低。

【干预建议】

先滴注吉西他滨，再滴注顺铂。

案例 ❽

【处方描述】

性别：女　　　　　年龄：49 岁

临床诊断：卵巢癌

处方内容：　　　　　　　　　　　　　　　　给药顺序

顺铂	110mg	d1	iv gtt	1
紫杉醇注射液	260mg	d1	iv gtt	2

【处方问题】

顺铂和紫杉醇给药顺序不适宜。

【处方分析】

在一项 I 期临床试验中，使用紫杉醇递增剂量（$110 \sim 200mg/m^2$）和顺铂（50或75mg/m^2）序贯滴注，紫杉醇在顺铂之后给予，与紫杉醇在顺铂之前给予相比较，前者的骨髓抑制更为严重。来自这些患者的药代动力学资料证明，先用顺铂再给予紫杉醇，紫杉醇的清除率大约降低20%。

【干预建议】

先滴注紫杉醇，再滴注顺铂。

第八节　抗肿瘤用药的配伍禁忌与相互作用

一、常见抗肿瘤用药配伍禁忌表现

（一）抗肿瘤用药配伍禁忌

配伍禁忌指药物在体外配伍，直接发生物理性的或化学性的相互作用会影响药物疗效或发生毒性反应，配伍禁忌可以分为物理性的和化学性的两类。

临床上合并使用数种注射液时，若产生配伍禁忌会使药效降低或失效，甚至可引起药物不良反应，应避免。抗肿瘤药物由于种类繁多，来源多样，存在多种剂型，一些药物配制可能较为繁琐，如何保证药物稳定性是药师需要关注的问题。但在实际药物配制中，为了避免可能发生的物理性质或化学性质不稳定的情况，推荐抗肿瘤药物单独配制使用。

1.物理性配伍禁忌是某些药物配合在一起会发生物理变化，即改变了药物原本的溶解度、外观等物理性状，给药物的应用造成了困难。物理性配伍禁忌常见的药物外观变化有4种，即分离、沉淀、潮解、液化。

（1）分离　常见于水溶剂与油溶剂两种液体物质配合时出现，是由于两种溶剂比重不同而出现配伍时分层的现象，因此在临床配伍用药时，应该注意药物的溶解特点。如肿瘤患者使用的肠外营养输液中，溶液中阳离子浓度过高，导致脂肪乳的稳定性下降而产生破乳现象，即出现水油分离。

（2）沉淀　常见于溶剂改变、温度变化、溶质增多等，许多物质在超饱和状态下，溶质析出产生沉淀，这种现象既影响药物的剂量又影响药物的应用。如甘露醇在低温条件下容易发生结晶析出沉淀，但这种变化的可逆的，升温可使晶体重新溶解，不影响药物结构。

（3）潮解　含结晶水的药物，由于条件的改变使其中的结晶水析出，而使固体药物变成半固体或成糊状。如冻干粉剂化疗药由于储存不当可能出现潮解的情况。

（4）液化　见于两种固体药物混合时，由于熔点降低导致固体药物转化为液体的情况。

2.化学性配伍禁忌即某些药物配合在一起会发生化学反应，不但改变了药物的性状，更重要的是使药物减效、失效或毒性增强，化学性配伍禁忌常见的外观现象有变色、产气、沉淀、水解等。

（1）变色　主要由于药物间发生化学变化或受光、空气或影响溶液酸碱性而引起，变色可影响药效，甚至完全失效。如护胃药物奥美拉唑，由于具有磺酰基苯并咪唑的化学结构，在酸性较强的条件下发生变色现象。

（2）产气　指在配制过程中或配制后放出气体，产生的气体可冲开瓶塞使药物喷出，药效会发生改变。

（3）沉淀　由2种或2种以上药物溶液配伍时，产生1种或多种不溶性溶质。如肠外营养液中，维生素C与含钙物质混合，产生不溶性的草酸钙结晶，可能增加患者出现肺栓塞的风险。

（4）水解 某些药物在水溶液中容易发生水解而失效。如青霉素在水溶液中容易发生水解。

（二）抗肿瘤药物相互作用

相互作用指的是两种或两种以上的药物同时或前后给药后，由于机体因素的参与，药物间相互作用产生毒性增加或药效降低的效应。一方面，药物间可能存在药动学相互作用，另一方面可能存在药效学相互作用。

1.药动学相互作用可发生在吸收、分布、代谢、排泄4个阶段，在吸收和分布环节产生的相互作用比较有限，一般表现为药效下降或提高，通过调整药物剂量能避免，这部分内容放在药物联用不适宜中讨论。配伍禁忌部分主要讨论由于代谢作用的干扰，使疗效减弱甚至治疗失败的药物联用。代谢发生的主要部位为肝脏，在酶的催化下进行，肝脏微粒体细胞色素P450酶系统（CYP）是一种非专一性酶，可以催化多种抗肿瘤药物的代谢。CYP受到药物的影响后使活性增加或减弱，改变代谢进而影响药物的疗效。

（1）诱导效应 药物使CYP的活性增加，使代谢速度增加，常见的诱导剂有苯巴比妥、卡马西平、利福平、水合氯醛等。这种诱导作用可能使疗效减弱，尤其是联用一些强诱导剂时，原有的抗肿瘤药物达不到治疗浓度，导致治疗失败。

（2）抑制效应 药物使CYP的活性降低，代谢速度减慢，常见的抑制剂有西咪替丁、氯霉素、别嘌醇、异烟肼等。抑制剂可以使抗肿瘤药物代谢降低、疗效增加，因此使用过程中应根据具体情况调整药物用量，密切监测不良反应。

2.药效学相互作用是指药物合用时，一种药物改变了另一种药物的药理效应，通常影响药物–受体间的相互作用。部分药物进入人体后，与相应的受体结合发挥药理作用，如果联用的两种药物作用于同一受体但产生相反的药效，可以认为两者间存在配伍禁忌不适合联用。比如治疗乳腺癌的药物他莫昔芬属于雌激素受体拮抗剂，而雌二醇属于雌激素，两者会产生抵抗作用，存在相互作用不适合联用。另外，部分抗肿瘤药物疗程长，可能发生器官、组织的潜在不良反应，若由于治疗方案改变使用了另一种具有相同靶器官毒性的药物，可能会导致毒性反应发生，甚至是危及生命的情况。比如博来霉素最常见的不良反应是肺炎，偶尔会进展为肺纤维化。该不良反应在老年患者和总剂量超过400U的患者中的发生率较高，若治疗过程中同时使用卡莫司汀等肺毒性较为明显的药物，可能导致间质性肺炎或肺纤维化等严重的后果。

二、配伍禁忌示例

（一）理化性质导致的配伍禁忌

表4-8　常见的化疗药物配伍禁忌

药物1	药物2	配伍后具体表现
表柔比星	肝素	混合后可能产生沉淀
	氨茶碱	混合后颜色变暗，4h内出现浑浊
	阿奇霉素	混合后立即出现浑浊和沉淀
	氨苄西林	混合后立即出现颜色变暗和云状沉淀
	阿昔洛韦	混合后立即出现深紫色变色和浑浊
	苯巴比妥	混合后立即出现变色和浑浊
	苯妥英钠	混合后立即发生颜色变紫并形成晶状沉淀
	地西泮	混合后立即出现密集的浑浊和沉淀
	呋塞米	混合后立即出现密集的浑浊和大量沉淀
	氟尿嘧啶	混合后立即出现深红色变色和致密的浑浊，4h内出现沉淀
	培美曲塞	混合后出现红色并加深
	泮托拉唑	混合后立即出现微量沉淀
	头孢曲松	混合后立即出现浑浊和沉淀
	亚叶酸	混合后4h内出现微量沉淀
培美曲塞	林格液	不可与含钙离子的溶液配伍
	昂丹司琼	混合后立即出现微粒或浑浊
	苯妥英钠	混合后不久出现晶状沉淀
	达卡巴嗪	混合后立即出现沉淀，颜色变为橙粉色
	环丙沙星	混合后超过4h出现颜色变暗
	吉西他滨	混合后立即出现白色云状沉淀
	甲硝唑	混合后立即出现颜色变暗和褐色色变
	卡泊芬净	混合后立即出现密集白色沉淀
	氯丙嗪	混合后立即出现白色浑浊沉淀
	伊立替康	混合4h后出现颜色变暗

续表

药物1	药物2	配伍后具体表现
吉西他滨	呋塞米	混合后出现大量沉淀
	更昔洛韦	混合后立即出现轻微结晶沉淀，1h后沉淀加重
	兰索拉唑	混合后立即出现明显的橙色沉淀
	泮托拉唑	混合后立即出现浑浊和橙色沉淀
	丝裂霉素	混合1h后颜色变为紫红色
	伊立替康	混合后立即出现轻微浑浊和绿色
环磷酰胺	地西泮	混合后立即出现浅黄色沉淀
	兰索拉唑	混合后4h内出现微量沉淀
奥沙利铂	地西泮	混合后立即出现密集的白色沉淀
	头孢哌酮	混合后4h内出现微粒
	地塞米松	混合后奥沙利铂含量降低
卡铂	兰索拉唑	混合后4h内出现微量沉淀
	氯丙嗪	混合后4h内出现显微镜下浑浊增加
	普鲁卡因胺	混合后立即出现黄色
	亚叶酸	混合后立即出现微量沉淀
顺铂	氨磷汀	混合后4h内出现轻微浑浊
	地西泮	混合后出现密集的黄白色浑浊
	兰索拉唑	混合后立即出现微量沉淀
	塞替派	混合后立即形成白色云状沉淀
氟尿嘧啶	苯海拉明	混合后立即出现白色浑浊沉淀
	多拉司琼	混合后出现晶状沉淀
	地西泮	混合后出现黄白色云状沉淀
	多巴酚丁胺	混合后立即出现明显白色沉淀
	非格司亭	混合后出现微粒和细丝
	环丙沙星	混合后4h内出现微晶沉淀
	卡泊芬净	混合后立即出现明显的浑浊、沉淀，4h后变多
	维拉帕米	混合后立即出现明显白色沉淀
	万古霉素	混合后4h出现微粒
	伊立替康	混合后立即出现微粒沉淀
	长春瑞滨	混合后立即出现致密的白色沉淀

（二）抗肿瘤药物相互作用

表4-9　常见口服靶向药物CYP影响因素

药物	CYP影响因素
奥拉帕利	体外研究证实奥拉帕利是CYP3A的抑制剂和诱导剂，也是CYP2B6的诱导剂。预测奥拉帕利在人体中是弱CYP3A抑制剂。体外研究也表明奥拉帕利是尿苷二磷酸葡醛酰转移酶（UGT）1A1、乳腺癌抗性蛋白（BCRP）、有机阴离子转运蛋白（OATP）1B1、有机阳离子转运蛋白（OCT）1、OCT2、有机阴离子转运蛋白（OAT）3、多药和毒性化合物外排转运蛋白（MATE）1和MATE2K的抑制剂。这些发现的临床相关性未知。在体外研究中，奥拉帕利是外排性转运体P-糖蛋白（P-gp）的底物，并且会抑制P-gp
尼拉帕利	尼拉帕利是乳腺癌抗性蛋白（BCRP）的一种弱抑制剂，但不抑制P-gp、胆酸盐外排转运蛋白（BSEP）或多药耐药相关蛋白2（MRP2）。尼拉帕利是多药和毒素外排蛋白（MATE）1和2的抑制剂
索立德吉	索立德吉主要通过CYP3A4代谢。索立德吉与CYP3A4强效抑制剂或诱导剂联合用药时，可显著增加或降低索立德吉浓度
奥布替尼	主要通过CYP3A4代谢。联用CYP3A4抑制剂或诱导剂时应当谨慎。应避免与强和中度CYP3A4抑制剂或诱导剂联用
奥雷巴替尼	奥雷巴替尼应尽量避免与CYP3A4中效或强效抑制剂同时使用。避免联用CYP3A4中效或强效诱导剂。与P-gp或BCRP抑制剂联用可能会影响奥雷巴替尼吸收。奥雷巴替尼呈现pH依赖的溶解特性，因此与抑制胃酸药物联用可能影响奥雷巴替尼暴露量。在接受奥雷巴替尼治疗的患者中，应避免合用抑制胃酸药物
阿美替尼	阿美替尼主要由CYP3A4酶代谢，临床研究显示本品与CYP3A4强抑制剂联用会导致暴露量显著增加（AUC增加3.1~4.0倍），治疗期间应慎用对CYP3A4酶有强抑制作用的药物（如克拉霉素等大环内酯类抗菌药物、伊曲康唑等三唑类抗真菌药物和洛匹那韦等抗人类免疫缺陷病毒的蛋白酶抑制剂）。与CYP3A4强诱导剂联用会导致暴露量显著降低（AUC降低约90%），治疗期间应慎用对CYP3A4酶有强诱导作用的药物（如利福平、卡马西平、苯妥英钠和圣约翰草等）
阿帕替尼	阿帕替尼临床研究中应尽量避免同时使用CYP3A4强抑制剂（包括伊曲康唑、克拉霉素、伏立康唑、泰利霉素、沙奎那韦、利托那韦等）或CYP3A4强诱导剂（包括地塞米松、苯妥英、卡马西平、利福平、苯巴比妥、利福喷汀等），或者应考虑选择可替代的对CYP3A4酶无抑制或无诱导的药物。如果必须与CYP3A4酶强抑制剂或诱导剂同时应用，需要结合临床观察考虑是否进行剂量调整。阿帕替尼治疗期间应谨慎使用主要经CYP3A4代谢的药物（包括钙离子拮抗剂尼索地平和乐卡地平等、HMG-CoA还原酶抑制剂辛伐他汀和洛伐他汀以及咪达唑仑等药物）和主要经CYP2C9代谢的药物（包括华法林、苯妥英、某些磺酰脲类降糖药如格列本脲等）。慎用延长Q-T间期的药物，并在用药期间严密监测心电图
多纳非尼	体外研究提示，多纳非尼主要通过CYP3A4和UGT1A9代谢，此外CYP1B1、CYP2C8、CYP2C9、CYP2C19、CYP2D6和CYP3A5也部分参与多纳非尼的代谢。联用相关代谢酶的抑制剂或诱导剂时应当谨慎

续表

药物	CYP影响因素
恩沙替尼	主要可能由 CYP3A4 介导。与 CYP3A4 强抑制剂联合使用可能会导致本品血药浓度升高。治疗期间应慎用对 CYP3A4 酶有强抑制作用的药物（如克拉霉素等大环内酯类抗菌药物、伊曲康唑等三唑类抗真菌药物和洛匹那韦等抗人类免疫缺陷病毒的蛋白酶抑制剂）。本品可能是 P-糖蛋白（P-gp）的底物。与 P-gp 抑制剂联合使用可能会导致本品血药浓度升高。治疗期间应慎用对 P-gp 有抑制作用的药物（如胺碘酮、克拉霉素、伊曲康唑、奎尼丁、利托那韦等）。与 CYP3A4 强诱导剂或 P-gp 诱导剂联合使用可能会导致本品血药浓度降低。治疗期间应慎用对 CYP3A4 酶有强诱导作用或对 P-gp 有诱导作用的药物（如卡马西平、苯妥英钠、利福平、圣约翰草等）
伏美替尼	体外研究提示，伏美替尼主要通过 CYP3A4 酶代谢。本品联用其他 CYP3A4 抑制剂或诱导剂时应当谨慎。伏美替尼是乳腺癌耐药蛋白（BCRP）的底物伏美替尼对 P-gp 和 BCRP 的活性具有一定抑制作用，合并服用本品可能因为抑制肠道的 P-gp 和 BCRP 而导致 P-gp 和 BCRP 底物暴露量增加
氟马替尼	CYP3A4 是氟马替尼的主要代谢酶，同时本品对 CYP3A4 酶的抑制具有时间依赖性。临床治疗期间应慎用对 CYP3A4 酶有强诱导作用的药物（如利福平、卡马西平和苯妥英钠等）和强抑制作用的药物（如克拉霉素等大环内酯类抗菌药物、伊曲康唑等三唑类抗真菌药物和抗 HIV 药洛匹那韦等蛋白酶抑制剂）
吡咯替尼	吡咯替尼主要由 CYP3A4 酶代谢，与 CYP3A4 的强诱导剂（例如地塞米松、苯妥英钠、卡马西平、利福平、利福布汀、利福喷丁）合并使用时，因可能降低吡咯替尼的系统暴露，潜在影响抗肿瘤治疗效果。与 CYP3A4 强抑制剂（例如酮康唑、伊曲康唑、红霉素、克拉霉素、茚地那韦、利托那韦、伏立康唑、葡萄柚）合并使用时，因可能增加吡咯替尼的系统暴露，增加患者安全性风险。肝功能不全患者尤其需要警惕吡咯替尼与 CYP3A4 抑制剂的药物相互作用风险
安罗替尼	安罗替尼主要由 CYP1A2 和 CYP3A4/5 代谢。CYP3A4/5 诱导剂（利福平、利福布汀、利福喷丁、地塞米松、苯妥英、卡马西平或苯巴比妥等）和 CYP1A2 诱导剂（孟鲁司特、奥美拉唑、莫雷西嗪等）可能加速安罗替尼的代谢，减低安罗替尼的血浆浓度。CYP3A4/5 强抑制剂（酮康唑、伊曲康唑、克拉霉素、伏立康唑、泰利霉素、沙奎那韦、利托拉韦等）和 CYP1A2 强抑制剂（环丙沙星、依诺沙星和氟伏沙明），可能减慢安罗替尼代谢，增加安罗替尼的血浆浓度。建议避免与 CYP1A2 和 CYP3A4 的抑制剂及诱导剂合用
阿伐替尼	本品与强效或中效 CYP3A 抑制剂联用可增加阿伐替尼的血浆浓度，这可能会增加本品不良反应的发生率和严重程度。避免本品与强效或中效 CYP3A 抑制剂联用。本品与强效或中效 CYP3A 诱导剂联用可降低阿伐替尼的血浆浓度，可能会降低本品的疗效。避免本品与强效或中效 CYP3A 诱导剂联用
培唑帕尼	培唑帕尼与 CYP3A4 家族的强抑制剂（如伊曲康唑、克拉霉素、阿扎那韦、茚地那韦、奈法唑酮、奈非那韦、利托那韦、沙奎那韦、泰利霉素和伏立康唑）同时给药可能会升高培唑帕尼的血药浓度。西柚汁含有 CYP3A4 抑制剂，也可能会升高培唑帕尼的血药浓度。拉帕替尼对 P-gp 和（或）BCRP 的抑制作用很可能导致培唑帕尼的暴露量增加。培唑帕尼与埃索美拉唑合并用药会使培唑帕尼的生物利用度降低约 40%（AUC 和 C_{max}）。培唑帕尼与高脂或低脂饮食同时服用时，其 AUC 和 C_{max} 升高约 2 倍

续表

药物	CYP影响因素
瑞戈非尼	瑞戈非尼由细胞色素CYP3A4和尿苷二磷酸葡萄糖醛酸转移酶UGT1A9代谢，建议避免同时使用CYP3A4活性的强抑制剂（如克林霉素、葡萄柚汁、伊曲康唑、酮康唑、泊沙康唑、泰利霉素和伏立康唑）、强UGT1A9抑制剂（如甲芬那酸、二氟尼柳和尼氟酸）和强CYP3A4诱导剂（如苯妥英、卡马西平、苯巴比妥和贯叶连翘）
吉非替尼	吉非替尼与CYP3A4抑制剂、升高胃内pH药物和利福平联用会影响疗效
厄洛替尼	厄洛替尼是CYP1A1的强效抑制剂、CYP3A4和CYP2C8的中度抑制剂、UGT1A1诱导的葡萄苷酸化的强抑制剂。厄洛替尼与CYP3A4强抑制剂或结合的CYP3A4/CYP1A2抑制剂合用时应注意，一旦发现毒性作用，应当降低厄洛替尼剂量。改变上消化道pH的药物可能会改变厄洛替尼的溶解度，进而影响其生物利用度，可能的情况下应避免厄洛替尼与减少胃酸产生的药物合用
奥希替尼	强效CYP3A4诱导剂可导致本品的暴露量下降。本品可能增加BCRP和P-糖蛋白（P-gp）底物的暴露量

三、配伍禁忌审核要点

1.出于对物理和化学性质的影响，不建议将两种化疗药物混合后滴注。

2.严格依照药品说明书的要求选择溶剂配伍。

3.关注药物间的相互作用，尤其是可能导致疗效降低或毒性反应加强的作用。

四、审方案例

案例❶

【处方描述】

性别：男　　　　　年龄：22岁

临床诊断：生殖细胞癌

处方内容：

顺铂	75mg	d1	iv gtt
呋塞米	20mg	d1	iv

【处方问题】

相互作用：顺铂与呋塞米存在相互作用。

【处方分析】

可能有肾毒性或耳毒性的药物，例如氨基糖苷类抗生素及髓袢利尿剂（呋塞米）等，可增强顺铂的肾毒性及耳毒性。

累积性及剂量相关性肾功能损害，包括急性肾功能衰竭，是顺铂的主要剂量限制毒性。如重复使用多个疗程的药物，肾毒性会延长及更为严重，随着药物疗程的反复进行，肾功能衰竭会变得更加严重。肾毒性通常在服用一定剂量的第二周后开始顺铂注射液。基线肾功能不全患者、老年患者、正在服用其他肾毒性药物或水分补充不足的患者可能是更敏感的肾毒性患者。在开始治疗之前，并根据临床指示，测量血清肌酐，血尿素氮，肌酐清除率和血清电解质（包括镁），采用静脉水化、甘露醇利尿及顺铂滴注6～8h的方案可减低肾毒性的发生率与严重程度。

用顺铂治疗的患者中31%出现耳鸣和（或）高音听力丧失，耳毒性在儿童中可能较严重，在重复用药过程中更为常见且更严重。顺铂的耳毒性是累积性的，如果条件允许，应在开始治疗前进行听力测试，并且之后定期进行测试，尤其是发生了耳鸣或听力不良等临床症状的更需注意监测。放疗可能加重耳毒性。耳鸣或偶见对正常会话的听力减低是耳毒性的指征，这是常可观察到的。听力试验异常更为常见，听力丧失可以是单侧或双侧的，反复用药可使发生频率及严重性增加，可以是不可逆的，最常发生于4000～8000Hz范围。

据报道，呋塞米使用过程中可发生耳鸣和可逆或不可逆听力障碍和耳聋，呋塞米的耳毒性与快速注射、用药量高于推荐剂量，与氨基糖苷类抗生素、乙炔酸或其他耳毒性药物同时使用，患低蛋白血症、严重肾功能不全等因素有关。医师选择使用大剂量肠胃外治疗时，建议进行静脉注射（对于成人，给药速度不超过每分钟4mg呋塞米）。

顺铂和呋塞米两者均有一定的肾毒性和耳毒性，不建议两种药物联用。

【干预建议】

停用呋塞米，改用甘露醇为利尿剂。

案例 ❷

【处方描述】

性别：男　　　　年龄：72岁

临床诊断：结直肠癌；带状疱疹

处方内容：

氟尿嘧啶	3.75g	d1～d3	civ
溴夫定	125mg	d1～d7，qd	po

【处方问题】

相互作用：氟尿嘧啶与溴夫定存在相互作用。

【处方分析】

溴夫定是最有效抑制水痘带状疱疹病毒（VZV）复制的核苷类似物之一，用于免疫功能正常的成人急性带状疱疹的早期治疗。

氟尿嘧啶是一种核苷酸抗代谢物，可干扰脱氧核糖核酸（DNA）的合成，并在较小程度上抑制核糖核酸（RNA）的形成，这可能导致快速增殖的细胞死亡。用于多种消化道肿瘤的治疗。

溴夫定与氟尿嘧啶及其衍生物（如卡培他滨、去氧氟尿苷等）合用，可增加氟尿嘧啶及其衍生物的毒性（如骨髓抑制），并导致致命的不良反应。目前已有两者合用致死的报道。可能是由于二氢嘧啶脱氢酶（DPD）为氟尿嘧啶代谢限速酶，溴夫定及其类似物可抑制DPD，两者合用造成氟尿嘧啶蓄积，导致毒性增加。国外药品说明书提出使用溴夫定期间或4周内禁止全身或局部使用氟尿嘧啶类药物（如氟尿嘧啶）。

【干预建议】

氟尿嘧啶与溴夫定不可同时使用，建议使用其他治疗方案。

案例 ③

【处方描述】

性别：男		年龄：72岁

临床诊断：结直肠癌

处方内容：

伊立替康	270mg	d1	iv gtt
苯巴比妥	50mg	qn	po

【处方问题】

相互作用：伊立替康与苯巴比妥存在相互作用。

【处方分析】

苯巴比妥是一种镇静催眠药，对中枢神经系统有广泛抑制作用，随用量增加而产生镇静、催眠和抗惊厥效应，大剂量时产生麻醉作用，作用机制主要与阻断脑干网状结构上行激活系统有关。本品还具有抗癫痫效应，其机制在于抑制中枢神经系统单突触和多突触传递，还可能与其增强中枢抑制性递质 γ-氨基丁酸的功能有关。属于CYP3A4诱导剂。

伊立替康联合氟尿嘧啶常用于肠癌的治疗，其活性代谢物SN-38发挥主要的拓扑异构酶活性。伊立替康和其活性代谢物SN-38代谢通过人细胞色素P4503A4同工酶（CYP3A4）、尿苷二磷酸葡萄糖醛酸转移酶1A1（UGT1A1）。伊立替康与CYP3A4和（或）UGT1A1抑制剂联合用药可能导致增加伊立替康和活性代谢物SN-38的全身暴露量，在使用伊立替康的时候，应该考虑到这一点。

临床应该避免合用；Lexicomp列入X级，认为CYP3A4诱导剂能显著降低伊立替康的活性代谢物SN-38的血药浓度，在应用伊立替康前至少2周停用苯巴比妥等CYP3A4诱导剂。苯巴比妥通过酶诱导作用而加快伊立替康的清除。

在伊立替康的Ⅰ期临床研究中发现，苯巴比妥使伊立替康的清除率增加27%，使其代谢物SN-38的AUC减少75%。虽然从药动学角度相互作用程度缺乏临床意义，但是能显著降低其抗肿瘤活性，临床应该避免合用。

【干预建议】

由于苯巴比妥可以大大降低伊立替康的疗效，两者不可联用。

案例 ④

【处方描述】

性别：男　　　　　　年龄：34岁

临床诊断：肾细胞癌

处方内容：

舒尼替尼	37.5mg	qd	po
异环磷酰胺	3.6g	d1～d5	iv gtt

【处方问题】

相互作用：舒尼替尼与异环磷酰胺存在相互作用。

【处方分析】

舒尼替尼是一种能抑制多个受体酪氨酸激酶（RTK）的小分子药物，可以抑制肿瘤生长、病理性血管形成和肿瘤转移的过程。

异环磷酰胺属于氧氮磷环类细胞毒性药物，它在肝脏由微粒体酶类选择性活化，其氧氮磷环C-4原子被羟基化。由此形成其初级代谢产物4-羟基-异环磷酰胺，并与其异构体异醛磷酰胺形成动态平衡。异醛磷酰胺自发分解为丙烯醛和烷化代谢产物异环磷酰胺芥。异醛磷酰胺的细胞毒性作用是由于其烷化代谢产物和DNA的相互作用。其首选攻击点是DNA的磷酸二酯键。烷基化导致DNA链的断裂和交联，同时阻断细胞周期中的G_2期。

异环磷酰胺通过诱导CYP3A4而显著降低舒尼替尼的血浆浓度，同时增加舒尼替尼代谢物SU12662的血药浓度，两者可能存在毒性方面的协同作用。

【干预建议】

使用舒尼替尼期间不建议使用影响CYP3A4酶的相关药物。

案例 ⑤

【处方描述】

性别：男　　　　　年龄：27岁

临床诊断：急性早幼粒细胞白血病

处方内容：

三氧化二砷	10mg	d1，q4w	iv gtt
硒酵母	200μg	qd	po

【处方问题】

相互作用：三氧化二砷与硒酵母存在相互作用。

【处方分析】

急性早幼粒细胞白血病是急性髓性白血病的一种亚型，临床上可以使用三氧化二砷治疗，通过干扰巯基酶的活性，调控癌相关基因的表达以及阻碍细胞周期的进程等途径，发挥其抗肿瘤生物学效应。

硒酵母是一种硒补充剂，是硒元素和酵母的有机结合，其中硒元素主要以硒代甲硫氨酸形式存在，比较容易被人体吸收。硒元素和砷元素的结构相似，在体内硒能够拮抗砷的作用，导致三氧化二砷疗效下降。

【干预建议】

硒酵母会使用于治疗的三氧化二砷失效，两者不宜配伍使用。

案例 ❻

【处方描述】

性别：男　　　　　年龄：65 岁

临床诊断：晚期肝细胞癌；Ⅳ级心功能不全

处方内容：

阿帕替尼	750mg	qd	po
奎尼丁	0.2g	tid	po

【处方问题】

相互作用：阿帕替尼与奎尼丁存在相互作用。

【处方分析】

奎尼丁为 Ⅰa 类抗心律失常药，对细胞膜有直接作用。主要抑制钠离子的跨膜运动，影响动作电位0相。抑制心肌的自律性，特别是异位兴奋点的自律性，降低传导速度，延长有效不应期，减低兴奋性。对心房不应期的延长较心室明显，缩短房室交界区的不应期，提高心房心室肌的颤动阈，其次抑制钙离子内流，降低心肌收缩力，通过抗胆碱能作用间接对心脏产生影响。大剂量可阻断 α 受体，产生扩血管作用及低血压。临床上适用于心房颤动或心房扑动，经电转复后的维持治疗。虽对房性早搏、阵发性室上性心动过速、预激综合征、伴室上性心律失常、室性早搏、室性心动过速有效，并有转复心房颤动或心房扑动的作用。但使用过程中容易发生Q-T间期延长等不良反应。

阿帕替尼为一种小分子血管内皮细胞生长因子受体2（VEGFR-2）酪氨酸激酶抑制剂，用于既往至少接受过 2 种系统化疗后进展或复发的晚期胃腺癌或胃食管结合部腺癌患者和既往接受过至少一线系统性治疗后失败或不可耐受的晚期肝细胞癌患者。阿帕替尼说明书指出：对本品任何成分过敏者应禁用；对于有活动性出血、溃疡、肠穿孔、肠梗阻、大手术后30天内、药物不可控制的高血压、Ⅲ～Ⅳ级心功能不全（NYHA 标准）、重度肝肾功能不全（4级）患者应禁用。阿帕替尼与奎尼丁合用，可能增加Q-T间期延长风险，在晚期肝细胞癌Ⅲ期临床研究中，阿帕替尼组患者出现心电图 Q–T 间期延长不良反应的发生率为 2.3%。

临床研究中观察到服用阿帕替尼可能会引起心电图异常，包括 Q–T 间期延长或窦性心动过缓。应慎用于已知有 Q–T 间期延长病史的患者、服用抗心律失常药物的患者或者有相关基础心脏疾病、心动过缓和电解质紊乱的患者。用药期间应注意严密监测心电图和心脏功能。如发生 3/4 级不良反应，建议暂停用药；如恢复用药后再次出现 3/4 级不良反应，可下调一个剂量后继续用药，如不良反应仍持续，建议停药。对于出现Ⅲ～Ⅳ级心功能不全或心脏彩超检查显示左室射血分数＜50% 的患者建议停药。

【干预建议】

患者重度心功能不全，联用两种可能导致心脏损伤的药物可能导致严重后果，建议停用。

案例 ❼

【处方描述】

性别：男　　　　年龄：55 岁

临床诊断：扁桃体鳞癌

处方内容：

碳酸氢钠林格注射液	500ml	qd	iv gtt
混合糖电解质注射液	500ml	qd	iv gtt

【处方问题】

配伍禁忌：碳酸氢钠林格注射液不建议与混合糖电解质液配伍。

【处方分析】

混合糖电解质注射液作为一种复方制剂，用于补充、维持电解质和能量，成分包括葡萄糖、果糖、木糖醇、氯化钠、醋酸钠、氯化钙、氯化镁、枸橼酸、磷酸氢二钾和硫酸锌。碳酸氢钠林格注射液说明书提示，与磷酸根、碳酸根可生成沉淀，应注意不与含磷酸盐、碳酸盐的制剂配伍，亦不建议使用连结管串联进行给药。

【干预建议】

不建议将两种药物混合或通过连结管路给药，应分开滴注。

第九节　抗肿瘤治疗预处理方案

一、常见的预处理方案

抗肿瘤药物种类繁多，除了传统化疗药外，还有许多新型抗肿瘤药物，由于化学结构不同，引起的不良反应也各不相同，而预处理可以有效降低不良反应。

表4-10　抗肿瘤药物常见预处理方案

药物	预处理
顺铂	顺铂剂量＞80mg/m² 时，必须同时进行充分的水化和利尿。充分水化：静脉用顺铂前12h静脉滴注5%葡萄糖注射液 2000ml；当日滴注0.9%氯化钠注射液或5%葡萄糖注射液3000～3500ml，顺铂滴注结束后仍要保持液体的输入，同时可给予甘露醇，保证每日尿量2000～3000ml，注意维持血钾、血镁等电解质平衡。顺铂停用后还应适当水化利尿2日
培美曲塞	预估血液学相关不良反应：第1次化疗开始前7天至少服用5次日剂量的叶酸400μg，持续服用至最后一次给予培美曲塞后的21天。在第1次化疗前7天内肌内注射维生素B₁₂，每次1000μg，以后每3个周期（9周）肌内注射1次，第1次之后的维生素B₁₂给药可以与化疗在同一天进行。预防皮肤反应：在培美曲塞治疗前1天、当天、第2天分别口服地塞米松4mg，一日2次
环磷酰胺/异环磷酰胺	使用美司钠（巯基乙基磺酸钠）预防出血性膀胱炎，美司钠剂量为环磷酰胺给药剂量的20%，分别在环磷酰胺给药后的第0，第4和第8h静脉注射给药
多西他赛	预防用药包括口服皮质类固醇，如地塞米松每天16mg（8mg，bid），在多西他赛注射一天前开始服用，持续3天
紫杉醇	为了防止发生严重的过敏反应，接受治疗的所有患者应事先预防性用药，通常在用本品治疗之前12h及6h左右给予地塞米松20mg口服，或在用本品之前30～60min静脉滴注地塞米松20mg；苯海拉明（或其同类药）50mg，在用紫杉醇之前 30～60min静脉注射或深部肌内注射；注射本品之前 30～60min静脉滴注西咪替丁（300mg）或雷尼替丁（50mg）
伊立替康	使用伊立替康前至少30min先给予地塞米松10mg和另一种止吐药如5-羟色胺3受体阻滞剂（例如昂丹司琼或格拉司琼）；对于有胆碱能症状的患者可考虑预防性或治疗性给予阿托品0.25～1mg 静脉注射或皮下注射
西妥昔单抗	在第一次滴注前至少1h，患者必须接受抗组胺药物和糖皮质激素药物的预防性用药。建议在后续治疗中，每次使用本品前都给予患者上述预防性用药
利妥昔单抗	每次滴注前应预先使用解热镇痛药（例如对乙酰氨基酚）和抗组胺药（例如苯海拉明）；还应该预先使用糖皮质激素，尤其治疗方案中不包括皮质激素的，以降低输液反应的发生频率及严重程度

药物	预处理
免疫检查点抑制剂	曾发生过输液反应的患者用药方法如下。阿替利珠单抗：可考虑用解热药和抗组胺药预防输液反应；卡瑞利珠单抗：出现轻度或中度输液反应时可考虑用解热镇痛类抗炎药和抗组胺药预防；纳武利尤单抗：依照输液反应预防的相关指南预防用药；帕博利珠单抗：输液反应可考虑用解热镇痛类抗炎药和抗组胺药预防；伊匹木单抗：依照输液反应预防的相关指南预防用药
蒽环类药物	多柔比星脂质体：预先给予合适的药物［抗组胺和（或）短效类固醇药物］减小输液反应；为预防心脏毒性，可以在第一次使用蒽环类药物前联合应用右雷佐生，并在每次使用蒽环类药物时都重复使用右雷佐生治疗。右雷佐生与蒽环类药物的剂量比为（10～20）：1（推荐右雷佐生：多柔比星=20：1，右雷佐生：柔红霉素=20：1，右雷佐生：表柔比星=10：1，右雷佐生：米托蒽醌=50：1，右雷佐生：脂质体多柔比星=10：1）。使用方法为快速静脉滴注，30min内滴完，滴完后立即给予蒽环类药物
达雷妥尤单抗	每次滴注本品前1～3h给予所有患者以下滴注前用药，以降低IRR风险。第一次滴注本品前静脉给予地塞米松，在后续滴注前可以考虑口服给药。若患者接受地塞米松作为预先给药，不应在本品滴注日给予其他额外的治疗方案规定的皮质类固醇（如泼尼松）；退热剂（口服对乙酰氨基酚650～1000mg）；抗组胺药（口服或静脉内给予苯海拉明25～50mg或等效药物）
贝林妥欧单抗	地塞米松预先用药：对于成人患者，在每个周期第1次给药前1h，升高剂量前（例如第1周期第8日），以及在中断治疗4h或4h以上后重启滴注时，用药前预先给予20mg地塞米松；对于儿科患者，在第1个周期内第1次给药前，升高剂量前（例如第1周期第8日），以及在第1个周期内中断治疗4h或以上后重启滴注时，预先给予地塞米松5mg/m²，最大剂量20mg
雷莫西尤单抗	在每次滴注雷莫西尤单抗之前，推荐所有患者预先给予H_1受体拮抗剂（例如盐酸苯海拉明）
维奈克拉	首次给药前，为所有患者提供预防措施，包括充足的水化和抗高尿酸血症药物，并在剂量爬坡期继续使用
奥妥珠单抗	所有患者在奥妥珠单抗滴注前至少1h静脉注射糖皮质激素，至少30min内口服镇痛/解热剂及抗组胺药物预防输液反应；预防治疗应在奥妥珠单抗给药前的12～24h内开始，包括充分水化和给予抑制尿酸的药物（例如别嘌醇）或尿酸氧化物（例如拉布立酶）等适用的替代药物
戈沙妥珠单抗	建议对使用两种或三种药物组合方案（例如，地塞米松与5-HT₃受体拮抗剂或NK1受体拮抗剂以及其他适用的药物）进行预用药，以预防化疗引起的恶心和呕吐
替莫唑胺	在开始接受替莫唑胺合并治疗前，建议采用止吐药预防；在单药治疗期间，极力建议采用止吐药预防
优替德隆	为预防过敏反应，所有患者在接受优替德隆治疗前30～60min肌内注射或口服苯海拉明40mg，静脉注射地塞米松10mg和西咪替丁300～400mg或雷尼替丁50mg，次日给药时视患者实际情况可减半或不使用地塞米松和苯海拉明
普拉曲沙	患者应在普拉曲沙第一次给药之前10天开始服用叶酸，每日1次，每次1.0～1.25mg。整个治疗期间应持续补充叶酸，直至普拉曲沙末次给药30天后结束；应在普拉曲沙首次给药之前10周之内，接受一次维生素B_{12}（1mg）肌内注射，之后为每8～10周1次。后续维生素B_{12}注射可以在普拉曲沙治疗当天进行

药物	预处理
门冬酰胺酶	应从静脉大量补充液体，碱化尿液，口服别嘌醇，以预防白血病或淋巴瘤患者发生高尿酸血症和尿酸性肾病
奥加伊妥珠单抗	在给药前，建议使用皮质类固醇、解热药和抗组胺药预先处理；对于高肿瘤负荷的患者，建议在给药前预处理以降低尿酸水平和水合作用
达妥昔单抗β	应在每次启动达妥昔单抗β滴注前约20min通过静脉注射抗组胺药进行预处理用药。建议在达妥昔单抗β滴注期间按需每4~6h重复给予抗组胺药。在达妥昔单抗β滴注前2h开始静脉滴注吗啡，给药速度0.02~0.05mg/（kg·h）

二、预处理方案不适宜产生的原因

预处理的目的是尽可能降低抗肿瘤药物治疗中产生不良反应，选择方案不当可能增加患者治疗过程中的痛苦，不利于后续治疗。具体预处理方案的确定与药物的药理作用和药动学特点相关，相同类型的药物可能由于结构不同导致不同的预处理方式。

部分化疗药的不良反应是由药物本身药理作用导致的，抗代谢类化疗药通过影响人体核酸的合成发挥抗肿瘤作用，人体的一些组织、器官由于代谢快的缘故也容易受这类化疗药的影响，如骨髓造血系统，消化道上皮系统，毛囊细胞等，预处理的作用就是尽量减少化疗过程中对非靶器官的损伤。对于血液系统的毒性，常用的有叶酸和维生素B$_{12}$治疗巨幼红细胞性贫血，叶酸是四氢叶酸（THF）的前体，在嘌呤和核酸的胸苷酸生物合成中作为转化反应的辅助因子参与；维生素B$_{12}$是通过硫氨酸合成酶反应再生THF过程中所必需的物质，而THF为产生亚甲基-THF所必需，亚甲基-THF则是胸苷和DNA合成的必需物质。通过叶酸和维生素B$_{12}$的协同作用共同纠正化疗药物导致的血液相关毒性。亚叶酸钙通过抑制二氢叶酸还原酶来抵消叶酸拮抗剂甲氨蝶呤的毒性，但亚叶酸钙使用过量会降低疗效。另外，对于左亚叶酸钙而言，由于其作用效果可以看作外消旋体的两倍，在实际使用中左旋体的用量可以减少一半。使用预处理的药物时，应当仔细阅读药品说明书，严格遵循其用法用量，才能保证治疗的有效性。

铂类药物在传统化疗中较常用，其发展过程经历了多次结构改造，目的是提高疗效的同时降低不良反应的发生，因此不同代的铂类药物预处理方式不同，第一代铂类药物如顺铂，第二代如卡铂，第三代如奥沙利铂。顺铂抗肿瘤活性强，被广泛地应用在各瘤种的治疗中，但顺铂注射后主要经过肾脏排泄，容易造成肾小管损伤，而且这种肾脏损伤是不可逆的。水化是目前最常用的降低顺铂肾损伤的预处理方式，主要原理是增加顺铂在肾脏的清除率，降低药物的浓度，减少与肾小管的结合，但不影响其血药浓度。而卡铂和奥沙利铂经过改造后肾毒性大大降低，所以在临床上并不进行常规的水化预处理。

蒽环类药物的心脏毒性是最常见的不良反应，主要是氧化应激反应产生的活性氧引发的，心脏由于缺乏抗氧化能力容易受到损伤，表现为心律失常、心肌传导障碍、心肌病、心肌炎样综合征及心力衰竭等。右丙亚胺是各大指南推荐使用的一类预处理药物，但仍属于超说明书的用法。它是EDTA的类似物，容易穿透细胞膜并在细胞内发生水解反应，水解产物不仅可以与游离态铁离子螯合，而且可以从Fe^{3+}-蒽环类螯合物中夺取Fe^{3+}，从而抑制自由基的产生，进而减少心肌细胞的凋亡和损伤。

白血病或淋巴瘤治疗药物使用后，部分患者可能出现高尿酸的情况，是因为核酸代谢分解过程中产生了大量尿酸，因此在使用如门冬酰胺酶、奥妥珠单抗、维奈克拉等药物时，对于肿瘤负荷高或存在肾损伤的患者，要注意给予充分的水化和抗尿酸预处理。

部分单克隆抗体药物由于制作工艺的原因，是一种称为人-鼠嵌合抗体的结构，这类单抗相比于人源化的抗体具有一定的免疫原性，在临床使用过程中会引起人抗鼠抗体（HAMA）反应，不仅使抗体半衰期缩短，治疗效果减弱，也可能发生过敏或超敏反应。临床上常用的人-鼠嵌合抗体药物有利妥昔单抗和西妥昔单抗。这两种药物在使用前均需要给予解热镇痛药、抗组胺药和糖皮质激素进行预处理，降低发生超敏反应的可能性。

部分药物是因为化学结构的原因，溶解性较差，需要使用特定溶剂溶解，这些溶剂往往是亲脂性的并容易导致超敏反应的发生，如紫杉醇和优替德隆中含有聚氧乙烯蓖麻油，多西他赛中含有聚山梨酯80。预处理给予抗组胺药和糖皮质激素能减少超敏反应。

下面是几类预处理方案不适宜的种类。

（1）预处理不足　对于明确可能导致不良反应的化疗药，应当使用多种类，足量的预处理药物对抗出现的症状，以达到提高疗效和改善患者生活质量的目的。如顺铂导致的肾损伤是明确的，治疗时必须采取足量的水化措施；环磷酰胺需要使用美司钠和强化补液促进利尿等措施预防出血性膀胱炎发生。

（2）预处理过度　本应该不需要预处理的药物进行了预处理，如紫杉醇预处理的原因是辅料中含有致敏成分，但白蛋白结合型紫杉醇虽然是紫杉醇类药物，但由于药物化学结构与药物药动学性质有较大差异，在常规使用时不需要进行预处理；单抗类药物大多采用人源化技术生产，进入人体后不容易产生超敏反应，使用时不需要常规加用糖皮质激素药物和抗组胺药物；卡铂和奥沙利铂明确不需要采用水化和利尿等预防措施。另外，预处理方案中用药剂量过大影响疗效，如甲氨蝶呤使用前过量使用亚叶酸钙，免疫检查点抑制剂使用前过量使用糖皮质激素等。

特定人群预处理：对于部分免疫检查点抑制剂而言，再次使用过程中容易发生输液反应，因此推荐这部分患者使用阿替利珠单抗、卡瑞利珠单抗、纳武利尤单抗、帕博利珠单抗、伊匹木单抗时预防性使用解热镇痛药或抗组胺药物；使用门冬酰胺酶、维奈克拉和奥妥珠单抗的肿瘤负荷高或存在肾损伤患者，需要预先使用抗尿酸药物。

三、预处理方案审核要点

在预处理方案的审核中，首先，应该判断使用的抗肿瘤药物是否需要进行预处理，首要依据的是药品说明书中的相关规定；再者，预处理方案中药物用法用量是否严格遵守规定，否则可能影响原有抗肿瘤药物的疗效；最后，关注患者是否为特定人群，预处理方案是否需要进行调整。

四、审方案例

案例 ①

【处方描述】

性别：女　　　　　年龄：59 岁

临床诊断：复发性宫颈癌

处方内容：

紫杉醇注射液	255mg	q3w	iv gtt
地塞米松	20mg	滴注前	iv

【处方问题】

预处理方案不适宜：紫杉醇使用预处理方案不适宜。

【处方分析】

紫杉醇是一种抗微管药物，通过促进微管蛋白二聚体聚合并抑制其解聚而达到稳定微管的作用，从而抑制分裂间期和有丝分裂期细胞功能至关重要的微管网的正常动态重组。另外，在整个细胞周期和细胞有丝分裂产生多发性星状体时，紫杉醇可导致微管"束"的排列异常，影响肿瘤细胞的分裂。单药适用于宫颈癌复发患者的治疗。

由于紫杉醇分子结构的疏水性，紫杉醇注射液溶剂由50.3%聚氧乙烯蓖麻油和49.7%乙醇组成。聚氧乙烯蓖麻油分子结构中存在某些非离子嵌段共聚物，可通过两种不同的机制引起肥大细胞和（或）嗜碱性粒细胞活化：①直接激活补体，产生过敏毒素，激活嗜碱性粒细胞、肥大细胞；②IgE介导的免疫机制。因此，紫杉醇常见的不良反应之一是超敏反应，这使紫杉醇的临床应用受到限制，患者的用药机会减少，严重超敏反应甚至危及患者的生命。

在紫杉醇注射液滴注前，推荐通过糖皮质激素加H_1和H_2受体拮抗剂进行预处理，以预防超敏反应的发生。目前紫杉醇注射液滴注前推荐的预处理方法主要有两种：①紫杉醇滴注前12h及6h分别给予地塞米松20mg口服（个别国内厂家建议地塞米松的剂量为10mg），紫杉醇滴注前30～60min静脉滴注或肌内注射苯海拉明50mg（或其同类药异丙嗪25～50mg及静脉注射西咪替丁300mg（或其同类药雷尼替丁50mg）；②紫杉醇滴注前30～60min静脉滴注地塞米松20mg，静脉滴注或肌内注射苯海拉明50mg（或其同类药异丙嗪25～50mg）及静脉注射西咪替丁300mg（或其同类药雷尼替丁50mg）。

经过地塞米松的预处理方案后，紫杉醇注射液严重超敏反应的发生率降低至1%～2%。紫杉醇注射液滴注之前30～60min静脉滴注地塞米松的预处理方案由于时间短、处理方法简单的优点已被广泛使用。但研究显示，地塞米松静脉滴注与口服相比，超敏反应的发生率相对较高。因此，为了预防紫杉醇注射液超敏反应的发生，药物滴注前（尤其是首次接受紫杉醇治疗的肿瘤患者）可优先选择地塞米松口服的预处理方案。

【干预建议】

建议患者使用紫杉醇滴注前12h及6h分别给予地塞米松20mg口服；滴注前30～60min增加肌内注射苯海拉明50mg；增加静脉注射西咪替丁300mg。

案例 ❷

【处方描述】

性别：女　　　　　　年龄：59 岁

临床诊断：转移性乳腺癌

处方内容：

紫杉醇（白蛋白结合型）	390mg	q3w	iv gtt
地塞米松	20mg	滴注前	iv
西咪替丁	0.4g	滴注前	iv

【处方问题】

预处理方案不适宜：紫杉醇白蛋白使用预处理方案不适宜。

【处方分析】

白蛋白结合型紫杉醇纳米颗粒是一种新型的紫杉醇制剂，使用人血清白蛋白将疏水性的紫杉醇分子包裹在约130nm颗粒中。白蛋白可通过与gp60受体结合等途径增加紫杉醇在肿瘤中的摄取，从而增强药物的跨内皮转运，提高肿瘤组织内紫杉醇的浓度。在白蛋白结合型紫杉醇的Ⅰ、Ⅱ或Ⅲ期研究中，尽管未进行预处理，但并未发现严重超敏反应，原因可能与其不含聚氧乙烯蓖麻油，同时血中游离的紫杉醇含量较低相关。目前不推荐白蛋白结合型紫杉醇给药前进行预处理。但需注意，发生过紫杉醇注射液超敏反应的患者，使用白蛋白结合型紫杉醇替代治疗时，仍需密切观察其过敏反应的发生。

【干预建议】

使用白蛋白结合型紫杉醇前不建议常规使用预处理药物，如果患者既往出现过超敏反应，可以按情况进行预处理。

案例 ❸

【处方描述】

性别：男　　　　　　年龄：49 岁

临床诊断：小细胞肺癌

处方内容：

伊立替康	97mg	d1，d8，q3w	iv gtt
顺铂	45mg	d1，d8，q3w	iv gtt
帕洛诺司琼	0.25g	滴注前	iv

【处方问题】

预处理方案不适宜：伊立替康使用预处理方案不适宜。

【处方分析】

伊立替康是喜树碱的衍生物，特异性地作用于拓扑异构酶Ⅰ。拓扑异构酶Ⅰ通过可逆地断裂DNA单链使DNA双链解旋。伊立替康和它的活性代谢产物SN-38结合到拓扑异构酶Ⅰ-DNA复合物上，阻止断裂的单链再连接。目前的研究显示伊立替康的细胞毒性作用是由于DNA双链的破坏，而DNA双链的破坏是由于在DNA合成中复制酶与由拓扑异构酶Ⅰ、DNA和伊立替康或SN-38构成的三元复合物发生相互作用所致，哺乳动物细胞不能有效地修复这种双链的破坏。

使用伊立替康可能出现胆碱能综合征，患者可能出现鼻炎、流涎增多、瞳孔缩小、流泪、出汗、潮红和可引起腹部痉挛或早发性腹泻的肠蠕动亢进等。这些症状在静脉滴注药物的同时或结束后短时间内发生。它们被认为与伊立替康母体化合物的抗胆碱酯酶活性有关，在高剂量的时候更容易发生。

引起的早发性和迟发性腹泻，它们由不同的机制产生，两种腹泻都可能是严重的。早发性腹泻（在静脉滴注盐酸伊立替康时或结束后的短时间内发生）是因为胆碱能作用所致。它通常是暂时性的，很少为严重性的。它有可能同时伴有鼻炎、流涎增多、瞳孔缩小、流泪、出汗、潮红、心动过缓和可引起腹部绞痛的肠蠕动亢进症状。对使用伊立替康时或结束后短时间内出现胆碱能综合征的患者静脉内或皮下注射0.25~1mg（总剂量≤1mg/d）阿托品（除非有使用禁忌证）。在下次使用本品时，应预防性使用阿托品。年龄≥65岁的患者中，发生早发性腹泻的可能性较大，应该多加监测。

迟发性腹泻（通常在使用本品24h后发生，出现第一次稀便的中位时间为滴注后第5天）持续时间可能较长，可能导致脱水、电解质紊乱或感染，甚至为致命性的。一旦发生迟发性腹泻需要及时给予洛哌丁胺治疗。应指导患者配备洛哌丁胺，一旦出现粪便不成形或解稀便或排便频率比以往增多时就要开始洛哌丁胺治疗。临床研究中的洛哌丁胺给药方案为首剂4mg，然后每2h给予2mg直至患者腹泻停止后12h。在晚上，患者可以每4h服用洛哌丁胺4mg。不推荐连续使用以上剂量洛哌丁胺48h以上，因为有出现麻痹性肠梗阻的风险，也不推荐使用时间少于12h。不推荐洛哌丁胺预防性给药。

【干预建议】

可以加用阿托品，皮下注射0.25～1mg，预防胆碱能作用引起的腹泻。

案例 ❹

【处方描述】

性别：男　　　　　年龄：45岁

临床诊断：非小细胞肺癌

处方内容：

培美曲塞	750mg	d1，q3w	iv gtt
卡铂	AUC 5	d1，q3w	iv gtt
帕洛诺司琼	0.25g	滴注前	iv

【处方问题】

预处理方案不适宜：培美曲塞使用预处理方案不适宜。

【处方分析】

培美曲塞是一种多靶点抗癌叶酸拮抗剂，通过破坏细胞复制所必需的关键的叶酸依赖性代谢过程，从而抑制细胞复制。体外研究显示，培美曲塞是通过抑制胸苷酸合成酶（TS）、二氢叶酸还原酶（DHFR）和甘氨酰胺核苷酸甲酰转移酶（GARFT）的活性发挥作用，这些酶都是胸腺嘧啶核苷酸和嘌呤核苷酸生物再合成的关键性叶酸依赖性酶。培美曲塞通过还原型叶酸载体和细胞膜上的叶酸结合蛋白转运系统进入细胞。培美曲塞进入细胞后，在叶酰聚谷氨酸合成酶的作用下转化为聚谷氨酸形式。聚谷氨酸形式存留于细胞内成为TS 和 GARFT 的更有效的抑制剂。聚谷氨酸化在肿瘤细胞内呈现时间和浓度依赖性过程，而在正常组织内程度相对较低。聚谷氨酸化代谢物在肿瘤细胞内的半衰期延长，从而延长药物在肿瘤细胞内的作用时间。基于培美曲塞的药理作用，可能发生争夺叶酸使不良作用增加。在临床试验中，当预先给予叶酸和维生素B$_{12}$后，3/4 级血液学毒性和非血液学毒性，如嗜中性粒细胞减少、发热性嗜中性粒细胞减少和伴3/4级嗜中性粒细胞减少的感染的总体毒性较低，发生率下降。

为了减轻血液毒性，必须指导接受培美曲塞治疗的患者每日口服叶酸制剂或含叶酸的复合维生素（350～1000μg）。在第一次培美曲塞给药前7天中，至少有5天每日必须口服一次叶酸而且在整个治疗过程中直至培美曲塞末次给药后21天应继续口服叶酸。在培美曲塞首次给药前一周中，患者还必须接受1次维生素B_{12}（1000μg）肌内注射，此后每3个周期注射1次。以后的维生素B_{12}注射可以与培美曲塞安排在同一天。在每个周期开始时获得全血细胞计数。在中性粒细胞绝对值至少为1.5×10^9/L和血小板计数至少为100×10^9/L之前，请勿给予培美曲塞。在既往周期中，中性粒细胞绝对值低于0.5×10^9/L或血小板计数低于50×10^9/L的患者永久降低培美曲塞剂量。

另外，地塞米松（或同类药物）预服给药可以降低皮肤反应的发生率和严重程度。在培美曲塞给药前一天、给药当天和给药后一天，地塞米松4mg，每日2次，口服给药。

【干预建议】

建议患者使用培美曲塞期间加用叶酸、维生素B_{12}和地塞米松，以减小毒性。

案例 ⑤

【处方描述】

性别：男　　　　年龄：45岁

临床诊断：非小细胞肺癌

处方内容：

氟尿嘧啶	750mg	d1，d8	iv gtt
表柔比星	75mg	d1，d8	iv gtt
环磷酰胺	600mg	d1，d8	iv gtt

【处方问题】

预处理方案不适宜：环磷酰胺使用预处理方案不适宜。

【处方分析】

环磷酰胺是属于烷化剂类的细胞毒性药物。化学结构上归属氮芥类。在体外环磷酰胺无活性，在体内被肝微粒体酶激活，转变成4-羟基环磷酰胺，等同于其异构体醛磷酰胺，这些异构体部分自发产生、部分酶性转换为非活性和活性代谢产物（特别是磷酰胺氮芥和丙烯醛）。环磷酰胺的细胞毒作用基于其烷化代谢物与DNA的相互作用。烷化的结果导致了DNA链断裂及与

DNA–蛋白交联的联结，导致细胞周期中G_2期被延迟。细胞毒性作用于细胞周期每一阶段是非特异的，但对细胞周期是特异的。丙烯醛没有抗肿瘤活性但引起泌尿系统不良反应。

有报道用环磷酰胺治疗发生出血性膀胱炎、肾盂肾炎、输尿管炎、血尿。有可能发生膀胱溃疡/坏死、纤维化/挛缩和继发肿瘤，尿道毒性可能发生于短期或长期使用环磷酰胺，有报道单次使用环磷酰胺后出现出血性膀胱炎。膀胱炎通常最初是非细菌性的，后期可能会继发细菌感染。

使用足量美司钠和强化补液促进利尿可显著降低膀胱毒性的发生率和严重性。保证患者有规律排空膀胱是非常重要的。美司钠作为一种尿路保护剂，生理上与半胱氨酸–胱氨酸类似，在体内该药物迅速经过酶的催化氧化作用变成其代谢物美司钠二硫化物。美司钠也可以与其他内生的硫化物（如胱氨酸等）反应形成混合的二硫化物，二硫化物可以使血浆中硫化物水平暂时下降。静脉用美司钠后，仅少量药物以硫化物的形式存在于全身血液循环中。美司钠二硫化物是稳定的。其分布在循环中，且迅速运送到肾脏。在肾小管上皮内，大量的美司钠二硫化物再降解为游离硫化物的形式。美司钠就可以与尿液中环磷酰胺和异环磷酰胺的 4–羟基代谢产物、丙烯醛发生反应从而起保护作用。

美司钠的常用量为环磷酰胺、异环磷酰胺、氯磷酰胺剂量的20%，静脉注射或静脉滴注，给药时间为0h段（用细胞抑制剂的同一时间）、4h后及8h后的时段，共 3 次。对儿童投药次数应较频密（例如6次）及在较短的间隔时段（例如3h）为宜。使用环磷酰胺连续性静脉滴注时，在治疗的0h段，一次大剂量静脉注射本品，然后再将本品加入环磷酰胺中同时给药（本品剂量可高达环磷酰胺剂量的100%）。在滴注液用完后约 6 ~ 12h内连续使用本品（剂量可高达环磷酰胺剂量的50%）以保护尿道。

【干预建议】

建议患者加用美司钠，作为尿路保护剂。

案例 ❻

【处方描述】

性别：男　　　　年龄：45 岁

临床诊断：非小细胞肺癌

处方内容：

顺铂	112mg	d1，d2	iv gtt
0.9%氯化钠注射液	250ml	溶剂	
紫杉醇注射液	225mg	d1	iv gtt
西咪替丁	0.3g	滴注前	iv
苯海拉明	50mg	滴注前	im
帕洛诺司琼	0.25g	滴注前	iv

【处方问题】

预处理方案不适宜：顺铂使用预处理方案不适宜。

【处方分析】

顺铂是一种铂类细胞毒药物，它与细胞核中的基因组DNA结合，形成链间和链内交联，干扰正常的转录和（或）DNA复制机制，并触发导致细胞死亡的细胞毒性过程。顺铂可能会引起剂量相关的肾毒性，包括急性肾功能衰竭，随着药物疗程的反复进行，肾功能衰竭会变得更加严重。肾毒性通常在使用一定剂量顺铂的第二周后开始。基线肾功能不全患者、老年患者及正在使用其他肾毒性药物的患者，或摄入水分不充足的患者可能更容易引起肾毒性。

注射顺铂前、注射中和注射后应确保给予充足的水分。在开始治疗之前，根据临床指示，测量血清肌酐、血尿素氮、肌酐清除率和血清电解质（包括镁）。根据临床需要考虑补充镁。对于基线肾功能不全的患者或根据临床治疗指南，在基线肾功能不全或在用顺铂注射治疗期间肌酐清除率明显降低的患者，可以考虑替代疗法或减少顺铂的注射剂量。

水化是指化疗前后给予适量的液体，主要是0.9%氯化钠注射液为基础的液体，保证患者有足够的尿量，使患者化疗前后至少2h内的尿量大于100ml/h。使用适量等张含盐溶液，使化疗患者保持足够的尿量用以排泄顺铂减轻肾毒性，顺铂化疗前一天开始至化疗后2~3天，每天输液2000~3500ml，保证24h尿量大于2500ml，不足者增加补液量并用利尿剂。可适当使用甘露醇诱导利尿，甘露醇是一种分子量相对较小的溶质，静脉注射后主要分布于细胞外液，使肾小球滤液的渗透浓度升高，阻碍肾小管对水的重吸收，并促进钠和氯的排泄，从而发挥其渗透利尿作用，一般用量为25g，建议通过中心静脉导管进行静脉滴注，因为通过外周静脉滴注高渗溶液可能导致外周静脉刺激，包括静脉炎。出于对肾毒性和耳毒性的考虑，一般不联用呋塞米利尿。

【干预建议】

建议患者使用顺铂前进行充分水化处理，以降低肾毒性。

案例 ❼

【处方描述】

性别：女　　　　　　年龄：44 岁

临床诊断：乳腺癌

处方内容：

多柔比星	90mg	d1	iv gtt
环磷酰胺	900mg	d1	iv gtt
美司钠	0.2g	0h，4h，8h	iv

【处方问题】

预处理方案不适宜：多柔比星使用预处理方案不适宜。

【处方分析】

多柔比星作为一种蒽环类抗肿瘤药，一系列 NADPH 依赖性的细胞还原酶可将多柔比星还原为半醌自由基，再与分子氧反应产生高反应活性的细胞毒化合物，如过氧化物、活性的氢氧基和过氧化氢，自由基形成与多柔比星的心脏毒性作用有关。

为预防心脏毒性，可以在第一次使用蒽环类药物前联合应用右雷佐生，并在每次使用蒽环类药物时都重复使用右雷佐生治疗。右雷佐生与蒽环类药物的剂量比为（10~20）：1（推荐右雷佐生：多柔比星=20：1，右雷佐生：柔红霉素=20：1，右雷佐生：表柔比星=10：1，右雷佐生：米托蒽醌=50：1，右雷佐生：脂质体多柔比星=10：1）。使用方法为快速静脉滴注，30min 内滴完，滴完后立即给予蒽环类药物。

【干预建议】

建议在使用多柔比星前使用右雷佐生预防心脏毒性。

案例 ❽

【处方描述】

性别：男　　　　年龄：2岁

临床诊断：神经母细胞瘤

处方内容：

达妥昔单抗 β　　　10mg　　　d1　　　iv gtt

【处方问题】

预处理方案不适宜：达妥昔单抗 β 使用预处理方案不适宜。

【处方分析】

抗过敏：应在每次启动达妥昔单抗 β 滴注前约20min通过静脉注射抗组胺药进行预处理用药。建议在达妥昔单抗 β 滴注期间按需每 4 ~ 6h 重复给予抗组胺药。

预防疼痛，建议采用三联疗法，包括非阿片类镇痛剂（根据WHO指南）、加巴喷丁和阿片类药物，个体剂量可能差异很大。在治疗期间应持续使用非阿片类镇痛剂，例如对乙酰氨基酚、布洛芬。另外，患者应在滴注达妥昔单抗 β 前3天开始进行 10mg/（kg·d）加巴喷丁的预处理用药。第2天口服加巴喷丁的日剂量增加至 2×10 mg/（kg·d），在达妥昔单抗 β 滴注前1天及之后的日剂量增加至 3×10 mg/（kg·d）。加巴喷丁的最高单剂量水平为 300mg。只要患者需要，就应维持该给药方案。中止吗啡静脉滴注后应逐渐减少口服加巴喷丁，最迟至终止达妥昔单抗 β 滴注治疗后。最后，阿片类药物治疗是达妥昔单抗 β 标准伴随治疗。首个滴注日和滴注疗程需要的剂量通常高于后续滴注日和滴注疗程的剂量。

【干预建议】

建议在使用达妥昔单抗 β 前做抗过敏和镇痛处理。

案例 ❾

【处方描述】

性别：男　　　　年龄：2岁

临床诊断：多发性骨髓瘤

处方内容：

| 达雷妥尤单抗 | 10mg | d1 | iv gtt |

【处方问题】

预处理方案不适宜：达雷妥尤单抗使用预处理方案不适宜。

【处方分析】

达雷妥尤单抗是一种能与 CD38 结合的 IgG1 κ 人源化单克隆抗体，可直接通过 Fc 介导的交联诱导的细胞凋亡作用，也可通过补体依赖的细胞毒作用（CDC）、抗体依赖的细胞毒作用（ADCC）、抗体依赖的细胞吞噬作用（ADCP）等免疫介导的肿瘤细胞溶解作用，抑制表达 CD38 的肿瘤细胞的生长。临床上与来那度胺和地塞米松联合用药或与硼替佐米和地塞米松联合用药治疗既往至少接受过一线治疗的多发性骨髓瘤成年患者或单药治疗复发和难治性多发性骨髓瘤成年患者。

本品可能引起严重的输液相关反应（IRR），包括速发过敏反应。应在整个给药过程中监测所有患者是否发生IRR。对于出现任何等级IRR的患者，都要在给药后继续监测直至症状消退。在临床试验中，接受本品治疗的所有患者，约有一半报告了IRR。大多数IRR发生在首次给药时，严重程度为1～2级。4%的患者在两次及以上给药时发生IRR。发生的重度反应包括支气管痉挛、缺氧、呼吸困难、高血压、喉水肿和肺水肿。症状主要包括鼻充血、咳嗽、咽喉刺激、寒战、呕吐和恶心。较不常见的包括哮鸣、过敏性鼻炎、发热、胸部不适、瘙痒和低血压。

每次滴注本品前1～3h给予所有患者以下滴注前用药，以降低IRR风险。①皮质类固醇药物：单药治疗，静脉滴注100mg甲基泼尼松龙或等效药物。在第二次滴注后，可以减少皮质类固醇剂量（口服或静脉内给予甲基泼尼松龙 60mg），联合用药治疗：每次滴注本品前，给予20mg地塞米松或等效药物。当地塞米松为背景治疗方案规定的皮质类固醇时，其将作为本品在注射日的滴注前用药；②退热剂（口服对乙酰氨基酚650～1000mg）；③抗组胺药（口服或静脉内给予苯海拉明25～50mg或等效药物）。

在本品滴注后次日，考虑给予低剂量口服甲基泼尼松龙（≤20mg）或等效药物；另外，对于有慢性阻塞性肺疾病病史的患者，应考虑使用包括短效和长效支气管扩张剂以及吸入性皮质类固醇在内的滴注后用药。

【干预建议】

建议在输注达雷妥尤单抗前给予固醇类药物、解热镇痛药和抗组胺药。

案例 ⑩

【处方描述】

性别：男　　　　　　年龄：34 岁

临床诊断：胃癌

处方内容：

雷莫西尤单抗　　　480mg　　　q4w　　　iv gtt

【处方问题】

预处理方案不适宜：雷莫西尤单抗使用预处理方案不适宜。

【处方分析】

雷莫西尤单抗是一种 VEGFR2 拮抗剂，可特异性地与 VEGFR2 结合并阻断其与 VEGFR 配体、VEGF-A、VEGF-C 和 VEGF-D 的结合。因此，雷莫西尤单抗能够抑制配体刺激的 VEGFR2 活化，从而抑制配体诱导的增殖和人内皮细胞的迁移。临床上联合紫杉醇用于在含氟尿嘧啶类或含铂类化疗期间或化疗后出现疾病进展的晚期胃或胃食管结合部腺癌患者的治疗。

在雷莫西尤单抗临床试验中发生了输液相关反应，包括严重和危及生命的输液相关反应，绝大多数输液相关反应发生在首次或第二次雷莫西尤单抗滴注期间或之后。输液相关反应的症状包括：寒战/震颤、背痛/痉挛、胸痛和（或）胸闷、畏寒，潮红、呼吸困难，喘鸣、缺氧和感觉异常。在严重情况下，症状包括支气管痉挛、室上性心动过速和低血压。

在每次滴注雷莫西尤单抗之前，推荐所有患者预先给予 H_1 受体拮抗剂（例如盐酸苯海拉明）。对于发生 1 级或 2 级输液相关反应的患者，在每次滴注雷莫西尤单抗之前必须预先给予 H_1 受体拮抗剂、地塞米松（或等效物）和对乙酰氨基酚等解热镇痛药物。

【干预建议】

建议在滴注雷莫西尤单抗前给予苯海拉明、地塞米松和对乙酰氨基酚等预处理药物。

案例 ⑪

【处方描述】

性别：男　　　　　　年龄：27 岁

临床诊断：淋巴瘤

处方内容：

| 奥妥珠单抗 | 1000mg | q4w | iv gtt |

【处方问题】

预处理方案不适宜：奥妥珠单抗使用预处理方案不适宜。

【处方分析】

奥妥珠单抗靶向于前 B 淋巴细胞和成熟 B 淋巴细胞表面表达的 CD20 抗原。与 CD20 抗原结合后，奥妥珠单抗通过募集免疫效应细胞、直接激活细胞内死亡信号通路和（或）补体激活级联反应介导B细胞溶解。免疫效应细胞机制包括抗体依赖性细胞介导的细胞毒性（ADCC）和抗体依赖性细胞吞噬（ADCP）。临床上与化疗联合，用于初治的 Ⅱ 期伴有巨大肿块、Ⅲ 期或 Ⅳ 期滤泡性淋巴瘤成人患者，达到至少部分缓解的患者随后用奥妥珠单抗维持治疗。人肿瘤细胞系体外试验中可诱导产生较利妥昔单抗更强的 ADCC 效应。奥妥珠单抗诱导细胞直接死亡的活性也比利妥昔单抗更强。奥妥珠单抗对 Fcγ R Ⅲ受体蛋白的亲和力较利妥昔单抗更强。

药物溶瘤作用导致大量细胞因子释放，可能是输液反应（IRR）发生的原因。在大多数患者中，无论适应证，输液相关反应均为轻度至中度，而且可以通过减慢或暂停首次输液来控制，但是同时也报道了需要对症治疗的重度和危及生命的输液相关反应。在临床上，可能难以区分 IRR 和 IgE 介导的过敏反应（例如速发过敏反应）。高肿瘤负荷的患者发生重度 IRR 风险增加。

需要进行以下预处理：①肿瘤溶解综合征（TLS）的预防及用药，肿瘤负荷高和（或）肾功能受损（CrCl＜70ml/min）的患者存在 TLS 风险，应接受预防性治疗。依据标准操作指南，开始奥妥珠单抗滴注前的预防性治疗应包括充分水化和给予抑制尿酸的药物（例如别嘌醇）或尿酸氧化酶（例如拉布立酶）等适用的替代药物。如果医师认为有必要，患者应在后续每次滴注前继续接受预防性治疗。②为降低输液相关反应风险，于奥妥珠单抗滴注前给予预防用药，所有患者静脉滴注100mg泼尼松/泼尼松龙、20mg地塞米松或80mg甲泼尼龙。不应使用氢化可的松，因为该药不能有效降低IRR的发生率。如果在与奥妥珠单抗滴注的同一天给予含糖皮质激素的化疗方案，则可以在奥妥珠单抗滴注前至少60min时，口服糖皮质激素，在该情况下不需要再额外静脉注射糖皮质激素作为预防用药；口服解热镇痛药，例如650～1000mg对乙酰氨基酚。滴注前30min给予50mg苯海拉明。

【干预建议】

建议在滴注奥妥珠单抗前给予抗尿酸药、固醇类药、抗组胺药和对乙酰氨基酚等预处理药物。

案例 ⑫

【处方描述】

性别：男　　　　　年龄：57岁

临床诊断：结直肠癌

处方内容：

西妥昔单抗　　　800mg　　　q4w　　　iv gtt

【处方问题】

预处理方案不适宜：西妥昔单抗使用预处理方案不适宜。

【处方分析】

西妥昔单抗通过和肿瘤细胞EGFR特异性结合，竞争性抑制EGF和其他配体（如TNF-α）与EGFR结合，可以阻断磷酸化和受体相关激酶的激活，从而抑制细胞生长，诱导细胞凋亡，减少基质金属蛋白酶和血管内皮生长因子的产生。用于治疗野生型RAS（KRAS和NRAS）基因的结直肠癌，与铂类化合物为基础的化疗药物联合应用于复发和（或）转移头颈部鳞状细胞癌等。

重度输液相关反应，包括过敏反应，可能会经常发生，在某些情况下甚至是致命的。一旦发生重度输液反应，应立即并永久停用本品，并进行紧急处理。其中部分反应可能是过敏或有过敏反应的性质或表现为细胞因子释放综合征（CRS）。症状可能发生在首次滴注期间及滴注结束后数小时或后续滴注中。建议医师告知患者这种反应延迟发生的可能性，并要求患者出现输液反应症状时立即联系医师。可能的症状包括支气管痉挛、荨麻疹、血压升高或降低、意识丧失或休克。罕见心绞痛、心肌梗死或心跳骤停。

在第一次滴注本品之前至少1h，患者必须接受抗组胺药物和糖皮质激素类药物的预防用药。建议在后续治疗中，每次使用本品前都给予上述预防用药。

【干预建议】

建议在滴注西妥昔单抗前给予苯海拉明和地塞米松等预处理药物。

第十节　治疗方案不适宜

一、抗肿瘤药物治疗方案的基本概念

抗肿瘤药物治疗方案是指肿瘤患者在确诊疾病后，医师根据循证医学证据结合患者自身情况制订的用药方案，主要指化疗方案。随着肿瘤分子生物学的发展，发现肿瘤细胞存在异质性，表明即使是同一器官的肿瘤，其细胞间仍然存在不同的性质，传统化疗针对单一器官的模式已不符合提高疗效的要求。针对肿瘤采取个体化药物治疗方案是十分必要的，广义的个体化药物治疗指的是制订不同的药物治疗方案符合肿瘤病理或分子特点，同时考虑患者的具体情况的个性化药物疗法。

二、影响治疗方案选择的因素

抗肿瘤药物治疗方案，应根据患者的机体状况以及肿瘤的病理类型、侵犯范围（病期）和发展趋势制订。一般从以下四个方面综合考虑。

（1）分子病理学诊断和基因检测　决定了治疗药物的选择、治疗结果的预测及整个综合治疗方案的制订。

（2）临床分期　肿瘤的分期、高危因素决定有无必要进行化疗。

（3）患者的耐受性　肝、肾、心基础疾病，体力状况，决定可否化疗，化疗是否减量。

（4）采用的治疗方案　一、二、三线等标准治疗方案的选择，药物剂量、疗程、给药间隔的确定。

只有经组织或细胞学病理确诊，或特殊分子病理诊断成立的恶性肿瘤，才有指征使用抗肿瘤药物。单纯依据临床症状、体征和影像学结果得出临床诊断的肿瘤患者，没有抗肿瘤药物治疗的指征。对于某些难以获取病理诊断的肿瘤，如胰腺癌，可参照国家相关指南或规范确诊。

三、常见恶性肿瘤及其治疗方案

（一）非小细胞肺癌

1.药物治疗的基本原则 药物治疗包括化疗、分子靶向治疗以及免疫治疗。化疗分为新辅助化疗、辅助化疗、姑息化疗，应当严格掌握临床适应证，并在肿瘤内科医师的指导下实施。化疗应当充分考虑患者病期、体力状况、不良反应、生活质量及患者意愿，避免治疗过度或治疗不足。及时评估化疗疗效，密切监测及防治不良反应，并酌情调整药物和（或）剂量。分子靶向治疗需要明确基因突变状态，依据分子分型指导靶向治疗。

2.药物治疗方案

（1）一线药物治疗 对于驱动基因阴性的患者，含铂两药方案是标准的一线化疗方案，对于非鳞癌患者可以在化疗基础上联合抗血管治疗，如贝伐珠单抗或血管内皮抑制蛋白。建议可行卡瑞利珠单抗、帕博利珠单抗、替雷利珠单抗，信迪利单抗或阿替利珠单抗联合培美曲塞为基础的含铂两药化疗。对鳞癌建议帕博利珠单抗、替雷利珠单抗联合紫杉醇或信迪利单抗联合吉西他滨含铂两药化疗。若患者PD-L1阳性（TPS≥1%），可行帕博利珠单抗单药治疗，其中PD-L1高表达（TPS≥50%）的患者免疫治疗获益更加显著。患者PD-L1高表达（TC≥50%或IC≥10%），亦可接受阿替利珠单抗单药治疗。对于驱动基因阳性的患者，如EGFR基因突变（包括19外显子缺失、21外显子L858R和L861Q、18外显子G719X以及20外显子S768I）阳性的患者，可选择表皮生长因子受体酪氨酸激酶抑制（EGFR-TKI）治疗，包括吉非替尼、厄洛替尼、埃克替尼、达可替尼、阿法替尼或奥希替尼。一线给予吉非替尼或厄洛替尼治疗时还可考虑联合化疗，厄洛替尼亦可联合贝伐珠单抗。ALK融合基因阳性的患者可选择阿来替尼、塞瑞替尼或克唑替尼治疗。ROS1融合基因阳性的患者，可选择克唑替尼治疗。对于C-met14跳跃突变、不能耐受化疗者可以选择赛沃替尼。目前可选用的治疗药物详见表4-11。

表4-11 非小细胞肺癌常用化疗方案

方案	药物	剂量	用药时间	时间及周期
NP	长春瑞滨	$25mg/m^2$	第1天、第8天	21天为1个周期
	顺铂/卡铂	$70\sim80mg/m^2$、AUC5~6	第1天	4~6个周期
TP	紫杉醇	$135\sim175mg/m^2$	第1天	21天为1个周期
	顺铂/卡铂	$70\sim80mg/m^2$、AUC5~6	第1天	4~6个周期
GP	吉西他滨	$1000\sim1250mg/m^2$	第1天、第8天	21天为1个周期
	顺铂/卡铂	$75mg/m^2$、AUC5~6	第1天、第2天 或第1天	4~6个周期
DP	多西他赛	$60\sim75mg/m^2$	第1天	21天为1个周期
	顺铂/卡铂/奈达铂（仅限鳞癌）	$75mg/m^2$、AUC5~6、$100mg/m^2$	第1天	4~6个周期
PP	培美曲塞（非鳞癌）	$500mg/m^2$	第1天	21天为1个周期
	顺铂/卡铂	$75mg/m^2$、AUC5~6	第1天	4~6个周期
LP	紫杉醇脂质体	$135\sim175mg/m^2$	第1天	21天为1个周期
	顺铂/卡铂	$75mg/m^2$、AUC5~6	第1天	4~6个周期
吉西他滨联合多西他赛	吉西他滨	$1000\sim1250mg/m^2$	第1天、第8天	21天为1个周期
	多西他赛	$60\sim75mg/m^2$	第1天	4~6个周期
吉西他滨联合长春瑞滨	吉西他滨	$1000\sim1250mg/m^2$	第1天、第8天	21天为1个周期
	长春瑞滨	$25mg/m^2$	第1天、第8天	4~6个周期
帕博利珠单抗联合含铂双药（鳞癌）	帕博利珠单抗	200mg	第1天	21天为1个周期
	紫杉醇/白蛋白结合型紫杉醇	$200mg/m^2$、$100mg/m^2$	第1天/第1天，第8天，第15天	4个周期
	卡铂	AUC6	第1天	
帕博利珠单抗联合含铂双药（非鳞癌）	帕博利珠单抗	200mg	第1天	21天为1个周期
	培美曲塞	$500mg/m^2$	第1天	4个周期
	卡铂	AUC5	第1天	
替雷利珠单抗联合卡铂及紫杉醇类药物（鳞癌）	替雷利珠单抗	200mg	第1天	21天为1个周期
	卡铂	AUC5	第1天	4~6个周期
	紫杉醇/白蛋白结合型紫杉醇	$175mg/m^2$、$100mg/m^2$	第1天/第1天，第8天，第15天	
卡瑞利珠单抗联合培美曲塞及卡铂（非鳞癌）	卡瑞利珠单抗	200mg	第1天	21天为1个周期
	培美曲塞	$500mg/m^2$	第1天	4个周期
	卡铂	AUC5	第1天	

续表

方案	药物	剂量	用药时间	时间及周期
信迪利单抗联合培美曲塞及铂类（非鳞癌）	信迪利单抗	200mg	第1天	21天为1个周期
	培美曲塞	500mg/m²	第1天	4个周期
	顺铂/卡铂	75mg/m²、AUC5	第1天	
阿替利珠单抗联合培美曲塞及铂类（非鳞癌）	阿替利珠单抗	1200mg	第1天	21天为1个周期
	培美曲塞	500mg/m²	第1天	4个周期
	顺铂/卡铂	75mg/m²、AUC5	第1天	

注：具体药物剂量需结合患者临床情况酌情调整

表4-12　非小细胞肺癌常用的抗血管治疗、免疫治疗和靶向治疗药物

药物	剂量	用药时间
抗血管生成药物：		
血管内皮抑制素	7.5mg/m²	第1天～第14天，21天为1个周期
贝伐珠单抗	7.5～15mg/kg	第1天，21天为1个周期
免疫治疗药物：		
信迪利单抗	200mg	第1天，21天为1个周期
替雷利珠单抗	200mg	第1天，21天为1个周期
卡瑞利珠单抗	200mg	第1天，21天为1个周期
纳武利尤单抗	3mg/kg	第1天，14天为1个周期
帕博利珠单抗	200mg	第1天，21天为1个周期
阿替利珠单抗（PD-L1）	1200mg	第1天，21天为1个周期
度伐利尤单抗（PD-L1）	10mg/kg	第1天，14天为1个周期
靶向治疗药物：		
吉非替尼	250mg	qd
厄洛替尼	150mg	qd
埃克替尼	125mg	tid
达可替尼	45mg	qd
阿法替尼	40mg	qd
奥希替尼	80mg	qd
克唑替尼	250mg	bid
阿来替尼	600mg	bod
塞瑞替尼	450mg	qd

对一线治疗后达到疾病控制（完全缓解、部分缓解或稳定）的患者，可选择维持治疗。目前同药维持治疗有循证医学证据支持的药物有培美曲塞（非鳞癌）、贝伐珠单抗（非鳞癌）和吉西他滨，使用免疫检查点抑制剂时若未出现疾病进展及不可耐受的不良反应，建议使用周期为2年；有循证医学证据支持的换药维持治疗的药物有培美曲塞（非鳞癌），对于EGFR基因敏感突变患者可以选择EGFR-TKI进行维持治疗。

（2）二线药物治疗　可选择的化疗药物包括多西他赛、培美曲塞等；针对EGFR突变、ALK融合或ROS1融合阳性的患者可选择相应的分子靶向药物；可选择的免疫治疗包括纳武利尤单抗等。对于驱动基因突变阳性的患者，如果一线和维持治疗时没有应用相应的分子靶向药物，二线治疗时应优先应用分子靶向药物。一线EGFR-TKIs治疗后耐药并且EGFRT790M突变阳性的患者，二线治疗时应优先使用三代EGFR-TKI，如奥希替尼、阿美替尼或伏美替尼。对于ALK融合阳性，一线接受克唑替尼治疗后出现耐药的患者，二线治疗时可选择塞瑞替尼或阿来替尼。一线分子靶向治疗耐药后若为寡进展或中枢神经系统进展，可继续靶向治疗基础上联合局部治疗，如放疗或手术等。对于一线接受EGFR-TKI或者ALK抑制剂治疗出现耐药，二线治疗亦可根据患者的美国东部肿瘤协作组行为状态评分（ECOG PS）选择含铂两药或者单药化疗方案，若为非鳞癌，可在此基础上联合抗血管药物，如贝伐珠单抗。对于驱动基因阴性的患者，应优先考虑化疗，对于无驱动基因且组织学类型为鳞癌的患者，可选择使用阿法替尼。对于含铂两药联合化疗/靶向治疗失败后的NSCLC患者可选择免疫检查点抑制剂治疗。

表4-13　美国东部肿瘤协作组活动状态评分（PS评分）

PS评分	定义	KPS评分
0	活动正常	100～90
1	有症状但能走动	80～70
2	小于50%的时间卧床	60～50
3	大于50%的时间卧床	40～30
4	卧床不起	20～10
5	死亡	0

表4-14 非小细胞肺癌常用的二线治疗方案

治疗方案	剂量	用药时间	时间及周期
多西他赛	$75mg/m^2$	第1天	21天为1个周期
培美曲塞（非鳞癌）	$500mg/m^2$	第1天	21天为1个周期
阿法替尼（鳞癌）	40mg	qd	qd
奥希替尼（T790M）	80mg	qd	qd

（3）三线药物治疗 可选择参加临床试验，三线治疗也可选择血管内皮生长因子受体酪氨酸激酶抑制剂单药口服，若一线、二线未使用免疫检查点抑制剂，可考虑使用纳武利尤单抗。目前血管内皮生长因子受体酪氨酸激酶抑制剂三线治疗有循证医学证据支持的药物有安罗替尼。

（4）对于化疗后疾病进展或不耐受标准含铂化疗的、具有MET外显子14跳跃突变的局部晚期或转移性NSCLC可以接受赛沃替尼治疗；对于既往接受过含铂化疗的RET基因融合阳性的局部晚期或转移性NSCLC可以接受普拉替尼治疗。对于其他驱动基因突变，如BRAF V600E突变，NTRK融合等突变情况，目前已有一些新的针对性靶向药物在临床试验中取得了较好的疗效，因此鼓励具有罕见突变的患者参加相应临床试验，并可考虑在适当临床情况下使用相应药物进行治疗。

（二）晚期乳腺癌

1.药物治疗的基本原则 对患者基本情况（年龄、月经状况、血常规、重要器官功能、有无其他疾病等）、肿瘤特点（病理类型、分化程度、淋巴结状态、HER2及激素受体状况、有无脉管瘤栓等）、治疗手段（如化疗、内分泌治疗、靶向药物治疗等）进行综合分析，医师根据治疗的耐受性、术后复发风险、肿瘤分子分型和治疗敏感性选择相应治疗，并权衡治疗给患者带来的风险-受益，若接受化疗的患者受益有可能大于风险，可进行术后辅助化疗。

2.药物治疗方案

（1）晚期乳腺癌化疗 符合下列某一条件的患者可考虑化疗：①ER/PR阴性或低表达；②内脏危象或有症状的内脏转移；③ER/PR阳性内分泌治疗耐药者（特别是原发性耐药）。

晚期乳腺癌常用的化疗药物包括蒽环类、紫杉类、长春瑞滨、卡培他滨、吉西他滨、铂类等。应根据疾病的范围、肿瘤的分子特征、既往治疗及患者的特点来制订个体化的化疗方案。制订方案时应充分考虑患者的意愿，疾病的不可治愈性，平衡生活质量和生存期。

在疾病发展的不同阶段合理选择单药或联合化疗。

①单药化疗。对肿瘤发展相对较慢，肿瘤负荷不大，无明显症状，特别是老年耐受性较差的患者优选单药化疗。蒽环类（紫杉类）治疗失败的常用定义为使用蒽环类（紫杉类）解救化疗过程中发生疾病进展，或辅助治疗结束后12个月内发生复发转移。对于既往蒽环类治疗失败的患者，通常首选以紫杉类（如紫杉醇、多西他赛及白蛋白结合紫杉醇）为基础的单药或联合方案；对于既往蒽环类和紫杉类治疗均失败的患者，目前尚无标准化疗方案，可考虑其他单药或联合方案。常用的单药包括蒽环类，如多柔比星、表柔比星、吡柔比星及聚乙二醇化脂质体多柔比星；紫杉类，如紫杉醇、多西他赛、白蛋白结合型紫杉醇；抗代谢药如卡培他滨、吉西他滨等；非紫杉类微管形成抑制剂，如长春瑞滨、艾立布林、优替德隆等；依托泊苷胶囊、环磷酰胺片等口服方便，可以作为后线治疗的选择。

②联合化疗。适合病情进展较快，肿瘤负荷较大或症状明显的患者。联合化疗方案的选择多种多样，主要基于既往循证医学的证据、联合药物之间的相互作用、联合药物的毒性谱、患者的个体状态来综合制订，不推荐联合三种以上的化疗药物。对于三阴性乳腺癌，可选择GP方案（吉西他滨联合顺铂）、GC方案（吉西他滨联合卡铂）、AP方案（白蛋白紫杉醇联合顺铂/卡铂）、PC方案（其他紫杉类药物联合卡铂/顺铂）。单药或联合化疗均可在循证证据支持下联合靶向治疗。联合化疗时，是采用持续方式还是4~8个疗程后停药或维持治疗需权衡疗效、药物不良反应和患者生活质量。对多程化疗失败的患者无标准治疗，鼓励患者参加新药临床试验或对症支持治疗。对于三阴性乳腺癌，戈沙妥珠单抗是一种重要的靶向治疗选择，已获得美国FDA和中国NMPA的批准。对HER2阳性患者，化疗同时应联合抗HER2靶向药物。

③维持化疗。对完成了4~6周期化疗，治疗有效、耐受性较好的患者，可以持续治疗至病情进展或出现不能耐受的毒性。联合化疗有效但不能耐受或无意愿继续联合化疗者可考虑维持治疗，可选择原先联合方案中的一个单药化疗维持，激素受体阳性者还可考虑内分泌 ± 靶向治疗维持。维持治疗中应该加强患者管理，定期评估疗效和不良反应。

表4-15　晚期乳腺癌常用化疗方案

方案	药物	剂量	用法	用药时间	时间及周期
优选单药方案	紫杉醇	80mg/m²	iv gtt	第1天、第8天、第15天	28天为1个周期
		175mg/m²	iv gtt	第1天	21天为1个周期
	卡培他滨	1000～1250mg/m²	po	第1天～第14天	21天为1个周期
	吉西他滨	800～1200mg/m²	iv gtt	第1天、第8天、第15天	28天为1个周期
	长春瑞滨	25mg/m²	iv gtt	第1天、第8天、第15天	28天为1个周期
		60mg/m²	po	第1天、第8天、第15天	28天为1个周期
	多柔比星脂质体	50mg/m²	iv gtt	第1天	28天为1个周期
其他单药方案	多西他赛	60～100mg/m²	iv gtt	第1天	21天为1个周期
	白蛋白结合型紫杉醇	100～125mg/m²	iv gtt	第1天、第8天、第15天	28天为1个周期
		260mg/m²	iv gtt	第1天	21天为1个周期
	卡铂	AUC5～6	iv gtt	第1天	21～28天为1个周期
	表柔比星	60～90mg/m²	iv gtt	第1天	21天为1个周期
	多柔比星	60mg/m²	iv gtt	第1天	21天为1个周期
		20mg/m²	iv gtt	第1天	每周1次
	环磷酰胺	50～100mg	po	第1天～第21天	28天为1个周期
	依托泊苷	75～100mg	po	第1天～第10天	21天为1个周期
TX	多西他赛	75mg/m²	iv gtt	第1天～第14天	21天为1个周期
	卡培他滨	950～1000mg/m²	po	bid	
GT	吉西他滨	1000～1250mg/m²	iv gtt	第1天、第8天	21天为1个周期
	紫杉醇/多西他赛	175mg/m²、75mg/m²	iv gtt	第1天	
GC	吉西他滨	1000mg/m²	iv gtt	第1天、第8天	21天为1个周期
	卡铂	AUC2	iv gtt		
ET	表柔比星	60～75mg/m²	iv gtt	第1天	21天为1个周期
	多西他赛	75mg/m²	iv gtt	第2天	
CAF	环磷酰胺	500mg/m²	iv gtt	第1天	21天为1个周期
	多柔比星	50mg/m²	iv gtt	第1天	
	氟尿嘧啶	500mg/m²	iv gtt	第1天、第8天	

方案	药物	剂量	用法	用药时间	时间及周期
FEC	氟尿嘧啶	500mg/m^2	iv gtt	第1天、第8天	28天为1个周期
	表柔比星	50mg/m^2	iv gtt		
	环磷酰胺	400mg/m^2	iv gtt		
AC	多柔比星	60mg/m^2	iv gtt	第1天	21天为1个周期
	环磷酰胺	600mg/m^2	iv gtt		
EC	表柔比星	75mg/m^2	iv gtt	第1天	21天为1个周期
	环磷酰胺	600mg/m^2	iv gtt		
CMF	环磷酰胺	100mg/m^2	po	第1天~第14天	28天为1个周期
	甲氨蝶呤	40mg/m^2	iv gtt	第1天、第8天	
	氟尿嘧啶	600mg/m^2	iv gtt	第1天、第8天	

（2）晚期乳腺癌的内分泌治疗

①下列条件的患者可考虑内分泌治疗：年龄大于35岁；无病生存期大于2年（联合部分靶向药物时可适当突破该界限）；仅有骨和软组织转移；无症状的内脏转移；ER和（或）PR阳性；受体不明或受体为阴性的患者，如临床病程发展缓慢，也可以试用内分泌治疗。

②充分考虑患者情况和疾病特点选择治疗方式

a. 绝经后患者的内分泌治疗推荐：芳香化酶抑制剂包括非甾体类（阿那曲唑和来曲唑）、甾体类（依西美坦）、ER调变剂（他莫昔芬和托瑞米芬）、ER下调剂（氟维司群）、孕酮类药物（甲地孕酮）、雄激素（氟甲睾酮）及大剂量雌激素（炔雌醇）。

b. 绝经前患者内分泌治疗推荐：在卵巢功能抑制基础上（主要是使用促黄体素释放激素激动剂和手术去势），可参照绝经后乳腺癌处理。未行卵巢功能抑制的，可考虑ER调变剂（他莫昔芬和托瑞米芬）、孕酮类药物（甲地孕酮）、雄激素（氟甲睾酮）及大剂量雌激素（炔雌醇）。

c. 绝经前和绝经后患者均可考虑在内分泌治疗的基础上联合靶向治疗（CDK4/6抑制剂、HDAC抑制剂等）。

③晚期乳腺癌一线内分泌治疗的选择

a. 芳香化酶抑制剂联合CDK4/6抑制剂（哌柏西利、阿贝西利）是HR阳性/HER2阴性绝经后（自然绝经或手术去势）或绝经前但经药物去势后乳腺癌患者一线内分泌治疗的优先选择。

b. 当CDK4/6抑制剂不可及时，单药内分泌治疗也是可行的；绝经后（自然绝经或手术去势）患者可使用氟维司群、芳香化酶抑制剂（AI）、雌激素受体（ER）调变剂（他莫昔芬和托瑞米芬）；绝经前患者可使用卵巢功能抑制（OFS）联合氟维司群、OFS联合AI、OFS联合ER调变剂、单纯ER调变剂。绝经前患者在使用卵巢功能抑制剂后，可按照绝经后模式处理。

④晚期乳腺癌二线内分泌治疗的选择

a. 一线内分泌治疗失败后，非内脏危象的患者仍然可以选择二线内分泌治疗±靶向治疗。不推荐重复使用辅助治疗或一线治疗已被证明耐药的内分泌药物。对于尚未使用过CDK4/6抑制剂的患者：氟维司群联合CDK4/6抑制剂（哌柏西利、阿贝西利）是HR阳性/HER2阴性绝经后（自然绝经或手术去势）或绝经前但经药物去势后乳腺癌患者二线内分泌治疗的优先选择。甾体/非甾体芳香化酶抑制剂（±OFS）或他莫昔芬（±OFS）联合CDK4/6抑制剂亦可选用。对于已经使用过CDK4/6抑制剂的患者，目前并无充分证据支持CDK4/6抑制剂的跨线治疗。

b. 当以上联合的小分子靶向药物不可及时，单药内分泌治疗也是可行的；绝经后（自然绝经或手术去势）患者可使用氟维司群、AI、ER调变剂（他莫昔芬和托瑞米芬）；绝经前患者可使用OFS联合氟维司群、OFS联合AI、OFS联合ER调变剂、单纯ER调变剂。

注意事项：连续两线内分泌治疗后肿瘤进展，通常提示内分泌治疗耐药，应该换用细胞毒药物治疗或进入临床试验研究。在内分泌治疗期间，应每2～3个月评估1次疗效，对达到治疗有效或疾病稳定患者应继续给予原内分泌药物维持治疗，如肿瘤出现进展，应根据病情决定更换其他机制的内分泌治疗药物或改用化疗等其他治疗手段。

（3）晚期HER2阳性乳腺癌的靶向治疗

①首选曲妥珠单抗、帕妥珠单抗双靶向治疗联合紫杉类药物。其他可选方案包括曲妥珠单抗单靶联合紫杉类药物，曲妥珠单抗也可联合长春瑞滨、卡培他滨等化疗药物。

②对于未使用过曲妥珠单抗或符合曲妥珠单抗再使用条件（曲妥珠单抗辅助治疗结束后超过1年以上复发转移）的患者，应首选以曲妥珠单抗±帕妥珠单抗为基础的一线治疗。而停用曲妥珠单抗至复发间隔时间≤6～12个月患者则建议选用二线抗HER2方案治疗。

③对于HER2阳性/HR阳性的患者，如不适合化疗或病情进展缓慢者可以考虑抗HER2治疗联合内分泌药物作为一线治疗选择。

④经曲妥珠单抗 ± 帕妥珠单抗治疗后疾病进展的治疗选择

a. 曲妥珠单抗治疗病情进展后，仍应持续使用抗HER2靶向治疗。

b. 当一线治疗后病情进展时可选择以下治疗策略。对于曲妥珠单抗 ± 帕妥珠单抗治疗失败患者，单药恩美曲妥珠单抗可延长无进展生存时间和总生存时间。吡咯替尼联合卡培他滨较拉帕替尼联合卡培他滨可延长无进展生存时间。其他抗HER2靶向药物：伊尼妥单抗联合长春瑞滨等化疗也可作为曲妥珠单抗非耐药患者的抗HER2治疗选择之一。单纯两种靶向药物的联合（如拉帕替尼联合曲妥珠单抗）也有证据改善OS。曲妥珠单抗允许进行跨线治疗。多线抗HER2治疗失败，无法获得进一步治疗的，建议参加临床研究。

表4-16 晚期HER2阳性乳腺癌靶向治疗方案

方案	药物	剂量	用法	用药时间	时间及周期
方案1（一线）	多西他赛	$75 \sim 100mg/m^2$	iv gtt	第1天	21天为1个周期
	曲妥珠单抗	8mg/kg（首剂）~6mg/kg	iv gtt	第1天	
方案2（一线）	多西他赛	$75mg/m^2$	iv gtt	第1天	
	卡培他滨	$1000mg/m^2$	po	bid，第1天~第14天	
	曲妥珠单抗	8mg/kg（首剂）~6mg/kg	iv gtt	第1天	21天为1个周期
方案3（一线）	紫杉醇	$80mg/m^2$	iv gtt	第1天	qw
		$175mg/m^2$	iv gtt	第1天	q3w
	曲妥珠单抗	4mg/kg（首剂）~2mg/kg	iv gtt	第1天	qw
		8mg/kg（首剂）~6mg/kg	iv gtt	第1天	q3w
方案4（一线）	紫杉醇	$80mg/m^2$	iv gtt	第1天、第8天、第15天	21天为1个周期
	卡铂	AUC2	iv gtt	第1天、第8天、第15天	
	曲妥珠单抗	4mg/kg（首剂）~2mg/kg	iv gtt	qw	
方案5（一线）	长春瑞滨	$25mg/m^2$	iv gtt	第1天、第8天、第15天	28天为1个周期
	曲妥珠单抗	4mg/kg（首剂）~2mg/kg	iv gtt	qw	
方案6（一线）	多西他赛	$75 \sim 100mg/m^2$	iv gtt	第1天	21天为1个周期
	曲妥珠单抗	8mg/kg（首剂）~6mg/kg	iv gtt	第1天	
	帕妥珠单抗	840mg（首剂）~420mg	iv gtt	第1天	

方案	药物	剂量	用法	用药时间	时间及周期
方案7	拉帕替尼	1250mg	po	qd	21天为1个周期
	卡培他滨	1000mg/m²	po	bid	
方案8	拉帕替尼	1250mg	po	qd	
	曲妥珠单抗	4mg/kg（首剂）～2mg/kg	iv gtt	第1天	qw
		8mg/kg（首剂）～6mg/kg	iv gtt	第1天	q3w

（三）结直肠癌

1.药物治疗的基本原则 必须明确治疗目的，确定属于术前治疗、术后辅助治疗或者姑息治疗；必须在全身治疗前完善影像学基线评估，同时推荐完善相关分子标记物检测。推荐对临床确诊为复发或转移性结直肠癌患者进行KRAS、NRAS基因突变检测，以指导肿瘤靶向治疗。BRAF V600E突变状态的评估应在RAS检测时同步进行，以对预后进行分层，指导临床治疗。推荐对所有结直肠癌患者进行错配修复（MMR）蛋白表达或微卫星不稳定（MSI）检测，用于林奇综合征筛查、预后分层及指导免疫治疗等。MLH1缺失的MMR缺陷型肿瘤应行BRAF V600E突变分子和（或）MLH1甲基化检测，以评估发生林奇综合征的风险。有条件的建议行HER2免疫组化检测。

在治疗过程中，必须及时评价疗效和不良反应，并在多学科指导下根据患者病情及体力评分适时地进行治疗目标和药物及剂量的调整。重视改善患者生活质量及合并症处理，包括疼痛、营养、心理等。

2.结直肠癌的术前治疗 直肠癌术前治疗推荐完善MMR或MSI检测，如为pMMR或MSS，推荐以氟尿嘧啶类药物为基础的新辅助放化疗。如为dMMR或MSI-H，可考虑在多学科团队指导下决定是否行新辅助免疫治疗。新辅助放化疗中，化疗方案推荐可选择卡培他滨单药、持续灌注氟尿嘧啶（FU）、FU/亚叶酸钙（LV）或卡培他滨联合伊立替康，在长程放疗期间同步进行化疗。

3.结直肠癌辅助治疗 辅助治疗应根据患者原发部位、病理分期、分子指标及术后恢复状况来决定。Ⅰ期结直肠癌不推荐辅助治疗。Ⅱ期有高危因素结肠癌患者，化疗方案推荐选用以奥沙利铂为基础的CapeOx或FOLFOX方案或者单药FU/LV、卡培他滨。Ⅲ期结直肠癌患者，推荐辅助化疗，方案推荐选用CapeOx，FOLFOX方案或单药卡培他滨，FU/LV方案。不推荐在辅助化疗中使用伊立替康、替吉奥、雷替曲塞及靶向药物。

4.复发/转移性结直肠癌全身系统治疗 目前，治疗晚期或转移性结直肠癌使用的化疗药物包括FU/LV、伊立替康、奥沙利铂、卡培他滨、曲氟尿苷替匹嘧啶和雷替曲塞。靶向药物包括西妥昔单抗、贝伐珠单抗、瑞戈非尼和呋喹替尼，适用于经过肿瘤 KRAS、NRAS 和 BRAF 基因及 MMR 或微卫星状态检测的患者；如患者携带 NTRK 融合变异，推荐在标准治疗失败后进行NTRK制剂治疗；免疫检查点抑制剂药物包括PD-1单抗或PD-L1单抗。

结直肠癌患者的一、二线治疗推荐以下联合化疗方案，FOLFOX/FOLFIRI+西妥昔单抗（推荐用于KRAS、NRAS和BRAF基因野生型患者）以及CapeOx/FOLFOX/FOLFIRI+贝伐珠单抗。对于肿瘤负荷大、预后差或需要转化治疗的患者，如一般情况允许，也可考虑 FOLFOXIRI ± 贝伐珠单抗的一线治疗。对于KRAS、NRAS和BRAF基因野生型需转化治疗的患者，也可考虑FOLFOXIRI+西妥昔单抗治疗。一线接受奥沙利铂治疗的患者，如二线治疗方案为化疗+贝伐珠单抗时，化疗方案推荐FOLFIRI或改良的伊立替康+卡培他滨。对于不能耐受联合化疗的患者，推荐方案为FU/LV或卡培他滨单药+靶向药物。不适合FU/LV的晚期结直肠癌患者，可考虑雷替曲塞治疗。对于 BRAF V600E 突变患者，如果一般状况较好，可考虑FOLFOXIRI+贝伐珠单抗的一线治疗。对于dMMR或MSI-H患者，推荐一线进行PD-1单抗治疗。如一线未接受PD-单抗治疗，在二线或二线以上时，推荐进行PD-1/PD-L1单抗治疗。

三线及三线以上治疗患者，推荐瑞戈非尼或呋喹替尼或参加临床试验，也可考虑曲氟尿苷替匹嘧啶。

原发灶位于右半结肠癌（回盲部到脾曲）患者的预后明显差于左半结肠癌和直肠癌（自脾曲至直肠）。对于 KRAS、NRAS 和 BRAF 基因野生型患者，一线治疗右半结肠癌中抗 VEGF 单抗（贝伐珠单抗）联合化疗的疗效优于抗EGFR 单抗（西妥昔单抗）联合化疗，而在左半结肠癌和直肠癌中，抗 EGFR 单抗联合化疗疗效优于抗 VEGF 单抗联合化疗。

姑息治疗4~6个月后疾病稳定但仍然没有手术机会的患者，可考虑进入维持治疗（如采用毒性较低的 FU/LV、或卡培他滨单药、或联合靶向治疗、或暂停全身系统治疗），以降低联合化疗的毒性。

四、治疗方案审核要点

对于治疗方案的审核，涵盖了处方审核的各个维度，应该从以下几个方面综合考虑。

（1）患者机体状况　患者肝肾功能；是否存在禁忌证；PS评分。

（2）肿瘤基本情况　肿瘤分期分型；靶点检测；初治或复发。

（3）药物特征　用法用量；不良反应；超说明书用药等。

五、审方案例

案例 ①

【 处方描述 】

性别：男　　　　　年龄：52岁

临床诊断：小细胞肺癌广泛期

处方内容：

帕博利珠单抗	200mg	q3w	iv gtt
培美曲塞	500mg/m²	d1	iv gtt
卡铂	AUC 5	d1	iv gtt

【处方问题】

治疗方案不适宜：小细胞肺癌使用帕博利珠单抗不适宜。

【处方分析】

广泛期小细胞肺癌（ES-SCLC）推荐化疗或在化疗（EP或EC方案）基础上联合免疫治疗，如PD-L1单抗等为主的综合治疗，有局部症状或伴脑转移者推荐在化疗基础上联合放疗或其他局部治疗方法。化疗方案推荐 EP、EC、伊立替康联合顺铂（IP）或伊立替康联合卡铂（IC）。由于顺铂有剂量限制性肾毒性、耳毒性、神经毒性和消化道毒性，以及治疗诱导性耐药等缺点，对于不适用顺铂的患者，也可以选择依托泊苷联合洛铂（EL）方案。PD-L1单抗推荐使用阿替利珠单抗，属于免疫检查点抑制剂，PD-L1可表达在肿瘤细胞和肿瘤浸润性免疫细胞上，有助于在肿瘤微环境中的抑制抗肿瘤免疫应答，当PD-L1与T细胞及抗原递呈细胞上的PD-1和B7.1受体结合时，可抑制细胞毒性T细胞活性、T细胞增殖和细胞因子释放。阿替利珠单抗在SCLC的治疗中推荐与卡铂和依托泊苷联合用药：在诱导期，第1天静脉滴注阿替利珠单抗，推荐剂量为1200mg，继之以静脉滴注卡铂，之后是依托泊苷。第2天和第3

天静脉滴注依托泊苷。该方案每3周给药1次，共4个治疗周期。诱导期之后是无化疗的维持期，在此期间每3周静脉滴注1次，1200mg阿替利珠单抗。

SCLC的二线治疗方案是一线化疗后6个月内复发或进展者可选择拓扑替康、伊立替康、吉西他滨、长春瑞滨、替莫唑胺或紫杉醇等药物治疗；6个月后复发或进展者可选择初始治疗方案并鼓励患者参加新药临床试验。

【干预建议】

帕博利珠单抗在国内外均未被批准用于SCLC，建议改用PD-L1单抗或有其他证据证明的PD-1单抗，培美曲塞也不推荐用于SCLC，建议改用其他化疗药物，卡铂应当根据患者具体情况调整剂量。

案例 ❷

【处方描述】

性别：男　　　　　　年龄：63岁

临床诊断：非小细胞肺癌，EGFR（−）

处方内容：

奥希替尼　　40mg　　qd　　po

【处方问题】

治疗方案不适宜：EGFR表达阴性非小细胞肺癌使用奥希替尼不适宜。

【处方分析】

非小细胞肺癌占肺癌总数的85%，随着肺癌系列致癌驱动基因的相继确定，肺癌的分型由过去单纯的病理组织学分类，进一步细分为基于驱动基因的分子亚型。靶向EGFR、ALK、ROS1等靶点的治疗已经被证实在NSCLC上是有效的，我国的肺腺癌患者EGFR基因敏感突变阳性率为40%~50%，EGFR突变主要包括4种类型：外显子19缺失突变、外显子21突变、外显子18突变和外显子20插入突变。最常见的EGFR突变为外显子19缺失突变（19DEL）和外显子21突变（21L858R），均为EGFR-TKI的敏感性突变，18外显子G719X、20外显子S768I和21外显子L861Q突变亦均为敏感性突变，20外显子的T790M突变与第一、二代EGFR-TKI获得性耐药有关。

对于驱动基因阳性的NSCLC患者，如EGFR基因突变（包括19外显子缺失、21外显子L858R和L861Q、18外显子G719X、以及20外显子S768I）阳性的患者，可选择表皮生长因子受体酪氨酸激酶抑制（EGFR-TKI）治疗。奥希替尼属于第三代EGFR-TKI，适用于：①ⅠB～ⅢA期EGFR 19外显子缺失突变或21外显子L858R置换突变的NSCLC患者的术后辅助治疗；②具有EGFR 19外显子缺失突变或21外显子L858R置换突变的局部晚期或转移性NSCLC成人患者的一线治疗或既往经EGFR-TKI治疗时；③治疗后出现疾病进展，并且经检测确认存在EGFR T790M突变阳性的局部晚期或转移性NSCLC成人患者的治疗。奥希替尼推荐剂量为每次80mg，每天1次，口服，进餐或空腹时服用均可。根据患者个体的安全性和耐受性，可暂停用药或减量。如果需要减量，则剂量应减至每次40mg，每天1次，口服。

需要注意的是术后辅助用药或一线用药前必须明确有经国家药品监督管理局批准的EGFR基因检测方法检测到EGFR 19外显子缺失突变或21外显子L858R置换突变阳性的患者；而对于既往经EGFR-TKI治疗时或治疗后出现疾病进展的局部晚期或转移性患者，用药前必须明确有经国家药品监督管理局批准的检测方法检测到EGFR T790M突变。其中对于通过组织或血浆检测后，如果T790M突变为阳性，则提示可使用本品治疗。然而，如果使用的是血浆ctDNA检测，且结果为阴性，则在可能的情况下应再组织检测，这是由于血浆检测可能会出现假阴性的结果。

【干预建议】

患者属于驱动基因阴性的情况，含铂两药方案是标准的一线化疗方案，对于非鳞癌患者可以在化疗基础上联合抗血管治疗。

案例 ③

【处方描述】

性别：女　　　　年龄：63岁

临床诊断：三阴性乳腺癌

处方内容：

曲妥珠单抗　　330mg　　q3w　　iv gtt

【处方问题】

治疗方案不适宜：三阴性乳腺癌使用曲妥珠单抗不适宜。

【处方分析】

三阴性乳腺癌是雌激素受体（ER）、孕激素受体（PR）和人表皮生长因子受体2（HER2）均为阴性的乳腺癌，针对激素受体的内分泌治疗和阻断HER2的靶向治疗均无效，因此，临床病程呈侵袭性，内脏转移和脑转移概率高，预后较其他类型乳腺癌差。目前，这类特殊类型的乳腺癌仍然缺乏有效的分类治疗方式。早期TNBC的辅助和新辅助治疗仍采取以紫杉类和蒽环类为基础的化疗方案。常用方案：①以蒽环类为主的方案，如AC（多柔比星/环磷酰胺），EC（表柔比星/环磷酰胺），虽然吡柔比星（THP）循证医学证据有限，但在我国临床实践中，用吡柔比星代替多柔比星也是可行的，吡柔比星推荐剂量为$40 \sim 50mg/m^2$；②蒽环类与紫杉类联合方案，例如TAC（T：多西他赛）；③蒽环类与紫杉类序贯方案，例如AC→紫杉醇（每周1次），AC→多西他赛（每3周1次），剂量密集型AC续贯紫杉醇（每2周1次），剂量密集型AC续贯紫杉醇（每周1次）；④不含蒽环类的联合化疗方案：TC方案（多西他赛/环磷酰胺4或6个疗程），适用于有一定复发风险的患者；⑤卡培他滨的强化（联合或序贯）可考虑在三阴性乳腺癌中使用。

曲妥珠单抗是一种HER2抑制剂，适用于：①HER2阳性的转移性乳腺癌，作为单一药物治疗已接受过1个或多个化疗方案的转移性乳腺癌，与紫杉醇或者多西他赛联合，用于未接受化疗的转移性乳腺癌患者；②HER2阳性的早期乳腺癌的辅助或新辅助治疗，作为单药或与其他化疗药物联用；③联合卡培他滨或氟尿嘧啶和顺铂，适用于既往未接受过针对转移性疾病治疗的HER2阳性的转移性胃腺癌或胃食管结合部腺癌患者。每周给药方案时，负荷剂量为4mg/kg，维持剂量为2mg/kg；三周给药方案，负荷剂量为8mg/kg，维持剂量为6mg/kg。使用曲妥珠单抗前，应进行HER2检测。

【干预建议】

患者属于HER2阴性的乳腺癌，不适合使用抗HER2药物治疗，建议根据患者具体情况选择化疗方案。

案例 ④

【处方描述】

性别：女　　　　　年龄：36岁

临床诊断：晚期乳腺癌，ER（+），PR（+）

处方内容：

阿那曲唑　　　1mg　　　qd　　　po

【处方问题】

治疗方案不适宜：绝经前乳腺癌患者使用阿那曲唑不适宜。

【处方分析】

晚期乳腺癌首选内分泌治疗的适应证：①患者年龄大于35岁；②无病生存期大于2年（联合部分靶向药物时可适当突破该界限）；③仅有骨和软组织转移；④无症状的内脏转移；⑤ER和（或）PR阳性；⑥受体不明或受体为阴性的患者，如临床病程发展缓慢，也可以试用内分泌治疗。年龄较轻，考虑属于绝经前患者。绝经前患者内分泌治疗推荐：未行卵巢功能抑制的，可考虑ER调变剂（他莫昔芬和托瑞米芬）、孕酮类药物（甲地孕酮）、雄激素（氟甲睾酮）及大剂量雌激素（乙炔基雌二醇）。在卵巢功能抑制基础上（主要是使用促黄体素释放激素激动剂和手术去势），可参照绝经后乳腺癌处理。对于绝经前和绝经后患者均可考虑在内分泌治疗的基础上联合靶向治疗（CDK4/6抑制剂、HDAC抑制剂等）。

阿那曲唑为高效、高选择性非甾体类芳香化酶抑制剂。绝经后妇女雌二醇的主要来源：雄烯二酮在外周组织中的芳香化酶复合物的作用下转化为雌酮，雌酮随后转化为雌二醇。减少循环中的雌二醇水平证明有利于乳腺癌妇女。高度灵敏的分析试验显示，绝经后妇女每日服用1mg阿那曲唑可以降低80%以上的雌二醇水平。阿那曲唑：①适用于绝经后妇女的晚期乳腺癌治疗。对雌激素受体阴性的患者，若其对他莫昔芬呈现阳性的临床反应，可考虑使用本品。②适用于绝经后妇女激素受体阳性的早期乳腺癌的辅助治疗。③适用于曾接受2~3年他莫昔芬辅助治疗的绝经后妇女激素受体阳性的早期乳腺癌的辅助治疗。

绝经通常是生理性月经永久性终止，或是乳腺癌治疗引起的卵巢合成雌激素功能永久性丧失。绝经标准如下：双侧卵巢切除术后；年龄≥60岁；年龄<60岁，且在没有化疗和服用他莫昔芬、托瑞米芬和卵巢功能抑制治疗的情况下停经1年以上，同时血促卵泡生成素（FSH）及雌二醇水平符合绝经后的范围；而正在服用他莫昔芬、托瑞米芬，年龄<60岁的停经患者，必须连续检测血FSH及雌二醇水平符合绝经后的范围。阿那曲唑只适用于绝经后乳腺癌患者使用。

【干预建议】

建议患者使用他莫昔芬或托瑞米芬（超说明书用药）治疗。

案例 ❺

【处方描述】

性别：男　　　　　年龄：48 岁

临床诊断：高危透明细胞肾癌

处方内容：

多柔比星	50mg/m²	d1	iv gtt
吉西他滨	1500mg/m²	d1，d8	iv gtt
粒细胞刺激因子	300 μg	ih	

【处方问题】

治疗方案不适宜：透明细胞肾癌使用化疗方案不适宜。

【处方分析】

自 2005 年以来，转移性肾细胞癌的治疗进入了靶向治疗时代，这些药物从作用机制方面主要分为：①抗血管内皮生长因子或血管内皮生长因子受体（VEGF/VEGFR）途径，主要包括舒尼替尼、培唑帕尼、索拉非尼、阿昔替尼、卡博替尼、仑伐替尼、贝伐珠单抗等；②抑制哺乳动物西罗莫司（雷帕霉素）靶蛋白（mTOR）途径，包括依维莫司和替西罗莫司；③免疫检查点抑制剂，包括纳武利尤单抗、帕博利珠单抗及伊匹木单抗；④其他，包括细胞因子［白介素 -2 和 α 干扰素（IFN- α）］及化疗（吉西他滨和多柔比星）。化疗主要作为具有肉瘤样分化的转移性肾细胞癌患者的治疗。

联合用药方案主要包括帕博利珠单抗联合阿昔替尼、帕博利珠单抗联合仑伐替尼、纳武利尤单抗联合卡博替尼、纳武利尤单抗联合伊匹木单抗（适用于中 - 高风险晚期透明细胞为主型肾细胞癌）、阿维鲁单抗联合阿昔替尼、仑伐替尼联合依维莫司（适用于晚期透明细胞为主型肾细胞癌的二线治疗）、贝伐珠单抗 + 厄洛替尼（适用于部分进展性乳头状肾细胞癌，包括遗传性平滑肌瘤病和肾细胞癌患者）、贝伐珠单抗 + 依维莫司（适用于部分进展性乳头状肾细胞癌，包括遗传性平滑肌瘤病和肾细胞癌患者）等。

目前国内已批准用于晚期肾细胞癌治疗的药物包括培唑帕尼、舒尼替尼、阿昔替尼、索拉非尼、依维莫司、白介素 -2、干扰素 - α 等。肉瘤样和快速进展的 RCC 使用吉西他滨和多柔比星的联合方案可能是一种选择，具体为多柔比星（50mg/m²）和吉西他滨（1500或2000mg/m²）30min，每2~3周1次，给予粒细胞集落刺激因子支持治疗。

【干预建议】

患者的诊断为透明细胞肾细胞癌，不建议使用化疗，可以根据患者具体情况选择靶向药物治疗。

案例 ⑥

【处方描述】

性别：男　　　　　　年龄：48岁

临床诊断：晚期胃癌，HER2（+）

处方内容：

奥沙利铂	130mg/m²	d1		iv gtt
卡培他滨	1000mg/m²	d1~d14，bid		po

【处方问题】

治疗方案不适宜：胃癌使用治疗方案不适宜。

【处方分析】

胃癌的治疗分为姑息化疗、辅助化疗、新辅助化疗和转化治疗，应当严格掌握临床适应证，排除禁忌证，并在肿瘤内科医师的指导下实施。化疗应当充分考虑患者的疾病分期、年龄、体力状况、治疗风险、生活质量及患者意愿等，避免治疗过度或治疗不足。及时评估化疗疗效，密切监测及防治不良反应，并酌情调整药物和（或）剂量。

国家卫生健康委员会发布的《胃癌诊疗指南（2022年版）》指出，对于晚期胃癌患者可以采取姑息治疗，目的是缓解肿瘤导致的临床症状，改善生活质量及延长生存期。适用于全身状况良好、主要脏器功能基本正常的无法切除、术后复发转移或姑息性切除术后的患者。禁忌用于严重器官功能障碍，不可控制的合并疾病及预计生存期不足3个月者。

常用的化疗方案包括二药联合或三药联合方案，二药方案包括：氟尿嘧啶/亚叶酸钙+顺铂（FU/LV+FP）、卡培他滨+顺铂（XP）、替吉奥+顺铂（SP）、氟尿嘧啶+奥沙利铂（FOLFOX）、卡培他滨+奥沙利铂（XELOX）、替吉奥+奥沙利铂（SOX）、卡培他滨+紫杉醇、卡培他滨+多西他赛、氟尿嘧啶/亚叶酸钙+伊立替康（FOLFIRI）等。三药方案适用于体力状况好的晚期胃癌患者，包括：表柔比星+顺铂+氟尿嘧啶（ECF）及其衍生方案（EOX、ECX、EOF），多西他赛+顺铂+氟尿嘧啶（DCF）及其改良方案（FLOT、DOX、DOS）等。白蛋白结合型紫杉醇作为二线治疗与普通紫杉醇疗效相当，且很少发生过敏反应，目前也为可选择的化疗药物。对体力状态差、高龄患者，考虑采用口服氟尿嘧啶类药物或紫杉类药物的单药化疗。

对HER2过表达（免疫组化染色呈+++，或免疫组化染色呈++且FISH检测呈阳性）的晚期胃或胃食管结合部腺癌患者，推荐在化疗的基础上，联合使用分子靶向治疗药物曲妥珠单抗。适应人群为既往未接受过针对转移性疾病的一线治疗患者，或既往未接受过抗HER2治疗的二线及以上治疗患者。曲妥珠单抗推荐负荷剂量为8mg/kg，维持剂量为6mg/kg。既往两个化疗方案失败的晚期胃癌患者，身体状况良好情况下，可考虑单药阿帕替尼治疗。

【干预建议】

患者为晚期HER2阳性胃癌，推荐在使用XELOX方案的基础上使用抗HER2药物。

案例 ⑦

【处方描述】

性别：男　　　　　　　年龄：52岁

临床诊断：非转移性去势抵抗性前列腺癌

处方内容：

| 氟维司群 | 500mg | q4w | im |

【处方问题】

治疗方案不适宜：前列腺癌使用氟维司群不适宜。

【处方分析】

满足以下条件即可被诊断为非转移性去势抵抗性前列腺癌（nmCRPC）。①血清睾酮维持在去势水平以下：即血清睾酮水平<50ng/dl 或1.7nmol/L；②PSA 进展：PSA 值>2ng/ml，间隔1周，连续3次较基础升高>50%；③传统影像学检查包括 CT、MRI 及骨扫描未发现远处转移。nmCRPC患者，尤其是 PSA 倍增时间在10个月之内，在疾病发展过程中很容易出现转移并最终导致患者死亡。因此在nmCRPC阶段，如果能够推迟进入mCRPC的时间，那么最终会延长患者的总生存时间。最新的3项有关nmCRPC的临床研究对于转移风险较高的nmCRPC患者（PSA倍增时间10个月之内），建议在雄激素剥夺治疗（ADT）的基础上，联合阿帕他胺、恩扎卢胺或者达罗他胺治疗。

ADT是晚期转移性前列腺癌患者的主要全身性基础治疗，也是各种新型联合治疗方案的基础。ADT包括多种实施方案，其中单纯去势（外科或者药物去势）是最广为接受的核心治疗方式。药物去势的原理是通过影响下丘脑-垂体-性腺轴，减少睾丸产生的雄激素，常用药物包括促黄体素释放激素（LHRH）激动剂，或者LHRH拮抗剂。

恩扎卢胺是新型非甾体类抗雄药物，通过阻断雄激素与受体之间的结合、抑制雄激素受体的核移位、影响雄激素受体与DNA结合从而阻断雄激素介导的转录，抑制整个雄激素受体信号转导，从而抑制前列腺癌细胞的生长。

阿帕他胺是在结构与药代动力学等方面与恩扎卢胺极其相似的新型雄激素拮抗剂，其对雄激素受体的亲和力更高，而且不易透过血-脑屏障，理论上不良反应略小。达罗他胺是一种新型非甾体雄激素受体抑制剂，与其他两种新型雄激素受体抑制剂相比具有独特的分子结构和药代动力学特性。

【干预建议】

该患者诊断为nmCRPC，不建议使用氟维司群，使用ADT治疗的同时联用阿帕他胺、恩扎卢胺或者达罗他胺，可延长患者生存时间。

案例 ⑧

【处方描述】

性别：女　　　　　年龄：44岁

临床诊断：分化型甲状腺癌

处方内容：

| 紫杉醇注射液 | 75mg | qw | iv gtt |
| 卡铂 | AUC 2 | qw | iv gtt |

【处方问题】

治疗方案不适宜：分化型甲状腺癌使用治疗方案不适宜。

【处方分析】

根据肿瘤起源及分化差异，甲状腺癌分为：甲状腺乳头状癌（PTC）、甲状腺滤泡癌（FTC）、甲状腺髓样癌（MTC）、甲状腺低分化癌（PDTC）以及甲状腺未分化癌（ATC），其中PTC最为常见，约占全部甲状腺癌的90%，而PTC和FTC合称分化型甲状腺癌（DTC）。不同病理类型的甲状腺癌，在其发病机制、生物学行为、组织学形态、临床表现、治疗方法以及预后等方面均有明显的不同。一般来说，DTC预后较好。ATC的恶性程度极高，中位生存时间仅7～10个月，预后极差。MTC的预后居于两者之间。化疗对DTC疗效差，靶向治疗有一定疗效。DTC细胞在一定程度上保留了甲状腺滤泡上皮细胞的特性，如钠/碘转运体（NIS）的表达和摄碘、合成Tg、依赖于TSH生长等。这些生物学特点为包括放射性碘在内的DTC诊治奠定了坚实的基础。经过约80年的临床应用，[131]I治疗已成为DTC处置的重要手段之一，成为手术的必要和有益补充。

分化型甲状腺癌存在血管内皮生长因子及其受体的高表达，以及BRAFV600E突变、RET重排、RAS点突变等基因改变。作用于这些靶点的多激酶抑制剂可延长中位无进展生存期，并使部分患者的肿瘤缩小。对于进展较迅速，有症状的晚期放射性碘难治性分化型甲状腺癌患者，可考虑使用多激酶抑制剂索拉非尼。

【干预建议】

患者诊断为分化型甲状腺癌，对于传统化疗治疗敏感性差，药物治疗可以考虑使用放射性药物[131]I，若为放射性碘难治性分化型甲状腺癌，则考虑改用索拉非尼。

案例 ⑨

【处方描述】

性别：男　　　　　年龄：23岁

临床诊断：伯基特淋巴瘤

处方内容：

环磷酰胺	1875mg	iv gtt
多柔比星	52mg	iv gtt
长春新碱	2mg	iv
泼尼松	60mg	po

【处方问题】

治疗方案不适宜：伯基特淋巴瘤使用治疗方案不适宜。

【处方分析】

淋巴瘤病理类型复杂，治疗原则各不相同。伯基特淋巴瘤属于高度侵袭性非霍奇金淋巴瘤（NHL），可分为地方流行性、散发性和免疫缺陷相关性3个变异型。伯基特淋巴瘤约占NHL的3%～5%，约占儿童NHL的40%，在我国以散发患者为主。治疗原则以化疗为主，但CHOP方案疗效不理想，高剂量强化治疗及联合利妥昔单抗可提高疗效。应进行中枢神经系统预防性治疗，并充分预防肿瘤溶解综合征的发生。伯基特淋巴瘤可选择的化疗方案：CODOX-M+利妥昔单抗、CODOX-M/IVAC方案、DA-EPOCH-R或R-HyperCVAD/HD-MA方案等。对于肿瘤负荷低的低危患者，三周期治疗达完全缓解后，再进行一个周期的巩固治疗后即可结束治疗。诊断时已存在脑实质受侵的患者，第一周期的治疗应从包含可以透过血-脑屏障药物的方案开始。选择 DA-EPOCH-R 方案时应联合鞘内注射 MTX，该方案不适合存在脑实质受侵的患者。没有明确可推荐的二线解救方案，可考虑选择R-ICE、R-GDP、R-IVAC、高剂量阿糖胞苷+利妥昔单抗等方案，解救治疗后达完全缓解的患者可考虑HDT/ASCT或异基因造血干细胞移植。

靶向药物利妥昔单抗在治疗中能发挥较好的疗效，其能特异性地与跨膜抗原CD20结合。CD20抗原位于前B和成熟B淋巴细胞的表面，而造血干细胞、前B细胞、正常血浆细胞或其他正常组织不表达CD20。95%以上的B细胞性非霍奇金淋巴细胞瘤瘤细胞表达CD20。抗原抗体结合后，CD20不会发生内在变化，或从细胞膜上脱落进入周围环境。CD20不以游离抗原形式在血浆中循环，因此不可能与抗体竞争性结合。本品与B淋巴细胞上的CD20结合后，启动介导B细胞溶解的免疫反应。细胞溶解的可能机制包括补体依赖的细胞毒作用（CDC）和抗体依赖性细胞的细胞毒作用（ADCC）。

【干预建议】

该患者患伯基特淋巴瘤，属于NHL的一种，常规用于淋巴瘤治疗的CHOP方案对此病疗效有限，建议医师根据实际情况为患者选择上述处方分析中提及的治疗方案进行治疗。

案例 ⑩

【处方描述】

性别：女　　　　　年龄：48岁

临床诊断：转移性子宫颈癌Ⅳ期

处方内容：

顺铂	30mg	qw	iv gtt
博来霉素	15mg	qw	im
长春新碱	2mg	qw	iv

【处方问题】

治疗方案不适宜：晚期宫颈癌使用治疗方案不适宜。

【处方分析】

国家卫生健康委员会发布的《宫颈癌诊疗指南（2022年版）》指出，化疗在宫颈癌治疗中的作用越来越被重视，主要应于用放疗时单药或联合化疗进行放疗增敏，即同步放化疗。另外，还有术前的新辅助化疗以及晚期远处转移、复发患者的姑息治疗等。

晚期宫颈癌使用的系统性化疗主要用于既不能手术也不能放疗的复发或转移性宫颈癌患者。2020年《NCCN临床实践指南：子宫颈癌》推荐的用于复发或转移癌的一线化疗方案有顺铂联合紫杉醇、顺铂联合紫杉醇及贝伐珠单抗、紫杉醇联合拓扑替康及贝伐珠单抗为一类推荐方案，卡铂联合紫杉醇及贝伐珠单抗作为接受过顺铂治疗的患者首选，除此之外顺铂联合拓扑替康、托泊替康联合紫杉醇也是备选方案。可供选择的一线单药化疗药物有卡铂、顺铂和紫杉醇。

2018年起NCCN指南在一线治疗失败后的宫颈癌二线治疗中，首先推荐帕博利珠单抗用于PD-L1阳性或微卫星高度不稳定/错配修复功能缺陷肿瘤。2021年一项研究发现在一线治疗的PD-L1阳性宫颈癌患者中，与化疗±贝伐珠单抗相比，帕博利珠单抗联合化疗±贝伐珠单抗将降低了患者的死亡风险，显著延长总生存时间和无进展生存时间，基于此FDA批准了帕博利珠单抗+化疗±贝伐珠单抗在PD-L1阳性［综合阳性评分（CPS）≥1］的复发或转移性宫颈癌的一线治疗。二线化疗药物有贝伐单抗、多西他赛、白蛋白结合型紫杉醇、吉西他滨、表柔比星、氟尿嘧啶、异环磷酰胺、伊立替康、丝裂霉素、培美曲塞、拓扑替康、长春新碱等。

帕博利珠单抗尚未在我国获批用于宫颈癌的治疗，仅被收录在广东省药学会发布的《超药品说明书用药目录（2022年版）》中，临床使用时应根据具体情况慎重使用并签署相关知情同意文件。

【干预建议】

患者诊断为晚期子宫颈癌，使用的PVB方案适用于术前新辅助治疗，建议使用转移癌一线化疗方案：顺铂联合紫杉醇、顺铂联合紫杉醇及贝伐珠单抗、紫杉醇联合托泊替康及贝伐珠单抗。

案例 ⑪

【处方描述】

性别：男　　　　年龄：44 岁

临床诊断：晚期黑色素瘤

处方内容：

达卡巴嗪　　375mg　　1 ~ 5d，q3w　　iv gtt

【处方问题】

治疗方案不适宜：晚期黑色素瘤使用治疗方案不适宜。

【处方分析】

对于没有禁忌证的晚期黑色素瘤患者，全身治疗可以减轻肿瘤负荷，改善肿瘤相关症状，提高生活质量，延长生存时间。抗肿瘤治疗包括：①分子靶向药物：目前国内上市的黑色素瘤靶向药物主要包括BRAF抑制剂（维莫非尼、达拉非尼）、MEK抑制剂（曲美替尼）、KIT抑制剂（伊马替尼、尼洛替尼）；②系统化疗：传统的细胞毒性药物，包括达卡巴嗪、替莫唑胺、福莫司汀、紫杉醇、白蛋白紫杉醇、顺铂和卡铂等，黑色素瘤的单药或传统联合用药有效率均为10% ~ 15%；③免疫治疗：目前国内获批的黑色素瘤免疫治疗药物主要包括PD-1单抗（帕博利珠单抗、特瑞普利单抗）。对于全身治疗的疗效评估，化疗和靶向治疗采用实体瘤临床疗效评价标准RECIST1.1评价疗效，可同时参考乳酸脱氢酶以及肿瘤坏死程度的变化，一般在治疗期间每6 ~ 8周进行影像学评估，同时通过动态观察患者的症状、体征、治疗相关不良反应进行综合评估。免疫治疗可采用RECIST 1.1或实体瘤免疫治疗疗效评价标准 iRECIST评价疗效。

【干预建议】

患者诊断为晚期黑色素瘤，达卡巴嗪是有相应适应证的，但单药化疗的有效性较低，建议完善相关基因检测后使用靶向药物治疗，提高患者生存时间。

案例 ⑫

【处方描述】

性别：男　　　　　　年龄：44岁

临床诊断：转移性膀胱尿路上皮癌

处方内容：

卡介苗　　　120mg　　　qw　　　膀胱灌注

【处方问题】

治疗方案不适宜：膀胱尿路上皮癌使用治疗方案不适宜。

【处方分析】

2016年WHO对膀胱尿路上皮肿瘤病理类型进行更新，主要将其分为两大类，浸润性尿路上皮癌和非浸润性尿路上皮肿瘤。浸润性尿路上皮癌又分为不同变异亚型，不同变异亚型与患者预后密切相关。尿路上皮癌细胞对于铂类、吉西他滨、多柔比星及紫杉醇等化疗药物敏感，以铂类药物为基础的联合化疗是转移性膀胱尿路上皮癌患者最重要最基本治疗方法，对能耐受顺铂的患者，推荐吉西他滨联合顺铂（GC方案），剂量推荐：吉西他滨1000mg/m^2，第1天、第8天，iv gtt，顺铂70mg/m^2，第2天，iv gtt，每21天为1个周期；或吉西他滨1000mg/m^2，第1天、第8天、第15天，iv gtt，顺铂70mg/m^2，第1天或第2天，iv gtt，每28天为1个周期。此外，推荐的方案还有ddMVAC方案联合G-CSF和PCG方案。对于不能耐受顺铂的患者，可以选择卡铂联合吉西他滨，阿替利珠单抗或帕博利珠单抗免疫治疗或吉西他滨+紫杉醇等。不推荐应用免疫检查点抑制剂联合化疗或免疫治疗联用一线治疗能耐受铂类化疗晚期膀胱癌患者。

【干预建议】

卡介苗是通过膀胱内灌注的免疫制剂，可以诱导机体局部免疫反应，直接杀伤肿瘤细胞或诱导机体非特异性免疫应答，引起Th1细胞介导的免疫应答效应而间接发挥抗肿瘤作用，通常用于诊断性经尿道膀胱肿瘤切除术（TURBt）后辅助治疗。对于转移性膀胱尿路上皮癌的一线治疗建议以铂类为基础的联合化疗方案。

案例 ⑬

【处方描述】

性别：男　　　　　年龄：41岁

临床诊断：食管鳞癌

处方内容：

| 依托泊苷 | 100mg | q2w | iv gtt |

【处方问题】

治疗方案不适宜：食管鳞癌使用治疗方案不适宜。

【处方分析】

免疫检查点抑制剂联合化疗已经成为晚期食管癌一线治疗的标准。对于晚期食管癌和食管胃交界部癌（包括鳞癌和腺癌）的患者，一线治疗可在顺铂+氟尿嘧啶化疗方案的基础上联合帕博利珠单抗。对于晚期食管胃交界部腺癌患者，一线治疗可在奥沙利铂+氟尿嘧啶类药物的基础上联合纳武利尤单抗。对于晚期食管鳞癌患者，一线治疗可在紫杉醇+顺铂化疗的基础上联合卡瑞利珠单抗。对于不适合接受免疫检查点抑制剂治疗的患者，可考虑行单纯化疗。晚期食管鳞癌的常用化疗方案包括顺铂联合氟尿嘧啶、紫杉醇联合铂类药物等。晚期食管胃交界部腺癌的常用化疗方案为顺铂或奥沙利铂联合氟尿嘧啶类药物。对于体力状况良好的患者，一线治疗也可以考虑紫杉类药物联合铂类以及氟尿嘧啶类药物的三药联合方案。对于HER2阳性的晚期食管胃交界部腺癌患者，一线治疗可在顺铂+氟尿嘧啶类药物的基础上联合曲妥珠单抗。

【干预建议】

建议在完善检查的前提下，使用上述提及的化疗方案治疗食管癌获益更大。

案例 ⑭

【处方描述】

性别：男　　　　　　年龄：59岁

临床诊断：晚期胰腺癌

处方内容：

伊马替尼　　400mg　　qd　　po

【处方问题】

治疗方案不适宜：胰腺癌使用治疗方案不适宜。

【处方分析】

不可切除的局部晚期或合并远处转移的胰腺癌总体治疗效果不佳。治疗不可切除的局部晚期或转移性胰腺癌的常用化疗药物包括吉西他滨、白蛋白结合型紫杉醇、FU/LV、顺铂、奥沙利铂、伊立替康、替吉奥、卡培他滨。靶向药物包括厄洛替尼等。

对于一般状况好的患者建议联合化疗。常用含吉西他滨的两药联合方案，包括 GN（吉西他滨/白蛋白结合型紫杉醇）、GP（吉西他滨/顺铂）、GX（吉西他滨/卡培他滨）、GS（吉西他滨/替吉奥）等。ECOG PS评分0～1者，可考虑三药联合的 FOLFIRINOX 或 mFOLFIRINOX 方案。存在 BRCA1/2 胚系突变的晚期胰腺癌患者可能对铂类药物敏感，可考虑首选含顺铂或奥沙利铂的方案（GP 或 FOLFIRINOX、mFOLFIRINOX）。其他方案包括 FOLFOX（奥沙利铂/FU/LV）、CapeOx（奥沙利铂/卡培他滨）、FOLFIRI（伊立替康/FU/LV）等常作为二线治疗方案。对于BRCA1/2 胚系基因突变、经含铂的方案一线治疗 ≥16 周后未进展的患者，采用多腺苷二磷酸核糖聚合酶抑制剂奥拉帕利单药进行维持治疗。对于体系 BRCA1/2 基因突变或其他同源重组修复通路异常的患者，可参考胚系突变同等处理。如之前采用GN方案，则可采用吉西他滨单药维持；如之前采用 FOLFIRINOX方案，可考虑卡培他滨或 FU/LV，或 FOLFIRI 方案进行维持治疗（因奥沙利铂的累积神经毒性，不推荐奥沙利铂维持治疗）。

一线治疗失败的患者，如果身体状态良好，可选择纳米脂质体伊立替康+FU/LV，或可依据一线已使用过的药物、患者合并症和不良反应等选择非重叠药物作为二线化疗，或参加临床研究。对于有特殊基因变异的晚期胰腺癌（如 NTRK 基因融合、ALK 基因重排、HER2 扩增、微卫星高度不稳定）等，有研究显示其对应的靶向治疗或免疫检查点抑制剂治疗具有一定疗效。首先推荐此类患者参加与其对应的临床研究，也可考虑在有经验的肿瘤内科医师指导下采用特殊靶点靶向药物的治疗或免疫治疗。

【干预建议】

伊马替尼目前适用于胃肠间质瘤的患者，胰腺癌有证据使用厄洛替尼能获益，建议在完善一系列检查后使用或改用其他有效的方案。

案例 ⑮

【处方描述】

性别：女　　　　　　年龄：51 岁

临床诊断：子宫内膜癌

处方内容：

| 帕妥珠单抗 | 420mg | q3w | iv gtt |

【处方问题】

治疗方案不适宜：子宫内膜癌使用治疗方案不适宜。

【处方分析】

子宫内膜癌系统性化疗推荐联合化疗方案。推荐的化疗方案及药物如下：卡铂/紫杉醇，顺铂/多柔比星，顺铂/多柔比星/紫杉醇（因为毒性较大未被广泛使用），卡铂/多西他赛，卡铂/紫杉醇/贝伐珠单抗，异环磷酰胺/紫杉醇（用于癌肉瘤），顺铂/异环磷酰胺（用于癌肉瘤），依维莫司/来曲唑（子宫内膜样腺癌），卡铂/紫杉醇/曲妥珠单抗（HER2 阳性浆液性腺癌）。如患者无法耐受联合化疗，单药如顺铂、卡铂、多柔比星、表柔比星脂质体、紫杉醇、白蛋白紫杉醇、托泊替康、贝伐珠单抗、多西他赛、异环磷酰胺（用于癌肉瘤）等作为可供选择的化疗方案。免疫检查点抑制剂及酪氨酸激酶抑制剂作为新型靶向治疗制剂，在基于分子标记物指导的子宫内膜癌二线治疗中显示了抗肿瘤活性。

激素治疗推荐用药包括大剂量高效孕激素、他莫昔芬（两者可交替使用）、芳香化酶抑制剂、氟维司群等。激素治疗仅用于分化较好的子宫内膜样腺癌，用于需保留生育功能的年轻早期子宫内膜癌患者及晚期、复发性或无法手术的患者。以高效药物、大剂量、长疗程为佳。对肿瘤分化良好、孕激素受体阳性者疗效较好，对远处复发者效果疗效优于盆腔复发者。治疗时间尚无统一标准，但至少应用6个月以上。

【干预建议】

子宫内膜癌建议根据检查结果选择激素治疗或化疗，HER2阳性肿瘤建议使用曲妥珠单抗，帕妥珠单抗暂未有证据表明适用于子宫内膜癌。

案例 ⑯

【处方描述】

性别：男　　　　　年龄：32岁

临床诊断：脑胶质瘤

处方内容：

帕博利珠单抗　　　200mg　　　q3w　　　iv gtt

【处方问题】

治疗方案不适宜：脑胶质瘤使用治疗方案不适宜。

【处方分析】

高级别胶质瘤生长及复发迅速，进行积极有效的个体化化疗更有价值。其他药物治疗，如分子靶向和生物免疫治疗等，目前尚在临床试验阶段。

经典化疗方案：①Stupp方案，放疗期间同步口服替莫唑胺每天75mg/m²，连服42天；同步放化疗结束4周，进入辅助化疗阶段，口服替莫唑胺150～200mg/（m²·d），连用5天，每28天重复，共6个周期。②PCV方案，每天甲基苄肼60mg/m²，第8天～第21天，洛莫司汀每天110mg/m²，第1天，长春新碱1.4mg/m²，第8天，第29天，8周为1个周期。应用于胶质瘤治疗的药物还有卡莫司汀、伊立替康、依托泊苷、顺铂、卡铂等。对于有BRAFV600E激活突变或NTRK融合的低级别胶质瘤患者可推荐合适的靶向药物。

【干预建议】

帕博利珠单抗治疗脑胶质瘤目前处于临床试验阶段，建议患者先使用经典化疗，在符合条件的情况可以参与临床试验。

案例 ⑰

【处方描述】

性别：男　　　　　年龄：48 岁

临床诊断：慢性髓性白血病

处方内容：

安罗替尼　　　10mg　　　qd　　　po

【处方问题】

治疗方案不适宜：慢性髓性白血病使用治疗方案不适宜。

【处方分析】

慢性髓性白血病（CML）是一种以髓系增生为主的造血干细胞恶性疾病，酪氨酸激酶抑制剂（TKI）的应用使CML的病程彻底改观，对于绝大多数患者来说，CML 已经成为一种慢性可控制的肿瘤。

针对CML发病机制中关键靶分子BCR-ABL融合蛋白研发上市的首个TKI药物——甲磺酸伊马替尼，伊马替尼能相对特异地抑制BCR-ABL 激酶活性，显著地改善了 CML 患者生存期。二代 TKI（如尼洛替尼、达沙替尼、博舒替尼和拉多替尼）、三代 TKI（如普纳替尼）的陆续面世，加快和提高了患者的治疗反应率和反应深度，有效克服了大部分伊马替尼耐药，也为伊马替尼不耐受患者提供了更多选择，使致命的 CML 成为一种可控的慢性疾病。

《慢性髓性白血病中国诊断与治疗指南（2020年版）》推荐的药物及其用法包括伊马替尼400mg/d、尼洛替尼600mg/d、氟马替尼600mg/d或达沙替尼100mg/d。CML的治疗目标包括延长生存期、减少疾病进展、改善生活质量和获得无治疗缓解（即停药）。一线TKI的选择应当在明确治疗目标基础上，依据患者的疾病分期和危险度、年龄、共存疾病和合并用药等因素选择恰当的药物。中、高危患者疾病进展风险高于低危患者，适合选用二代TKI作为一线治疗。对于期望停药的年轻患者，选择二代TKI有望快速获得深层分子学反应（DMR），达到停药的门槛。对于年老和（或）存在基础疾病的患者，一代TKI具有更好的安全性，而二代 TKI 相关的心脑血管栓塞性事件、糖脂代谢异常和肺部并发症可能是致死性的不良反应，特别需要谨慎使用。

【干预建议】

不建议慢性髓性白血病使用安罗替尼治疗。

第十一节　超说明书用药

一、抗肿瘤治疗与超说明书用药

超说明书用药是指药品使用的适应证、给药方法或剂量不在药品监督管理部门批准的说明书之内。药品未注册用法的具体含义包括"药品未注册剂量、适应人群、适应证或给药途径等与药品说明书不同的用法。"从全球范围来看，抗肿瘤药物发展迅速，适应证可能存在更新滞后的问题，属于超说明书用药中突出的一类药物。随着新型抗肿瘤药物的广泛应用，国内外关于同一药物适应证存在差异，如何让患者能及时使用上已经被临床验证的药物成为急需解决的问题。

2021年8月20日通过的《中华人民共和国医师法》首次将超说明书用药写入该法第二十九条：医师应当坚持安全有效、经济合理的用药原则，遵循药品临床应用指导原则、临床诊疗指南和药品说明书等合理用药。在尚无有效或者更好治疗手段等特殊情况下，医师取得患者明确知情同意后，可以采用药品说明书中未明确但具有循证医学证据的药品用法实施治疗。可以说这是从法律的角度肯定了超说明用药的合法性。

广东省药学会发布的2022年版《超说明书用药目录》中抗肿瘤治疗药物占比达到30%，说明临床中抗肿瘤药物的超说明书使用是常见的。作为一名肿瘤专业药师，面对超说明书用药相关的处方审核，我们需要从多种途径获取抗肿瘤药物治疗的相关信息，除了参考国内疾病治疗指南和专家共识中的高级别推荐外，还可以参考国外指南。但需要注意的是，国内外对于药品适应证审批程序存在较大的差异，可能存在药品快速进入临床验证后发现疗效有限被撤下的情况，药师应当通过多种途径搜索甄别，确保超说明书用药的正确性。

二、抗肿瘤治疗超说明书用药表现与循证评价

（一）超说明书用药的类型

超说明书用药的类型主要包括超适应证、超剂量、超人群、超给药途径、超疗程等。超适应证用药是最常见的类型，药品由于原研产商上市的时间先后存在差异，药品可能在进入我国市场前已经获得多个适应证，一方面，进

入我国市场的药品适应证审批需要一定时间，不能及时与国际同步，另一方面，是国家对药品适应证审批较为严格，在未获得相应的临床试验数据前不能轻易下结论，这就导致了部分药品出现了超适应证用药的问题。

超剂量、超人群、超给药途径、超疗程等使用往往见于部分新型抗肿瘤药物在国外已获批相关适应证，但国内尚未更新的情况，超人群用药常见于儿童，因为儿童药物使用剂量低于成人，一般也存在超剂量、超疗程使用的问题。药物新型给药途径的确定需要根据药动学的不同特点，有效性也应该在临床使用中不断被验证。

（二）超说明书用药的循证评价

超说明书用药相关循证证据应当基于以下几点。

（1）国内权威的学术材料　包括国家医疗行政部门（如国家卫生健康委员会）发布的相关诊疗指南，国家药品标准化管理机构（如国家药典委员会）组织编写的学术专著（如《中华人民共和国药典》《中华人民共和国药典临床用药须知》）、临床诊疗规范（如临床路径）以及相关专科领域公认的具有权威性的学术组织牵头制定的指南等（如《美国国家综合癌症网络临床实践指南》）。

（2）原研药品国或发达国家药品说明书。

（3）循证医学数据库　比如Micromedex 循证数据库是基于循证医学的事实型数据库，超说明书相关内容来源于医药专家对用药评价的汇总，评价依照有效性、推荐等级和证据等级三个方面，表4-17是关于分级的描述。

表4-17　Micromedex 循证数据库中的 Thomson 分级

有效性等级	推荐等级	证据等级
Ⅰ 治疗有效	Ⅱ 推荐	A.随机对照试验的荟萃分析；多个、设计良好、大规模的随机临床试验
Ⅱa 证据支持有效	Ⅱa 大多数情况下推荐	B.结论冲突的随机对照试验的荟萃分析；小规模或研究方法有显著缺陷的随机对照试验；非随机研究
Ⅱb 有效性具有争议	Ⅱb 在某些情况下推荐使用	C.专家意见或共识；个案报道或系列案例
Ⅲ 治疗无效	Ⅲ 在某些情况下不推荐使用	D.没有证据

三、超说明书用药审核要点

1.对于超说明书用药的审核关键在于寻找有质量的循证医学证据。

2.超说明书用药目录

表4-18　广东省药学会组织编写的《超药品说明书用药目录》中的抗肿瘤药物相关内容

药品信息			超说明书内容		依据及参考文献	Micromedex 分级		
通用名	剂型	规格	适应证	具体用法		有效性	推荐等级	证据强度
奥氮平	片剂	2.5mg；5mg；10mg	化疗相关呕吐	①口服5~10mg/d，第1天~第4天（高致吐方案）②口服5~10mg/d，第1天~第3天（中致吐方案）	①《NCCN肿瘤临床实践指南：止吐》（2021.V1）②中国抗癌协会癌症康复与姑息治疗专业委员会、中国临床肿瘤学会抗肿瘤药物安全管理专家委员会，《肿瘤治疗相关呕吐防治指南》（2014）	I	IIa	B
奥曲肽	注射剂	1ml：0.1mg	癌症复发的伴有消化器官症状的肠梗阻	参见日本PDMA说明书	①日本PDMA批准奥曲肽用于姑息治疗中晚期或复发肿瘤患者胃肠道阻塞伴随的胃肠道症状②《NCCN肿瘤临床实践指南：姑息治疗》（2021.V2）③中国抗癌协会癌症康复与姑息治疗专业委员会，《晚期癌症患者合并肠梗阻诊治的专家共识》（2007）	Micromedex中未收录		
奥沙利铂	注射剂	50mg	结肠癌：与氟尿嘧啶/亚叶酸联合辅助治疗成人II期结肠癌	85~130mg/m²。详见NCCN指南	《NCCN肿瘤临床实践指南：结肠癌》（2022.V1）	IIa	IIb	A
奥沙利铂	注射剂	50mg	食管癌	85~130mg/m²。详见NCCN指南	《NCCN肿瘤临床实践指南：食管癌和胃食管交界处癌》（2022.V1）	IIa	IIb	B

续表

药品信息			超说明书内容			Micromedex 分级		
通用名	剂型	规格	适应证	具体用法	依据及参考文献	有效性	推荐等级	证据强度
奥沙利铂	注射剂	50mg	胃癌	85~130mg/m²，详见NCCN指南	《NCCN肿瘤临床实践指南：胃癌》(2022.V2)	Ⅱa	Ⅱa	B
奥沙利铂	注射剂	50mg	胆道恶性肿瘤	85~130mg/m²，详见NCCN指南	《NCCN肿瘤临床实践指南：肝胆肿瘤》(2022.V1)	Ⅱa	Ⅱb	B
奥沙利铂	注射剂	50mg	非霍奇金淋巴瘤	85~130mg/m²，详见NCCN指南	①《NCCN临床实践指南：B细胞淋巴瘤》(2021.V3) ②《NCCN肿瘤临床实践指南：T细胞淋巴瘤》(2022.V2)	Ⅱa	Ⅱb	B
艾立布林	注射剂	2ml:1mg	不可切除或转移性脂肪肉瘤	参见FDA说明书	①美国FDA已批准甲磺酸艾立布林用于既往接受过含蒽环类药物治疗的不可切除或转移性脂肪肉瘤 ②《中国临床肿瘤学会(CSO)软组织肉瘤诊疗指南》(2022) ③《NCCN肿瘤临床实践指南：软组织肉瘤》(2022.V2)	Ⅱa	Ⅱb	B
奥拉帕利	片剂	100mg; 150mg	胰腺癌（经一线铂类化疗16周及以上仍未出现疾病进展且疾病进展项目BRCA1/2突变的转移性胰腺癌）	参见FDA说明书	①美国FDA已批准奥拉帕利用于有害或疑似有害胚系BRCA突变(gBRCAm)转移性胰腺癌成年患者在接受一线铂类化疗16周及以上仍未出现疾病进展 ②中华医学会外科学分会胰腺外科学组，《中国胰腺癌诊治指南》(2021) ③《NCCN肿瘤临床实践指南：胰腺癌》(2022.V1)	Ⅱa	Ⅱb	B

续表

药品信息			超说明书内容			Micromedex 分级		
通用名	剂型	规格	适应证	具体用法	依据及参考文献	有效性	推荐等级	证据强度
奥拉帕利	片剂	100mg；150mg	既往接受过新辅助或辅助化疗、携带致病性或可能致病性胚系 BRCA 突变（gBRCAm）HER2 阴性高危早期乳腺癌患者的辅助治疗	参见 FDA 说明书	美国 FDA 已准奥拉帕利利用于既往接受过新辅助或辅助化疗、携带致病性或可能致病性胚系 BRCA 突变（gBRCAm）HER2 阴性高危早期乳腺癌患者的辅助治疗	Ⅱ a	Ⅱ a	B
奥妥珠单抗	注射剂	1000mg/40ml	慢性淋巴细胞白血病	参见 FDA 说明书	①美国 FDA 已准奥妥珠单抗与苯丁酸氮芥合用，用于初治的慢性淋巴细胞白血病 ②《NCCN 肿瘤临床实践指南：慢性淋巴细胞白血病/小淋巴细胞淋巴瘤》（2021.V2） ③国家卫生健康委员会,《慢性淋巴细胞白血病 - 小淋巴细胞淋巴瘤诊疗指南》（2022）	Ⅱ a	Ⅱ a	B
贝伐珠单抗	注射剂	100mg/4ml；400mg/16ml	转移性肾癌（联合干扰素）	参见 FDA 说明书	①美国 FDA 已准贝伐珠单抗联合干扰素用于转移性肾癌 ②《NCCN 肿瘤临床实践指南：肾癌》（2022.V4） ③《中国临床肿瘤学会（CSCO）肾癌诊疗指南》（2020）	Ⅱ a	Ⅱ b	B

续表

药品信息			超说明书内容		依据及参考文献	Micromedex 分级		
通用名	剂型	规格	适应证	具体用法		有效性	推荐等级	证据强度
贝伐珠单抗	注射剂	100mg/4ml;400mg/16ml	转移性乳腺癌	详见指南	①《NCCN肿瘤临床实践指南：乳腺癌》(2022.V2) ②《中国临床肿瘤学会（CSCO）乳腺癌诊疗指南》(2021) ③《中国抗癌协会乳腺癌诊治指南与规范》(2021)	Ⅱa	Ⅱb	B
贝伐珠单抗	注射剂	100mg/4ml;400mg/16ml	铂耐药型复发卵巢癌（联合紫杉醇、多柔比星脂质体或托泊替康中的任意一种）	参见FDA说明书	①美国FDA已批准贝伐珠单抗联合紫杉醇、多柔比星脂质体或托泊替康，用于之前接受过不超过二期化疗的铂耐药型复发卵巢癌 ②《NCCN肿瘤临床实践指南：卵巢癌包括输卵管癌和原发性腹膜癌》(2022.V1) ③《中国抗癌协会卵巢恶性肿瘤诊断与治疗指南》(2021)	Ⅱa	Ⅱa	B
贝伐珠单抗	注射剂	100mg/4ml;400mg/16ml	复发或转移性宫颈癌（联合紫杉醇和顺铂或联合紫杉醇和托泊替康）	参见FDA说明书	①美国FDA已批准贝伐珠单抗联合紫杉醇和顺铂或联合紫杉醇和托泊替康用于成人持久性、复发或转移性宫颈癌 ②《NCCN肿瘤临床实践指南：宫颈癌》(2022.V1)	Ⅰ	Ⅱa	B

续表

药品信息			超说明书内容		依据及参考文献	Micromedex 分级		
通用名	剂型	规格	适应证	具体用法		有效性	推荐等级	证据强度
贝伐珠单抗	注射剂	100mg/4ml；400mg/16ml	Ⅲ～Ⅳ期卵巢上皮癌	参见FDA说明书	①美国FDA已批准贝伐珠单抗用于成人Ⅲ～Ⅳ期卵巢上皮癌 ②《NCCN肿瘤临床实践指南：卵巢癌包括输卵管癌和原发性腹膜癌》(2022.V1) ③《中国抗癌协会卵巢恶性肿瘤诊断与治疗指南》(2021)	Ⅱa	Ⅱb	B
多西他赛	注射剂	0.5ml：20mg；2.0ml：80mg	小细胞肺癌	详见指南	①《NCCN肿瘤临床实践指南：小细胞肺癌》(2022.V2) ②《中华医学会肺癌诊疗指南》(2021)	Ⅱa	Ⅱb	B
多西他赛	注射剂	0.5ml：20mg；2.0ml：80mg	局部晚期头颈部鳞状细胞癌（联合顺铂和氟尿嘧啶）	参见FDA说明书	①美国FDA已批准多西他赛联合顺铂和氟尿嘧啶用于成人局部晚期头颈部鳞状细胞癌 ②《NCCN肿瘤临床实践指南：头颈部肿瘤》(2022.V1)	Ⅱa	Ⅱa	B
多西他赛	注射剂	0.5ml：20mg；2.0ml：80mg	宫颈癌	详见指南	①《NCCN肿瘤临床实践指南：宫颈癌》(2022.V1) ②《中国抗癌协会子宫颈癌诊断与治疗指南》(2021)	Micromedex中未收录		
多西他赛	注射剂	0.5ml：20mg；2.0ml：80mg	食管癌	详见指南	①《NCCN肿瘤临床实践指南：食道癌和胃食管交界处癌》(2022.V2) ②《中国临床肿瘤学会（CSCO）食管癌诊疗指南》(2021)	Ⅱa	Ⅱb	B

续表

药品信息			超说明书内容		依据及参考文献	Micromedex 分级		
通用名	剂型	规格	适应证	具体用法		有效性	推荐等级	证据强度
多西他赛	注射剂	0.5ml：20mg；2.0ml：80mg	卵巢癌	详见指南	《NCCN肿瘤临床实践指南：卵巢癌》（2022.V1）《中国临床肿瘤学会（CSCO）卵巢癌诊疗指南》（2021）	I	Ⅱb	B
多西他赛	注射剂	0.5ml：20mg；2.0ml：80mg	晚期胃腺癌（联合顺铂、氟尿嘧啶）	详见指南	①美国FDA已批准多西他赛与顺铂、氟尿嘧啶联合治疗晚期胃腺癌 ②《NCCN肿瘤临床实践指南：胃癌》（2022.V2） ③《中国临床肿瘤学会（CSCO）胃癌诊疗指南》（2020）	Ⅱa	Ⅱb	B
厄洛替尼	片剂	100mg；150mg	局部晚期或转移性的胰腺癌，联合吉西他滨作为一线治疗方案	联合吉西他滨：厄洛替尼100mg，每日口服1次。进食前1h或进食后2h服用，持续用药直到疾病进展或出现不能耐受的毒性反应	①美国FDA已批准厄洛替尼联合吉西他滨用于局部晚期、不可切除或转移性胰腺癌的一线治疗 ②《NCCN肿瘤临床实践指南：胰腺癌》（2022.V1）	Ⅱa	Ⅱa	B
氟尿嘧啶	注射剂	10ml：250mg	头颈癌	参见指南	①《NCCN肿瘤临床实践指南：头颈部肿瘤》（2022.V1） ②《中国临床肿瘤学诊疗指南》（2021）	Ⅱa	Ⅱb	B

续表

| 药品信息 | | | 超说明书内容 | | 依据及参考文献 | Micromedex 分级 | | |
通用名	剂型	规格	适应证	具体用法		有效性	推荐等级	证据强度
氟尿嘧啶	注射剂	10ml:250mg	鼻咽癌诱导化疗或晚期一线治疗	与顺铂联合方案:顺铂100mg/m²(第1天),氟尿嘧啶1000mg/m²(第1天~第4天)	①《NCCN肿瘤临床实践指南:头颈部肿瘤》(2022.V1)②《中国临床肿瘤学会(CSCO)鼻咽癌诊疗指南》(2021)	Ⅱa	Ⅱb	B
吉西他滨	注射剂	1g:0.2g	非霍奇金淋巴瘤	具体见指南。如R-GDP方案:1g/m²,静脉滴注30min,分别在第1天和第8天给药,3周为一疗程	①《NCCN肿瘤临床实践指南:B细胞淋巴瘤》(2022.V2)②《中国临床肿瘤学会(CSCO)恶性淋巴瘤诊疗指南》(2021)	Ⅱa	Ⅱb	B
吉西他滨	注射剂	1g:0.2g	复发或难治外周T细胞淋巴瘤	GDP方案:1g/m²,静脉滴注30min,分别在第1天和第8天给药,3周为一疗程	①《NCCN肿瘤临床实践指南:T细胞淋巴瘤》(2022.V2)②《中国抗癌协会淋巴瘤诊疗指南》(2021)③《中国抗癌协会中国淋巴瘤治疗指南》(2021)	Ⅰ	Ⅰ	B
吉西他滨	注射剂	1g:0.2g	晚期软组织肉瘤,单药或联合化疗	参见指南	①《NCCN肿瘤临床实践指南:软组织肉瘤》(2021.V3)②《中国抗癌协会软组织肉瘤诊治中国专家共识》(2015)③《中国抗癌协会软组织肉瘤诊疗指南》(2021)	Ⅱa(联合)/Ⅱb(单药)	Ⅱb	B

续表

药品信息			超说明书内容		依据及参考文献	Micromedex 分级		
通用名	剂型	规格	适应证	具体用法		有效性	推荐等级	证据强度
吉西他滨	注射剂	1g∶0.2g	晚期或转移性子宫颈癌	参见指南	①《NCCN肿瘤临床实践指南：宫颈癌》（2022.V1） ②《中国抗癌协会子宫颈癌诊断与治疗指南》（2021）	Ⅱb	Ⅱb	B
吉西他滨	注射剂	1g∶0.2g	晚期卵巢癌，联合卡铂（用于在以铂类药物为基础的治疗后至少6个月复发的患者，与卡铂联用）	参见FDA说明书	①美国FDA已批准吉西他滨与卡铂联合用于治疗以铂类药物为基础的治疗后6个月以上复发的成人晚期卵巢癌 ②《NCCN肿瘤临床实践指南：卵巢癌包括输卵管癌和原发腹膜癌》（2022.V1） ③《中国抗癌协会卵巢癌诊疗指南》（2021） ④《中国抗癌协会卵巢恶性肿瘤诊断与治疗指南》（2021）	Ⅱa	Ⅱa	B
吉西他滨	注射剂	1g∶0.2g	不能手术切除或伴有转移的进展期胆管癌	参见指南	①《NCCN肿瘤临床实践指南：肝胆肿瘤》（2021.V5） ②《中国抗癌协会胆道恶性肿瘤诊疗指南》（2021）	Ⅱa	Ⅱb	B
吉西他滨	注射剂	1g∶0.2g	头颈癌	参见指南	①《NCCN肿瘤临床实践指南：头颈癌》（2022.V1） ②《中国抗癌协会头颈癌临床诊疗指南》（2021）	Ⅱa	Ⅱb	B

续表

药品信息			超说明书内容		依据及参考文献	Micromedex 分级		
通用名	剂型	规格	适应证	具体用法		有效性	推荐等级	证据强度
吉西他滨	注射剂	1g：0.2g	膀胱癌	参见指南	①《NCCN肿瘤临床实践指南：膀胱癌》（2022.V1）②国家卫生健康委员会《膀胱癌诊治规范》（2022）③《中国抗癌协会尿路上皮癌诊疗指南》（2021）	Ⅱa	Ⅱb	B
卡铂	注射剂	15ml：150mg; 10ml：100mg	胸膜间皮瘤（与培美曲塞、与或不与贝伐珠单抗联用，适用于不适合顺铂治疗的患者）	卡铂AUC 5，第1天，q3w	①《NCCN肿瘤临床实践指南：恶性胸膜间皮瘤指南》（2021.V2）②中国医师协会，《中国恶性胸膜间皮瘤临床诊疗指南》（2021）	Ⅱa	Ⅱb	B
卡铂	注射剂	15ml：150mg; 10ml：100mg	转移性乳腺癌	卡铂：AUC 5~6，d1，q3w或q4w；AUC 2，第1天，第8天，q3w	①《NCCN肿瘤临床实践指南：乳腺癌》（2022.V2）②《中国抗癌协会乳腺癌诊疗指南》（2021）	Ⅱa（联合紫杉醇和曲妥珠单抗联合治疗的HER2阳性转移性乳腺癌）	Ⅱb（联合紫杉醇和曲妥珠单抗联合治疗的HER2阳性转移性乳腺癌）	B（联合紫杉醇和曲妥珠单抗联合治疗的HER2阳性转移性乳腺癌）
克拉屈滨	注射剂	10mg	复发难治急性髓系血病	5mg/m²，第1天~第5天	①《NCCN肿瘤临床实践指南：急性髓性白血病》（2022.V1）②《中国复发难治性急性髓系血病诊疗指南》（2021）	Micromedex 未收录		

续表

药品信息			超说明书内容		依据及参考文献	Micromedex 分级		证据强度
通用名	剂型	规格	适应证	具体用法		有效性	推荐等级	
克唑替尼	胶囊	200mg；250mg	间变性淋巴瘤激酶（ALK）阳性的间变性大细胞淋巴瘤	参见FDA说明书	①美国FDA已批准克唑替尼用于ALK阳性的难治性系统性大细胞淋巴瘤；②国家卫生健康委员会《儿童ALK阳性间变性大细胞淋巴瘤诊疗规范》（2019）；③《NCCN肿瘤临床实践指南：T细胞淋巴瘤》（2021.V1）	Micromedex 未收录		
拉帕替尼	片剂	0.25g	联合来曲唑治疗绝经后、HER2过表达转移性乳腺癌	参见FDA说明书	①美国FDA已批准拉帕替尼联合来曲唑用于绝经后、HER2过表达的转移性乳腺癌；②《NCCN肿瘤临床实践指南：乳腺癌》（2022.V2）；③《中国临床肿瘤学会（CSCO）乳腺癌诊疗指南》（2021）；④《欧洲肿瘤学会（ESO）/欧洲临床肿瘤学会（ESMO）国际共识指南：晚期乳腺癌》（2020）	I	Ⅱb	B
咪喹莫特	乳膏	250mg；12.5mg	浅表的基底细胞癌	参见FDA说明书	①美国FDA已批准治疗成人当手术方法不大合适，但有随访保证时的躯干、颈部或四肢浅表的皮肤基底细胞癌；②《NCCN肿瘤临床实践指南：皮肤基底细胞癌》（2022.V1）	I	Ⅱa	B

续表

药品信息			超说明书内容		依据及参考文献	Micromedex 分级		
通用名	剂型	规格	适应证	具体用法		有效性	推荐等级	证据强度
美法仑	注射剂	50mg	视网膜母细胞瘤（儿童）	动脉内灌注剂量：4～6个月2.5mg；6～12个月3.0mg；1～3岁4.0mg；>3岁5.0mg。有明显不良反应时降低剂量的25%，当反应不足时增加剂量的25%。最大剂量每疗程不能超过0.5mg/kg；玻璃体腔内注射	①国家卫生健康委员会，《儿童视网膜母细胞瘤诊疗规范》（2019）②中华医学会眼科学分会眼整形眼眶病学组，《中国单侧眼内期视网膜母细胞瘤诊疗专家共识》（2019）	儿童Ⅱa	儿童Ⅱb	儿童B
纳武利尤单抗	注射剂	40mg/4ml；100mg/10ml	既往接受过索拉非尼治疗的肝癌患者	参见FDA说明书	①美国FDA已批准纳武利尤单抗用于既往接受过索拉非尼治疗的肝癌患者②《NCCN肿瘤临床实践指南：肝胆肿瘤》（2021.V5）③《中国临床肿瘤学会（CSCO）原发性肝癌诊疗指南》（2020）④国家卫生健康委员会，《原发性肝癌诊疗指南》2022⑤欧洲肿瘤内科学会（ESMO），《肝细胞癌临床实践指南》（2021）	Ⅱa	Ⅱb	B

续表

药品信息			超说明书内容		依据及参考文献	Micromedex 分级		
通用名	剂型	规格	适应证	具体用法		有效性	推荐等级	证据强度
纳武利尤单抗	注射剂	40mg/4ml；100mg/10ml	伴淋巴结转移的黑色素瘤或完全切除患者伴转移的黑色素瘤的辅助治疗	参见 FDA 说明书	①美国 FDA 已准批纳武利尤单抗用于伴淋巴结转移或完全切除的黑色素性恶性黑色素瘤的辅助治疗 ②《中国临床肿瘤学会（CSCO）黑色素瘤诊疗指南》（2019） ③《NCCN 肿瘤临床实践指南：皮肤黑色素瘤》（2021.V2）	I	I	B
纳武利尤单抗	注射剂	40mg/4ml；100mg/10ml	①联用伊匹单抗治疗不可切除或转移黑色素瘤 BRAF V600 野生型不可切除或转移性不可切除或转移的黑色素瘤 ②单药治疗 BRAF V600 突变阴性的不可切除或转移性的黑色素瘤	参见 FDA 说明书	①美国 FDA 已批准纳武利尤单抗与伊匹单抗联用治疗无法切除或转移 BRAF V600 野生型不可切除或转移性的黑色素瘤 ②《中国临床肿瘤学会（CSCO）黑色素瘤诊疗指南》（2019） ③《NCCN 肿瘤临床实践指南：皮肤黑色素瘤》（2022.V2）	I	II a	A
纳武利尤单抗	注射剂	40mg/4ml；100mg/10ml	在使用氟尿嘧啶、奥沙利铂和伊立替康治疗后进展的错配修复缺陷（dMMR）或微卫星高度不稳定（MSI-H）的转移性结直肠癌	参见 FDA 说明书	①美国 FDA 已批准纳武利尤单抗用于使用氟尿嘧啶、奥沙利铂和伊立替康治疗后进展的微卫星不稳定性或错配修复缺陷的转移性结直肠癌 ②《NCCN 肿瘤临床实践指南：结肠癌》（2022.V1）	II a	II a	B

续表

通用名	药品信息		超说明书内容		依据及参考文献	Micromedex 分级		
	剂型	规格	适应证	具体用法		有效性	推荐等级	证据强度
纳武利尤单抗	注射剂	40mg/4ml；100mg/10ml	中、低风险，既往未治疗的晚期肾细胞癌（联合伊匹单抗）	参见 FDA 说明书	①美国 FDA 已批准纳武利尤单抗联合伊匹单抗治疗中、低风险、既往未治疗的晚期肾细胞癌②《NCCN肿瘤临床实践指南：肾癌》（2022.V4）	Ⅰ	Ⅱa	B
纳武利尤单抗	注射剂	40mg/4ml；100mg/10ml	复发或难治的霍奇金淋巴瘤	参见 FDA 说明书	①美国 FDA 已批准纳武利尤单抗用于经自体造血干细胞移植和布仑妥昔单抗治疗后的复发或难治的经典型霍奇金淋巴瘤，或用于包括自体造血干细胞移植在内的 3 种或多种药物系统治疗后的复发或进展的经典型霍奇金淋巴瘤②《NCCN肿瘤临床实践指南：霍奇金淋巴瘤》（2022.V2）	Ⅱa	Ⅱa	B
纳武利尤单抗	注射剂	40mg/4ml；100mg/10ml	联合含铂双药化疗用于可切除非小细胞肺癌（NSCLC）成年患者的新辅助治疗	参见 FDA 说明书	美国 FDA 已批准纳武利尤单抗联合含铂双药化疗用于切除非小细胞肺癌（NSCLC）成年患者的新辅助治疗	Ⅱa	Ⅱa	B
奈达铂	注射剂	10mg；50mg	宫颈癌	参见日本 PDMA 说明书	①日本 PDMA 已批准奈达铂用于治疗成人宫颈癌②《日本妇科肿瘤学会（JSGO），《宫颈癌的治疗》（2017）	Micromedex中未收录		

续表

药品信息			超说明书内容		依据及参考文献	Micromedex 分级		
通用名	剂型	规格	适应证	具体用法		有效性	推荐等级	证据强度
帕博利珠单抗	注射剂	100mg/4ml	转移性或不可手术切除的复发性头颈部鳞状细胞癌（联合铂和氟尿嘧啶，PD-L1（CPS≥1），经含铂类药物化疗后疾病进展）	参见FDA说明书	①美国FDA已批准帕博利珠单抗联合铂和氟尿嘧啶一线治疗转移性或不可切除的复发性头颈部鳞状细胞癌（HNSCC）。批准单药一线治疗肿瘤表达PD-L1[综合阳性评分（CPS）≥1]的转移性或不可切除的复发性HNSCC。也批准单药用于经含铂类药物化疗后疾病进展的转移性或复发性的HNSCC ②《NCCN肿瘤临床实践指南：头颈部肿瘤》（2022.V1）③《中国临床肿瘤学会（CSCO）头颈部肿瘤诊疗指南》（2021）	单药一线治疗肿瘤表达PD-L1[综合阳性评分（CPS）≥1]的转移性或不可切除的复发性HNSCC/联合铂和氟尿嘧啶一线治疗转移性或不可切除的复发性头颈部鳞状细胞癌（HNSCC）：Ⅱa；单药用于经含铂类药物化疗后的转移性或复发性的HNSCC：Ⅰ	Ⅱb	B

续表

| 药品信息 | | | 超说明书内容 | | 依据及参考文献 | Micromedex 分级 | | |
通用名	剂型	规格	适应证	具体用法		有效性	推荐等级	证据强度
帕博利珠单抗	注射剂	100mg/4ml	局部晚期不可切除或转移性胃或胃食管结合部腺癌（联合曲妥珠单抗、铂类和氟尿嘧啶类用于HER2阳性的；PD-L1 CPS≥1的）	参见FDA说明书	①美国FDA已批准帕博利珠单抗联合曲妥珠单抗、铂类和氟尿嘧啶类用于HER2阳性的局部晚期不可切除或转移性胃或胃食管结合部腺癌患者的一线治疗。批准单药用于治疗PD-L1 CPS≥1的局部晚期不可切除或转移性胃癌或胃食管结合部腺癌患者，用于接受包含铂类嘧啶或铂类药物的2个或更多疗程后治疗失败的患者 ②《NCCN肿瘤临床实践指南：胃癌》（2022.V2） ③《中国临床肿瘤学会（CSCO）胃癌诊疗指南》（2021）	Ⅱa	Ⅱb	B
帕博利珠单抗	注射剂	100mg/4ml	完全切除后伴有淋巴结转移的黑色素瘤或无法切除或转移的黑色素瘤	200mg，静脉滴注30min以上，每3周重复或400mg，静脉滴注30min以上，每6周重复，或持续12个月，或直到疾病进展或不可接受的毒性	《NCCN肿瘤临床实践指南：皮肤黑色素瘤》（2022.V2）	无法切除或转移的黑色素瘤：Ⅱa	无法切除或转移的黑色素瘤：Ⅱa	无法切除或转移的黑色素瘤：B

续表

药品信息			超说明书内容			Micromedex 分级		
通用名	剂型	规格	适应证	具体用法	依据及参考文献	有效性	推荐等级	证据强度
帕博利珠单抗	注射剂	100mg/4ml	联合阿昔替尼一线治疗晚期肾细胞癌	参见FDA说明书	①美国FDA已批准帕博利珠单抗联合阿昔替尼一线治疗晚期肾细胞癌 ②《NCCN肿瘤临床实践指南》(2022.V4) ③Rini BI, et al.Pembrolizumab plus axitinib versus sunitinib for advanced renal-cell carcinoma. N Engl J Med.2019 Mar 21; 380 (12): 1116-1127	I	II a	B
帕博利珠单抗	注射剂	100mg/4ml	化疗中或化疗后发生疾病进展，伴PD-L1表达（CPS≥1）的复发或转移性宫颈癌	参见FDA说明书	①美国FDA已批准帕博利珠单抗用于化疗中或化疗后发生疾病进展，伴PD-L1表达（CPS≥1）的复发或转移性宫颈癌 ②《NCCN肿瘤临床实践指南》(2022.V1)	II a	II b	B
帕博利珠单抗	注射剂	100mg/4ml	既往用索拉非尼治疗过的肝癌患者	参见FDA说明书	①美国FDA已准用以往用索拉非尼治疗过的肝癌患者 ②国家卫生健康委员会《原发性肝癌诊疗指南》(2022) ③欧洲肿瘤内科学会（ESMO）、《肝细胞癌临床实践指南》(2021) ④《NCCN肿瘤临床实践指南》(2021.V5) ⑤《中国临床肿瘤学会（CSCO）原发性肝癌诊疗指南》(2020)	II a	II b	B

续表

药品信息			超说明书内容		依据及参考文献	Micromedex 分级		
通用名	剂型	规格	适应证	具体用法		有效性	推荐等级	证据强度
帕博利珠单抗	注射剂	100mg/4ml	原发性纵隔大B细胞淋巴瘤（PMBCL）：适用于难治性PMBCL的成人和儿童患者，或在二线或以上治疗后复发的患者	参见FDA说明书	美国FDA已批准用于原发性纵隔大B细胞淋巴瘤（PMBCL）的治疗：适用于难治性PMBCL的成人和儿童患者，或在二线或以上治疗后复发的患者	Ⅱ a	Ⅱ b	B
帕博利珠单抗	注射剂	100mg/4ml	高微卫星不稳定性（MSI-H）或错配修复缺陷（dMMR）癌症：适用于经治疗后进展的且无合适的可替代治疗选择的不可切除或转移性高微卫星不稳定性或错配修复缺陷实体肿瘤成人及儿童患者	参见FDA说明书	美国FDA已批准治疗高微卫星不稳定性（MSI-H）或错配修复缺陷（dMMR）癌症：适用于经治疗后进展的且无合适的可替代治疗选择或转移性高微卫星不稳定性或错配修复缺陷实体肿瘤成人及儿童患者	Ⅱ a	Ⅱ a	B
帕博利珠单抗	注射剂	100mg/4ml	①单药用于既往系统性治疗后进展，不适合根治性手术或放疗的MSI-H或dMMR的晚期子宫内膜癌②联合仑伐替尼用于既往系统性治疗后进展，不适合根治性手术或放疗的非MSI-H或pMMR的晚期子宫内膜癌	参见FDA说明书	美国FDA已批准帕博利珠单抗单药用于既往系统性治疗后进展，不适合根治性手术或放疗的MSI-H或dMMR的晚期子宫内膜癌；联合仑伐替尼用于既往系统性治疗后进展，不适合根治性手术或放疗的非MSI-H或pMMR的晚期子宫内膜癌	Ⅱ a	Ⅱ b	B

续表

| 药品信息 | | | 超说明书内容 | | 依据及参考文献 | Micromedex 分级 | | |
通用名	剂型	规格	适应证	具体用法		有效性	推荐等级	证据强度
帕博利珠单抗	注射剂	100mg/4ml	既往治疗后进展且无其他满意治疗措施替代治疗的高肿瘤突变负荷（TMB-H，≥10mut/Mb）的晚期实体瘤	参见FDA说明书	美国FDA已批准用于既往治疗后进展，且无其他满意治疗措施替代治疗的高肿瘤突变负荷（TMB-H，≥10mut/Mb）的晚期实体瘤儿童患者	II a	II b	B
帕博利珠单抗	注射剂	100mg/4ml	皮肤鳞状细胞癌（cSCC）：手术或放疗无法治愈的复发性或转移性皮肤鳞状细胞癌或局部晚期鳞状细胞癌	参见FDA说明书	美国FDA已批准帕博利珠单抗用于手术或放疗无法治愈的复发性或转移性皮肤鳞状细胞癌或局部晚期鳞状细胞癌	II a	II b	B
帕博利珠单抗	注射剂	100mg/4ml	联合化疗用于PD-L1表达（CPS≥10）的不可切除的局部复发或转移性三阴性乳腺癌	参见FDA说明书	美国FDA已批准帕博利珠单抗联合化疗用于PD-L1表达（CPS≥10）的不可切除的局部复发或转移性三阴性乳腺癌的治疗	II a	II b	B
帕博利珠单抗	注射剂	100mg/4ml	①复发或难治性经典霍奇金淋巴瘤（cHL）成人患者 ②难治性或在二线或二线以上治疗后复发的cHL儿科患者	参见FDA说明书	①美国FDA已批准帕博利珠单抗用于治疗复发或难治性经典霍奇金淋巴瘤或典型霍奇金淋巴瘤成年患者及难治性或二线或更多线治疗后复发的cHL儿科患者 ②《NCCN肿瘤临床实践指南：霍奇金淋巴瘤》（2023.V2）③《NCCN肿瘤临床实践指南：儿童霍奇金淋巴瘤》（2023.V2）④《中国临床肿瘤学会（CSCO）淋巴瘤诊疗指南》（2022）	I（成人）II a（儿童）	II a（成人）II a（儿童）	B（成人）C（儿童）

续表

药品信息			超说明书内容		依据及参考文献	Micromedex 分级		
通用名	剂型	规格	适应证	具体用法		有效性	推荐等级	证据强度
培美曲塞	注射剂	100mg；200mg；500mg	复发性卵巢癌	500mg/m²，静脉滴注，每3周1次	①《NCCN肿瘤临床实践指南：卵巢癌包括输卵管癌和原发性腹膜癌》（2022.V1）②Hagemann AR, Novetsky AP, et al.Phase II study of bevacizumab and pemetrexed for recurrent or persistent epithelial ovarian, fallopian tube or primary peritoneal cancer.Gynecol Oncol.2013 Dec; 131 (3): 535-540	II a	II b	B
培唑帕尼	片剂	200mg；400mg	既往接受过化疗的晚期软组织肉瘤	参见FDA说明书	①FDA已批准培唑帕尼用于治疗既往接受过化疗的晚期软组织肉瘤 ②《NCCN肿瘤临床实践指南：软组织肉瘤》（2021.V3）	II a	II b	B
沙利度胺	片剂	25mg；50mg	新诊断的多发性骨髓瘤，与地塞米松联用	参见FDA说明书	①FDA已批准沙利度胺与地塞米松联合治疗新诊断的成人多发性骨髓瘤 ②《NCCN肿瘤临床实践指南：多发性骨髓瘤》（2022.V5）③中国医师协会等，《中国多发性骨髓瘤诊治指南》（2020年修订）④葛均波、徐永健、王辰主编《内科学》（第九版），人民卫生出版社出版	I	II a	B

续表

药品信息			超说明书内容		依据及参考文献	Micromedex 分级		
通用名	剂型	规格	适应证	具体用法		有效性	推荐等级	证据强度
索拉非尼	片剂	0.2g	经伊马替尼、舒尼替尼治疗失败的晚期或转移性胃肠道间质瘤	0.4g，bid，口服	《NCCN肿瘤临床实践指南：胃肠道间质瘤》（2022.V1）	Ⅱa	Ⅱb	B
替吉奥	胶囊	20mg	胆道癌	参见日本PDMA说明书	①日本PMDA已批准替吉奥用于成人胆道癌 ②中华医学会外科学分会，《胆管癌诊断与治疗——外科专家共识》	Micromedex 未收录		
替吉奥	胶囊	20mg；25mg	非小细胞肺癌	参见PDMA说明书	①日本PMDA已经批准替吉奥用于治疗非小细胞肺癌 ②中国医师协会肿瘤医师分会，中国抗癌协会肿瘤临床化疗专业委员会，《中国晚期原发性肺癌诊治专家共识》（2016）	Micromedex 未收录		
替莫唑胺	胶囊	20mg；100mg	转移性恶性黑色素瘤	每日口服200mg/m²，在28天为一治疗周期内连续服用5天	《NCCN肿瘤临床实践指南：皮肤黑色素瘤》（2021.V2）	Ⅱa	Ⅱb	B
替莫唑胺	胶囊	20mg；100mg	神经内分泌瘤（转移性胃/肠/腹/肺/胸腺神经内分泌瘤）	每日口服200mg/m²，共5天，每28天为一个周期	①《NCCN肿瘤临床实践指南：神经内分泌和肾上腺肿瘤》（2019.V1） ②《中国胃肠胰神经内分泌肿瘤专家共识》（2016）	Micromedex 未收录		

续表

通用名	药品信息		超说明书内容		依据及参考文献	Micromedex 分级		
	剂型	规格	适应证	具体用法		有效性	推荐等级	证据强度
替莫唑胺	胶囊	20mg；100mg	原发中枢神经系统淋巴瘤	参见指南	①《NCCN肿瘤临床实践指南：中枢神经系统肿瘤》（2020.V1）②《中国抗癌协会恶性淋巴瘤诊疗规范》（2015）	Micromedex 未收录		
托瑞米芬	片剂	60mg	绝经前和围绝经期妇女雌激素受体阳性乳腺癌	口服，每日1次，每次60mg（参考说明书中的绝经后乳腺癌用法用量）	①《中国抗癌协会乳腺癌诊治指南与规范》（2021）②《NCCN肿瘤临床实践指南：乳腺癌》（2021.V4）	Micromedex 未收录		
西妥昔单抗	注射剂	100mg/20ml	局部晚期头颈鳞状细胞癌，联合放疗	参见FDA说明书	①FDA已批准西妥昔单抗联合放疗用于成人局部晚期头颈部鳞状细胞癌的初始治疗②《NCCN肿瘤临床实践指南：头颈部肿瘤》（2022.V1）	I	Ⅱa	B
西妥昔单抗	注射剂	100mg/20ml	以铂类药物为基础的化疗失败后的复发或转移性头颈部鳞状细胞癌	参见FDA说明书	①美国FDA已批准西妥昔单抗单用于治疗成人以铂类药物为基础的化疗失败后的复发或转移性头颈部鳞状细胞癌②《NCCN肿瘤临床实践指南：头颈部肿瘤》（2021.V2）③《中国临床肿瘤学会（CSCO）头颈部肿瘤诊疗指南》（2021）	Ⅱa	Ⅱb	B

续表

药品信息			超说明书内容		依据及参考文献	Micromedex 分级		
通用名	剂型	规格	适应证	具体用法		有效性	推荐等级	证据强度
西妥昔单抗	注射剂	100mg/20ml	联合康奈非尼用于一线治疗失败的BRAF V600E突变转移性结直肠癌	参见FDA说明书	美国FDA已批准西妥昔单抗联合康奈非尼用于一线治疗失败的BRAF V600E突变转移性结直肠癌	Ⅱa	Ⅱb	B
西妥昔单抗	注射剂	100mg/20ml	单药用于既往含铂化疗失败的复发转移性头颈部鳞癌	参见FDA说明书	美国FDA已批准西妥昔单抗单药用于既往含铂治疗失败的复发转移性头颈鳞癌	Ⅱa	Ⅱb	B
伊立替康	注射剂	2ml：40mg; 5ml：0.1g; 15ml：0.3g	广泛期小细胞肺癌	①联合顺铂60 mg/m²，第1天，伊立替康60mg/m²，第1天、第8天、第15天，静脉滴注，每4周重复 ②联合顺铂30 mg/m²，第1天，第8天，伊立替康65mg/m²，第1天、第8天，每3周重复 ③联合卡铂AUC5，第1天，伊立替康50mg/m²，第1天、第8天、第15天，每4周重复	①《NCCN肿瘤临床实践指南：小细胞肺癌》（2022.V2）②《中国临床肿瘤学会（CSCO）肺癌诊疗指南》（2021）	Ⅱa	联合卡铂 Ⅱb 联合顺铂 Ⅱa	B

续表

药品信息			超说明书内容		依据及参考文献	Micromedex 分级		
通用名	剂型	规格	适应证	具体用法		有效性	推荐等级	证据强度
伊立替康	注射剂	2ml：40mg；5ml：0.1g；15ml：0.3g	不可切除的局部晚期、复发或转移性胃癌的综合治疗	参见NCCN指南	①《NCCN肿瘤临床实践指南：胃癌》（2022.V2） ②《中国临床肿瘤学会（CSCO）胃癌诊疗指南》（2021） ③欧洲肿瘤内科学会，《ESMO临床实践指南：胃癌的诊断、治疗与随访》（2019） ④日本胃癌学会，《日本胃癌治疗指南》（第5版）	Ⅱa	Ⅱb	B
伊匹木单抗	注射剂	200mg/40ml；50mg/10ml	肝癌（既往使用过索拉非尼联合纳武利尤单抗治疗）	参见FDA说明书	①美国FDA已批准伊匹木单抗用于既往使用过索拉非尼的肝癌患者，联合纳武利尤单抗 ②《中国临床肿瘤学会（CSCO）原发性肝癌诊疗指南》（2022） ③《NCCN肿瘤临床实践指南：肝胆肿瘤》（2021.V4）	Ⅱa	Ⅱa	B
伊匹木单抗	注射剂	200mg/40ml；50mg/10ml	晚期，中期或低风险肾细胞癌（与纳武利尤单抗联用）	参见FDA说明书	①美国FDA已批准伊匹木单抗用于晚期、中期或低风险肾细胞癌的一线治疗，联合纳武利尤单抗 ②《NCCN肿瘤临床实践指南：肾癌》（2022.V2） ③《中国临床肿瘤学会（CSCO）肾癌诊疗指南》（2022）	Ⅰ	Ⅱa	B

续表

药品信息			超说明书内容			Micromedex 分级		
通用名	剂型	规格	适应证	具体用法	依据及参考文献	有效性	推荐等级	证据强度
伊匹木单抗	注射剂	200mg/40ml；50mg/10ml	无EGFR或ALK基因突变的转移性复发性非小细胞肺癌（与纳武利尤单抗和2个周期的铂类双抗联用）	参见FDA说明书	①美国FDA已批准伊匹木单抗与纳武利尤单抗联合用于一线治疗无EGFR或ALK基因突变的成人转移性复发性非小细胞肺癌 ②《NCCN肿瘤临床实践指南：非小细胞肺癌》（2022.V3）③《中国临床肿瘤学会（CSCO）原发性非小细胞肺癌诊疗指南》（2022）	I	Ⅱa	B
伊匹木单抗	注射剂	200mg/40ml；50mg/10ml	氟尿嘧啶、奥沙利铂和伊立替康治疗后进展的MSI-H或dMMR转移性结直肠癌（与纳武利尤单抗双药联用）	参见FDA说明书	①美国FDA已批准伊匹木单抗和伊立替康、氟尿嘧啶、奥沙利铂后进展的MSI-H或dMMR转移性结直肠癌，联合纳武利尤单抗 ②《NCCN肿瘤临床实践指南：结肠癌》（2022.V1）③《NCCN肿瘤临床实践指南：直肠癌》（2022.V1）	Ⅱa	Ⅱb	B
伊匹木单抗	注射剂	200mg/40ml；50mg/10ml	恶性黑色素瘤（完整切除后的辅助治疗）	参见FDA说明书	①美国FDA已批准伊匹木单抗用于累及皮肤的完全切除的恶性黑色素瘤 ②《NCCN肿瘤临床实践指南：皮肤黑色素瘤》（2022.V3）③《中国临床肿瘤学会（CSCO）黑色素瘤诊疗指南》（2022）	Ⅱa	Ⅱb	B

续表

药品信息			超说明书内容		依据及参考文献	Micromedex分级		
通用名	剂型	规格	适应证	具体用法		有效性	推荐等级	证据强度
伊匹木单抗	注射剂	200mg/40ml；50mg/10ml	恶性黑色素瘤（不可切除或转移性恶性黑色素瘤，联合纳武利尤单抗或单药治疗）	参见FDA说明书	①美国FDA已批准伊匹木单抗用于不可切除或转移性恶性黑色素瘤，联合纳武利尤单抗或单药治疗 ②《NCCN肿瘤临床实践指南：皮肤黑色素瘤》（2022.V3） ③《中国临床肿瘤学会（CSCO）黑色素瘤诊疗指南》（2022）	Ⅱa	Ⅱa	B
依维莫司	片剂	2.5mg；5mg；10mg	乳腺癌（与依西美坦联合使用，用于治疗绝经后激素受体阳性，HER2阴性、使用来曲唑或阿那曲唑治疗失败的进展性乳腺癌患者）	参见FDA说明书	①美国FDA已批准依维莫司与依西美坦联合使用，用于治疗绝经后激素受体阳性，HER2阴性，使用来曲唑或阿那曲唑治疗失败的进展性乳腺癌患者 ②《NCCN肿瘤临床实践指南：乳腺癌》（2022.V2） ③《欧洲肿瘤学院/欧洲肿瘤内科学会（ESO/ESMO）国际共识指南：晚期乳腺癌（ABC5）》（2020） ④《中国抗癌协会乳腺癌诊治指南与规范》（2017）	Ⅱa	Ⅱb	B
异环磷酰胺	注射剂	0.5g；1g	儿童急性淋巴细胞白血病	参见NCCN指南	《NCCN肿瘤临床实践指南：急性淋巴细胞白血病》（2021.V4）	儿童Ⅱa	儿童Ⅱb	儿童B

续表

药品信息			超说明书内容			依据及参考文献	Micromedex 分级		
通用名	剂型	规格	适应证		具体用法		有效性	推荐等级	证据强度
右丙亚胺	注射剂	0.25g	预防蒽环类药物引起的心脏毒性		在第一次使用蒽环类药物时就按剂量比为右丙亚胺：蒽环药物=（10~20）：1，静脉滴注	《中国临床肿瘤学会（CSCO）蒽环类药物心脏毒性防治指南》（2020）	Ⅱ a	Ⅱ b	A（成人）B（儿童）
紫杉醇	注射剂	5ml：30mg；10ml：60mg；16.7ml：100mg；25ml：150mg	胃癌		参见 NCCN 指南	①《NCCN 肿瘤临床实践指南：胃癌》（2022.V2）②《中国临床肿瘤学会（CSCO）胃癌诊疗指南》（2021）	Ⅱ a	Ⅱ b	B
紫杉醇	注射剂	5ml：30mg；10ml：60mg；16.7ml：100mg；25ml：150mg	宫颈癌		参见 NCCN 指南	①《NCCN 肿瘤临床实践指南：宫颈癌》（2022.V1）②国家卫生健康委员会，《宫颈癌诊疗规范》（2018）	Ⅱ a	Ⅱ b	B

续表

药品信息			超说明书内容		依据及参考文献	Micromedex 分级		
通用名	剂型	规格	适应证	具体用法		有效性	推荐等级	证据强度
紫杉醇	注射剂	5ml：30mg；10ml：60mg；16.7ml：100mg；25ml：150mg	鼻咽癌	参见NCCN指南	①《NCCN肿瘤临床实践指南：头颈部肿瘤》（2022.V1）②《中国临床肿瘤学会（CSCO）头颈部肿瘤诊疗指南》（2021）③《转移性鼻咽癌治疗专家共识》（2018）	Ⅱa	Ⅱb	B
紫杉醇	注射剂	5ml：30mg；10ml：60mg；16.7ml：100mg；25ml：150mg	膀胱癌	参见NCCN指南	《NCCN肿瘤临床实践指南：膀胱癌》（2022.V1）	Ⅱa	Ⅱb	B
紫杉醇	注射剂	5ml：30mg；10ml：60mg；16.7ml：100mg；25ml：150mg	食管癌	参见NCCN指南	①《NCCN肿瘤临床实践指南：食管癌和胃食管交界处癌》（2022.V2）②《中国临床肿瘤学会（CSCO）食管癌诊疗指南》（2021）③国家卫生健康委员会，《食管癌诊疗规范》（2018）	Ⅱa	Ⅱb	B

续表

药品信息			超说明书内容			Micromedex 分级		
通用名	剂型	规格	适应证	具体用法	依据及参考文献	有效性	推荐等级	证据强度
紫杉醇（白蛋白结合型）	注射剂	100mg	联合卡铂用于局部晚期或转移性的非小细胞肺癌的一线治疗	参见FDA说明书	①美国FDA已准紫杉醇（白蛋白结合型）联合卡铂用于成人不适合手术或放疗的局部晚期或转移性非小细胞肺癌的一线治疗②《NCCN肿瘤临床实践指南：非小细胞肺癌》（2022.V2）	Ⅱa	Ⅱb	B
紫杉醇（白蛋白结合型）	注射剂	100mg	联合吉西他滨作为转移性胰腺癌的一线治疗	参见FDA说明书	①美国FDA已批准紫杉醇（白蛋白结合型）联合吉西他滨用于成人胰腺转移性腺癌的一线治疗②《NCCN肿瘤临床实践指南：胰腺癌》（2022.V1）③国家卫生健康委员会，《胰腺癌诊疗规范》（2018）④《中国临床肿瘤学会（CSCO）胰腺癌诊疗指南》（2020）⑤《中国抗癌协会中国胰腺癌综合诊治指南》（2020）	Ⅱa	Ⅱa	B
紫杉醇（白蛋白结合型）	注射剂	100mg	铂耐药的复发性卵巢癌	参见NCCN指南	①《NCCN肿瘤临床实践指南：卵巢癌包括输卵管癌和原发性腹膜癌》（2022.V1）②《中国临床肿瘤学会（CSCO）卵巢癌诊疗指南》（2020）③国家卫生健康委员会，《卵巢癌诊疗规范》（2018）	Ⅱa	Ⅱb	B

续表

药品信息			超说明书内容		依据及参考文献	Micromedex 分级		
通用名	剂型	规格	适应证	具体用法		有效性	推荐等级	证据强度
卡莫司汀	注射液	2ml：125mg	联合其他药物治疗复发或难治性非霍奇金淋巴瘤	参见FDA说明书	美国FDA已批准卡莫司汀联合其他药物治疗复发或难治性非霍奇金淋巴瘤	Ⅱ a	Ⅱ b	B
来那度胺	胶囊	5mg；10mg；25mg	①与利妥昔单抗联合治疗既往治疗过的边缘区淋巴瘤（MZL）②套细胞淋巴瘤（MCL），其疾病在两次治疗后复发或进展，其中一种治疗包括硼替佐米	参见FDA说明书	①美国FDA已批准来那度胺用于：与利妥昔单抗联合治疗既往治疗过的滤泡性淋巴瘤（FL）、既往治疗过的边缘区淋巴瘤（MZL）；套细胞淋巴瘤（MCL），其疾病在两次治疗后复发或进展，其中一种治疗包括硼替佐米 ②《NCCN肿瘤临床实践指南：B细胞淋巴瘤》（2023.V2）	Ⅱ a（套细胞淋巴瘤）Ⅱ b（边缘区淋巴瘤）	Ⅱ a（套细胞淋巴瘤）Ⅱ b（边缘区淋巴瘤）	B
仑伐替尼	胶囊	4mg；10mg	联合帕博利珠单抗用于晚期肾细胞癌（RCC）的一线治疗	参见FDA说明书	美国FDA已批准仑伐替尼联合帕博利珠单抗用于晚期肾细胞癌（RCC）的一线治疗	Ⅰ	Ⅱ a	B
仑伐替尼	胶囊	4mg；10mg	和帕博利珠单抗联合用于不宜根治性手术或放疗，且系统性治疗后进展，非MSI-H/或pMMR的晚期子宫内膜癌患者	参见FDA说明书	①美国FDA已批准仑伐替尼和帕博利珠单抗联合用于不宜根治性手术或放疗，且系统性治疗后进展，非MSI-H/或pMMR的晚期子宫内膜癌患者的治疗 ②《NCCN肿瘤临床实践指南：子宫内膜癌》（2022.V1）	Ⅱ a	Ⅱ b	B

续表

药品信息			超说明书内容		依据及参考文献	Micromedex 分级		
通用名	剂型	规格	适应证	具体用法		有效性	推荐等级	证据强度
仑伐替尼	胶囊	4mg；10mg	联合依维莫司用于治疗既往接受过抗血管生成治疗的晚期肾细胞癌（RCC）	参见FDA说明书	①美国FDA已批准仑伐替尼联合依维莫司用于治疗既往接受过抗血管生成治疗的晚期肾细胞癌（RCC）②《NCCN肿瘤临床实践指南：肾细胞癌》（2023.V3）	Ⅱ a	Ⅱ a	B
洛铂	冻干粉	10mg；25mg	鼻咽癌	①诱导化疗：洛铂30mg/m²联合化疗，静脉注射，推荐联合FU（持续两个周期）②同期化疗：洛铂30mg/m²单药或联合其他药物，静脉注射（临床经验推荐洛铂联合白蛋白紫杉醇或PD1/PD-L1）	①《中国临床肿瘤学会（CSCO）鼻咽癌诊疗指南》（2022）②《中国医师协会中国鼻咽癌放射治疗指南》（2022）③Lv X, Cao X, Xia WX, et al.Induction chemotherapy with lobaplatin and fluorouracil followed by chemoradiotherapy in patients with stage Ⅲ–ⅣB nasopharyngeal carcinoma: an open-label, non-inferiority, randomised, controlled, phase 3 trial- Scien. J Lancet Oncol. 2021. DOI: 10.1016/S1470-2045 (21) 00075–9	①CSCO分级②指南无循证分级	①诱导化疗：洛铂+FU，Ⅱ级推荐；同期化疗：Ⅰ级推荐②无具体推荐等级	Micromedex 未收录
塞利尼索	片剂	20mg	用于治疗复发性或难治性弥漫性大B细胞淋巴瘤（DLBCL）（未特指）的成人患者，包括至少经治过的滤泡性淋巴瘤引起的DLBCL	参见FDA说明书	①美国FDA已批准塞利尼索用于治疗复发或难治性弥漫性大B细胞淋巴瘤（DLBCL）（未特指）的成人患者，包括至少经过二线系统治疗的DLBCL。②《NCCN肿瘤临床实践指南：B细胞淋巴瘤》（2023.V2）	Ⅱ a	Ⅱ b	B

续表

药品信息			超说明书内容			依据及参考文献	Micromedex 分级		
通用名	剂型	规格	适应证	具体用法			有效性	推荐等级	证据强度
盐酸多柔比星脂质体	注射剂	5ml : 10mg	铂类化疗后疾病进展或复发的卵巢癌	参见FDA说明书		①美国FDA已批准本品用于治疗接受含铂类化疗方案病情进展或复发的卵巢癌②《NCCN肿瘤临床实践指南：卵巢癌》（2023.V2）③《中国临床肿瘤学会（CSCO）卵巢癌诊疗指南》（2022）④中华医学会妇科肿瘤学分会，《聚乙二醇化脂质体阿霉素治疗卵巢癌的中国专家共识》（2018）	II a	II a	B
重组人血管内皮抑制素	注射剂	15mg/2.4×10⁵ U/3ml	非小细胞肺癌	重组人血管内皮抑制素 210mg（42ml）与0.9%氯化钠注射液 210ml充分融合后，加入注药泵泵囊中		①国家卫生健康委员会，《新型抗肿瘤药物临床应用指导原则》（2022）②Zhai Y, Ma H, Hui Z, et al. HELPER study: A phase II trial of continuous infusion of endostar combined with concurrent etoposide plus cisplatin and radiotherapy for treatment of unresectable stage III non-small-cell lung cancer.Radiother Oncol.2019; 131: 27-34	Micromedex 未收录		

续表

药品信息			超说明书内容		依据及参考文献	Micromedex 分级		
通用名	剂型	规格	适应证	具体用法		有效性	推荐等级	证据强度
重组人血管内皮抑制素	注射剂	15mg/2.4×10⁵ U/3ml	非小细胞肺癌	设置注液速度，泵囊液以3.5ml/h的速度通过静脉输液通路每天连续24h持续输人患者体内。252ml泵注液72h输注结束。每个治疗周期为21天，泵注重组人血管内皮抑制素在第1天~第3天进行。通常可进行2~4周期的治疗	③Hu Z, Sun S, Zhao X, et al.Rh-endostatin plus irinotecan/cisplatin as second-line therapy for advanced esophageal squamous cell carcinoma: an open-label, phase Ⅱ study. Oncologist. 2022; 27 (4): 253-e312 ④Wang B, Xu L, Li Q, et al.Endostar continuous versus intermittent intravenous infusion combined with chemotherapy for advanced NSCLC: a systematic review and meta-analysis including non-randomized studies.BMC Cancer.2020; 20 (1): 1021 ⑤Chen Z, Guo W, Cao J, et al.Endostar in combination with modified FOLFOX6 as an initial therapy in advanced colorectal cancer patients: a phase Ⅰ clinical trial.Cancer Chemotherapy & Pharmacology, 2015, 75 (3): 547-557	Micromedex 未收录		

四、审方案例

案例 ❶

【处方描述】

性别：男　　　　　年龄：4岁

临床诊断：髓母细胞瘤

处方内容：

洛莫司汀	112mg	d1，q6w	po
顺铂	112mg	d1	iv gtt
长春新碱	2mg	d1，d8，d15	iv

【处方问题】

超说明书用法：长春新碱用量超说明书。

【处方分析】

长春新碱（VCR）通过与微管蛋白的相互作用在细胞分裂中期抑制有丝分裂从而起到抗肿瘤活性，长春新碱与微管蛋白结合，改变微管蛋白聚合平衡，导致微管结构和功能改变；长春新碱稳定纺锤体，防止染色体分离，触发中期停滞和有丝分裂抑制。长春新碱作为一种经典化疗药，常被用于成人或儿童的各种肿瘤治疗，如急性白血病、霍奇金病、恶性淋巴瘤，也用于乳腺癌、支气管肺癌、软组织肉瘤、神经母细胞瘤等。

说明书规定成人的常用量为：静脉注射，一次按体表面积 $1 \sim 1.4mg/m^2$，一次量不超过2mg，每周1次，一疗程总量20mg；儿童的常用量：静脉注射，按体重一次 $0.05 \sim 0.075mg/kg$，每周1次。

髓母细胞瘤（MB）是儿童常见的颅内恶性肿瘤，其细胞形态类似胚胎期髓母细胞，故以此命名。MB 约占儿童期中枢神经系统肿瘤的20%，发生率为 $0.2 \sim 0.58/10$ 万，男性略多于女性。髓母细胞瘤存在两个发病高峰，分别为 $3 \sim 4$ 岁和 $8 \sim 10$ 岁。绝大多数髓母细胞瘤为散发病例，不到5%的髓母细胞瘤患儿与家族性遗传性疾病相关，包括家族性腺瘤性息肉病，痣样基底细胞癌综合征。髓母细胞瘤起源于小脑或者脑干，容易发生经脑脊液播散转移。

对于年龄 ≥ 3岁的儿童，化疗方案可选择洛莫司汀+顺铂+长春新碱方案，或者环磷酰胺+顺铂+长春新碱方案，共8个疗程。其中VCR的用量为 $1.5mg/m^2$，已经超出说明书的用量范围。国家卫生健康委员会发布的《儿童髓母细胞瘤诊疗规范（2021年版）》指出长春新碱被公认具有多种神经毒性。长期使用可造成自主神经功能障碍（如便秘）、颅神经受累（动眼神经常见）、远端感觉异常以及腱反射消失等。长春新碱造成的神经损害大多数为一过性（膝跳反射除外），患者症状可能在化疗结束后一段时间继续加重，然后逐渐缓解，儿童比成人更容易恢复。长春新碱单次剂量不得超过 2mg。出于对治疗效果和不良反应的综合考虑，VCR在该方案中的使用是较为合理的。

【干预建议】

VCR在儿童髓母细胞瘤中的用量有相关的证据支持，建议使用药物前请患者签署好知情同意书，并按照规定做好医院超药品说明书用药目录备案。

案例 ❷

【处方描述】

性别：男　　　　　年龄：5岁

临床诊断：高危神经母细胞瘤

处方内容：

环磷酰胺	600mg	d1 ~ d5	iv gtt
托泊替康	1.8mg	d1 ~ d5	iv gtt

【处方问题】

超说明书用法：托泊替康适应证超说明书。

【处方分析】

高危神经母细胞瘤（NB）的治疗计划包括3个阶段，即诱导期（化疗和手术）、巩固期（序贯移植、针对原发肿瘤以及残余转移部位的放射治疗）和巩固期后的维持治疗（免疫治疗和13-顺-维甲酸治疗）。

在化疗方案中，化疗2个疗程后进行评估（包括对骨髓的评估）和干细胞采集，化疗4个疗程后进行全面评估、手术及术后评估，化疗6个疗程后再次进行全面评估。常见的化疗方案有托泊替康联合环磷酰胺，托泊替康联合环磷酰胺和VCR等。

盐酸托泊替康是一类半合成喜树碱衍生物，是一种具有抑制拓扑异构酶I活性作用的抗肿瘤药，拓扑异构酶Ⅰ通过诱导DNA单链可逆性断裂，使

DNA螺旋松解。托泊替康适用于卵巢癌、小细胞肺癌的治疗，推荐剂量为每日1次，$1.25mg/m^2$，静脉滴注30min，连续用药5天，每21天为一疗程。因为托泊替康可能导致严重的骨髓抑制，只能在具有足够骨髓储备的患者中使用，包括基线中性粒细胞计数至少为1.5×10^9/L和（或）血小板计数至少为100×10^9/L。因此，在治疗过程中应对末梢血细胞进行密切监测。在中性粒细胞恢复到$> 1 \times 10^9$/L、血小板恢复到$> 100 \times 10^9$/L和血红蛋白水平恢复到9.0g/dl之前（如果必要的话，可进行输血），不能开始下一个疗程。

托泊替康说明书指出，由于缺乏儿童应用的安全性和有效性研究，不推荐儿童使用该药。国家卫生健康委员会发布的《儿童神经母细胞瘤诊疗规范（2019年版）》指出，托泊替康联合环磷酰胺方案是有效用于儿童高危神经母细胞瘤的药物，但使用过程中需要严格监测血细胞指标，若存在严重骨髓抑制则应禁用；与其他细胞毒性药物如紫杉醇或依托泊苷等联用时，由于可能导致更加严重的骨髓抑制，可将药物减量。

【干预建议】

托泊替康用于儿童神经母细胞瘤的用法有相关的证据支持，建议使用药物前请患者签署好知情同意书，并按照规定做好医院超药品说明书用药目录备案。使用托泊替康过程中应注意监测血常规。

案例 ③

【处方描述】

性别：女　　　　　年龄：45岁

临床诊断：转移性乳腺癌，HER2（+）

处方内容：

伊尼妥单抗　　　480mg　　　d1，q3w　　　iv gtt

【处方问题】

超说明书用法：伊尼妥单抗给药频次超说明书。

【处方分析】

伊尼妥单抗是一种重组人源化单克隆抗体，特异作用于人表皮生长因子受体-2（HER2）的细胞外部位。并且伊尼妥单抗可介导抗体依赖的细胞介导的细胞毒反应（ADCC）。伊尼妥单抗在体外及动物实验中均显示可抑制HER2

阳性肿瘤细胞的增殖。

伊尼妥单抗适用于HER2阳性的转移性乳腺癌：与长春瑞滨联合治疗已接受过1个或多个化疗方案的转移性乳腺癌患者。伊尼妥单抗的推荐初始负荷剂量为4mg/kg，静脉滴注90min以上；维持剂量为2mg/kg，每周1次，如果在第1次滴注时患者耐受性良好，后续滴注可改为30min。严禁静脉注射或快速静脉注射；长春瑞滨的推荐剂量为25mg/m^2，第1天、第8天、第15天，静脉滴注，在伊尼妥单抗输注后当天应用，每28天为1个周期。临床上也可以采用三周方案。

《新型抗肿瘤药物临床应用指导原则（2022年版）》指出，三周用药方案中伊尼妥单抗的推荐初始负荷剂量为8mg/kg，静脉滴注90min以上；维持剂量为6mg/kg，每3周1次。需要注意的是：①在使用本品治疗前，应进行HER2状态的检测。免疫组化（IHC）检测显示阳性（＋＋＋）或免疫组化检测显示可疑阳性（＋＋）同时荧光原位杂交（FISH）检测结果阳性的患者可以使用本品。②与蒽环类药物同期应用须慎重，可能增加心脏毒性，严重者会发生心力衰竭，应序贯使用或分别使用。③使用伊尼妥单抗治疗前，应进行病史、体检、心电图、超声心动图LVEF基线评估，使用期间应每3个月监测LVEF。若LVEF值相对基线下降＞10%，并且下降至50%以下，则应暂停使用伊尼妥单抗，并在约3周内重复评估LVEF。若LVEF无改善或进一步下降，或出现有临床意义的充血性心力衰竭，则强烈建议终止伊尼妥单抗用药。对于发生无症状心功能不全的患者，应频繁监测（如每6～8周1次）。

【干预建议】

伊尼妥单抗在乳腺癌中的超用药频次有相关的证据支持，建议使用药物前请患者签署好知情同意书，并按照规定做好医院超药品说明书用药目录备案。使用伊尼妥单抗过程中应注意监测心功能。

案例 ④

【处方描述】

性别：男　　　　　年龄：53岁

临床诊断：晚期肝癌

处方内容：

伊匹木单抗	180mg	q3w	iv gtt

【处方问题】

超说明书用法：伊匹木单抗适应证超说明书。

【处方分析】

细胞毒性T淋巴细胞抗原4（CTLA-4）是T细胞活性的重要调节因子。伊匹木单抗是一种CTLA-4免疫检查点抑制剂，阻断由CTLA-4通路诱导的T细胞抑制信号，增加活性效应T细胞的数量（能针对肿瘤细胞直接发起T细胞免疫攻击），CTLA-4阻断也能降低调节T细胞功能，有助于抗肿瘤免疫应答增强。伊匹木单抗可选择性地耗尽肿瘤部位的调节T细胞，导致肿瘤内效应T细胞/调节T细胞的比例增加，从而导致肿瘤细胞死亡。

目前NMPA仅批准与纳武利尤单抗联合治疗恶性胸膜间皮瘤，推荐剂量为1mg/kg，每6周1次，静脉滴注30min，联合360mg纳武利尤单抗，每3周1次，或联合3mg/kg纳武利尤单抗，每2周1次，静脉滴注30min，直至出现疾病进展或产生不可接受的毒性，或至24个月的患者没有疾病进展。

国家卫生健康委员会发布的《原发性肝癌诊疗指南（2022年版）》指出，联合纳武利尤单抗，伊匹木单抗3mg/kg，3周1次，连续用药4周期，可用于晚期肝癌二线治疗。在使用过程中应注意：①伊匹木单抗注射液是一种全人源单克隆抗体，可阻断CTLA-4途径诱导的T细胞抑制信号，从而消除对免疫反应的抑制作用，有可能诱导免疫介导的不良反应。②早期识别和管理对于确保安全使用伊匹木单抗至关重要。监测潜在的可能是免疫介导的不良反应的临床表现的体征和症状。评估临床化学指标，包括肝酶、肌酐、促肾上腺皮质激素（ACTH）水平以及基线和每次用药前的甲状腺功能。③当与纳武单抗联合用药时，先输注纳武单抗，然后在同一天输注伊匹木单抗。

【干预建议】

伊匹木单抗在肝癌中的超说明书用法有相关的证据支持，建议使用药物前请患者签署好知情同意书，并按照规定做好医院超药品说明书用药目录备案。使用伊匹木单抗过程中应注意免疫相关不良反应。

案例 ❺

【处方描述】

性别：男　　　　年龄：39岁

临床诊断：胆管癌

处方内容：

| 纳武利尤单抗 | 240mg | q2w | iv gtt |

【处方问题】

超说明书用法：纳武利尤单抗适应证超说明书。

【处方分析】

T细胞中表达的PD-1受体与其配体PD-L1和PD-L2结合，可以抑制T细胞增殖和细胞因子生成。部分肿瘤细胞的PD-1配体上调，通过这个通路信号转导可抑制激活的T细胞对肿瘤的免疫监视。纳武利尤单抗是一种人类免疫球蛋白G4（IgG4）单克隆抗体（HuMAb），可与PD-1受体结合，阻断其与PD-L1和PD-L2之间的相互作用，阻断PD-1通路介导的免疫抑制反应，包括抗肿瘤免疫反应。在同源小鼠肿瘤模型中，阻断PD-1活性可抑制肿瘤生长。

国内获批的适应证：①非小细胞肺癌（NSCLC），本品单药适用于治疗表皮生长因子受体（EGFR）基因突变阴性和间变性淋巴瘤激酶（ALK）阴性、既往接受过含铂方案化疗后疾病进展或不可耐受的局部晚期或转移性非小细胞肺癌（NSCLC）成人患者；②头颈部鳞状细胞癌（SCCHN），本品单药适用于治疗接受含铂类方案治疗期间或之后出现疾病进展且肿瘤 PD-L1 表达阳性（定义为表达 PD-L1 的肿瘤细胞 ≥ 1%）的复发性或转移性头颈部鳞状细胞癌（SCCHN）患者；③胃或胃食管结合部腺癌，本品可用于治疗既往接受过两种或两种以上全身性治疗方案的晚期或复发性胃或胃食管结合部腺癌患者。

《中国临床肿瘤学会（CSCO）胆道恶性肿瘤诊疗指南（2021）》指出，纳武利尤单抗联合顺铂/吉西他滨作为一线治疗转移性胆管瘤。使用纳武利尤单抗时应注意纳武利尤单抗可引起免疫相关性不良反应。应持续监测患者状况（至少至末次给药后 5 个月），因为不良反应可能在纳武利尤单抗治疗期间或纳武利尤单抗治疗停止后的任何时间发生。

【干预建议】

纳武利尤单抗治疗胆管瘤的超说明书用法有相关的证据支持，建议使用药物前请患者签署好知情同意书，并按照规定做好医院超药品说明书用药目录备案。使用纳武利尤单抗过程中应注意免疫相关不良反应。

案例 ❻

【处方描述】

性别：男　　　　　年龄：23岁

临床诊断：弥漫性大B细胞淋巴瘤

处方内容：

塞利尼索　　　60mg　　　d1，d3　　　po

【处方问题】

超说明书用法：塞利尼索适应证超说明书。

【处方分析】

塞利尼索通过阻滞核输出蛋白1（XPO1），可逆性抑制肿瘤抑制蛋白（TSPs）、生长调节蛋白和致癌蛋白mRNA的核输出。塞利尼索对XPO1的抑制作用导致TSPs在细胞核内积聚，c-myc、细胞周期蛋白D1（cyclin D1）等癌蛋白减少，细胞周期阻滞和高细胞凋亡。塞利尼索对多发性骨髓瘤细胞可见体外促凋亡活性，并在多发性骨髓瘤和弥漫性大B细胞淋巴瘤的小鼠异种移植模型中可见抗肿瘤活性，塞利尼索联合地塞米松或硼替佐米在体外对多发性骨髓瘤具有协同的细胞毒作用，并增强了对包括蛋白酶体抑制剂耐药在内的小鼠多发性骨髓瘤移植瘤体内模型的抗肿瘤活性。

与地塞米松联用，适用于既往接受过治疗且对至少一种蛋白酶体抑制剂、一种免疫调节剂以及一种抗CD38单抗难治的复发或难治性多发性骨髓瘤成人患者，推荐剂量为每次80mg，每周第1天和第3天口服。

《新型抗肿瘤药物临床应用指导原则（2022年版）》指出塞利尼索还适用于既往至少接受过二线系统性治疗的复发或难治性弥漫性大B细胞淋巴瘤（未另做说明，包括由滤泡性淋巴瘤引起的弥漫性大B细胞淋巴瘤），塞利尼索的推荐剂量为60mg，每周第1天和第3天各口服给药1次，直到疾病进展或出现不可接受的毒性。

需要注意的是，服用塞利尼索期间：①根据临床指征，监测患者的全血细胞计数、标准血清生化体重、营养状况和液体容量状况。在治疗期前3个月适当增加监测频率，根据不良反应，评估本品剂量调整的必要性。②在使用本品治疗前和治疗期间，应给予$5HT_3$受体结抗剂和（或）其他止吐药进行预防。给予含电解质的液体，以防止有风险的患者发生脱水。

【干预建议】

塞利尼索治疗弥漫性大B细胞淋巴瘤超说明书用法有相关的证据支持，建议使用药物前请患者签署好知情同意书，并按照规定做好医院超药品说明书用药目录备案。使用塞利尼索过程中应注意血液及胃肠道相关毒性。

案例 ❼

【处方描述】

性别：女　　　　　年龄：39 岁

临床诊断：子宫内膜癌

处方内容：

帕博利珠单抗	200mg	q3w	iv gtt

【处方问题】

超说明书用法：帕博利珠单抗适应证超说明书。

【处方分析】

根据发病机制和生物学行为特点将子宫内膜癌分为雌激素依赖型（Ⅰ型）和非雌激素依赖型（Ⅱ型）。雌激素依赖型子宫内膜癌大部分病理类型为子宫内膜样腺癌，少部分为黏液腺癌；非雌激素依赖型子宫内膜癌病理类型包括浆液性癌、透明细胞癌、癌肉瘤等。

免疫检查点抑制剂及酪氨酸激酶抑制剂作为新型靶向治疗制剂，在基于分子标记物指导的子宫内膜癌二线治疗中显示了抗肿瘤活性。帕博利珠单抗用于治疗不可切除或转移性的、高度微卫星不稳定型或错配修复缺陷的内膜癌二线治疗，其单药客观缓解率高达57.1%，于2018年起被NCCN指南推荐。研究发现仑伐替尼联合帕博利珠单抗治疗既往接受系统治疗的晚期子宫内膜癌患者，其 24 周的总体人群客观缓解率为 38%，其微卫星稳定患者24周客观缓解率为36.2%。基于此结果，2019年NCCN指南推荐仑伐替尼+帕博利珠单抗联合治疗方案用于治疗既往接受系统治疗后病情进展、不适合根治性手术或放疗、非高度微卫星不稳定型/错配修复缺陷的晚期子宫内膜癌患者。

【干预建议】

帕博利珠单抗治疗子宫内膜癌的超说明书用法有相关的证据支持，建议使用药物前请患者签署好知情同意书，并按照规定做好医院超药品说明书用药目录备案。

综合案例 ❶

性别：男　　　　　年龄：37 岁

临床诊断：鼻咽癌，cT3N2M1 Ⅳb 期

基本信息：身高 171.5cm，体重 65.8kg

实验室检查：肌酐 55.6μmol/L

血红蛋白 112.0g/L

血小板 321.0×10⁹/L

中性粒细胞 3.58×10⁹/L

处方内容：

① ⎰ 替雷利珠单抗　　　　　200mg　　　q3w　　　iv gtt
　　⎱ 0.9%氯化钠注射液　　　100ml

② ⎰ 吉西他滨　　　　　　　1.77g　　　d1，d8　　iv gtt
　　⎱ 0.9%氯化钠注射液　　　100ml

③ ⎰ 顺铂　　　　　　　　　71mg　　　d1，d2　　iv gtt
　　⎱ 0.9%氯化钠注射液　　　500ml

④ ⎰ 帕洛诺司琼　　　　　　0.25g　　　d1，d2　　iv
　　⎱ 0.9%氯化钠注射液　　　20ml

⑤ ⎰ 地塞米松　　　　　　　20mg　　　d1，d2　　iv gtt
　　⎱ 0.9%氯化钠注射液　　　100ml

⑥ ⎰ 福沙匹坦　　　　　　　150mg　　　d1　　　iv gtt
　　⎱ 0.9%氯化钠注射液　　　250ml

⑦ 呋塞米　　　　　　　　　20mg　　　d1，d2　　iv

⑧ 奥美拉唑　　　　　　　　40mg　　　d1　　　iv

【处方分析】

（1）治疗方案　患者诊断为转移性鼻咽癌，《中国临床肿瘤学会（CSCO）头颈部肿瘤诊疗指南（2022）》指出，吉西他滨+顺铂（GP方案）可以作为转移性鼻咽癌的一线治疗方案，替雷利珠单抗在2022年被批准联合吉西他滨和顺铂用于复发或转移性鼻咽癌的一线治疗。患者骨髓功能和肝肾功能符合使用GP的要求，该治疗方案合理。

（2）药物剂量　根据相关指南及说明书，在复发转移性鼻咽癌GP联合使用的一线治疗中，顺铂和吉西他滨的给药剂量分别为$80mg/m^2$，第1天，$1000mg/m^2$，第1天，第8天，每21天一个疗程。患者体表面积$1.7740m^2$，经计算可得，顺铂的剂量为141.92mg，吉西他滨的剂量为1774mg，此程化疗中患者实际使用顺铂142mg+吉西他滨1.77g+替雷利珠单抗200mg，剂量合理。

（3）止吐方案　该患者为复发转移性鼻咽癌，根据相关止吐指南，顺铂为高致吐风险化疗药物，吉西他滨为低致吐风险化疗药物，因此患者所用化疗方案为高致吐化疗方案，且患者不含化疗相关性恶心呕吐的高危因素。针对高致吐多日化疗方案的预防，可选择$5-HT_3$受体拮抗剂+NK-1受体拮抗剂+地塞米松，同时可酌情使用质子泵抑制剂，所以患者使用帕洛诺司琼+福沙匹坦+地塞米松+奥美拉唑，药物选择合理。根据相关指南，在福沙匹坦的三联止吐方案中：福沙匹坦，150mg，iv，第1天；帕洛诺司琼，0.25mg，iv，第1天；地塞米松，6mg，iv，第1天和3.75mg，iv，bid，第2天~第4天。该患者实际使用：福沙匹坦，150mg，iv，第1天；帕洛诺司琼，0.25mg，iv，第1天、第2天；地塞米松，20mg，iv，第1天、第2天；奥美拉唑，40mg，第1天；所以，应缩短帕洛诺司琼使用时间至1天，地塞米松减少剂量并延长至化疗后第4天。

（4）预处理　使用顺铂前及24h内，患者应充分水化以保证良好的尿排出量并尽量减少肾毒性。水化可以静脉滴入2L的0.9%氯化钠注射液或葡萄糖氯化钠注射液，滴注2h以上，并在用药前水化的最后30min或水化之后，可通过侧臂滴入375ml的10%甘露醇注射液。该方案中使用呋塞米作为利尿剂，有肾毒性和耳毒性的风险，建议改为甘露醇注射液。

（5）溶剂　方案中使用的福沙匹坦，说明书建议150mg福沙匹坦稀释溶解于150ml 0.9%氯化钠注射液中，并于第1天化疗开始前30min完成静脉滴注。

综合案例 ❷

性别：男　　　　　年龄：57岁

临床诊断：弥漫大B细胞淋巴瘤Ⅳ期 nonGCB亚型，IPI 2分，CD20（+），CD19（+），肝硬化

基本信息：身高178cm，体重72.4kg

实验室检查：红细胞$2.49 \times 10^{12}/L$

血小板$81.0 \times 10^9/L$

总胆红素 31.7 μmol/L

白蛋白 25.3g/L

凝血酶原时间 19.3s

国际标准化比值（INR）1.69

处方内容：

① { 利妥昔单抗　　　　700mg　　　d1 ~ d7　　iv gtt
0.9%氯化钠注射液 250ml }

② { 依托泊苷　　　　　100mg　　　d1 ~ d3　　iv gtt
0.9%氯化钠注射液 250ml }

③ { 异环磷酰胺　　　　2g　　　　　d1 ~ d3　　iv gtt
0.9%氯化钠注射液 250ml }

④ { 甲氨蝶呤　　　　　50mg　　　 d1，d3　　 iv
0.9%氯化钠注射液 30ml }

⑤ { 地塞米松　　　　　20mg　　　 d1，d2　　 iv gtt
0.9%氯化钠注射液 100ml }

⑥ { 多拉司琼　　　　　100mg　　　d1　　　　iv
0.9%氯化钠注射液 20ml }

⑦ 艾曲泊帕　　　　　25mg　　　 qd　　　　po

⑧ { 艾普拉唑　　　　　10mg　　　 d1　　　　iv gtt
0.9%氯化钠注射液 100ml }

⑨ 苯海拉明　　　　　20mg　　　 d1 ~ d7　　im

⑩ { 西咪替丁　　　　　0.4g　　　　d1 ~ d7　　iv gtt
0.9%氯化钠注射液 100ml }

⑪ 美司钠　　　　　　0.6g　　　　qd　　　　iv

⑫ 泽布替尼　　　　　80mg　　　 bid　　　　po

【处方分析】

（1）治疗方案　弥漫大B细胞淋巴瘤（DLBCL）的治疗模式是以内科治疗为主的多学科综合治疗。治疗策略应根据患者的年龄、一般状态、国际预后指数（IPI）评分、临床分期、是否有大肿块和变异亚型等因素而定，进行分层治疗。综合考虑采用R-IMED+BTKi方案。

（2）药物剂量　考虑肝硬化，R-IMED+BTKi方案中需要调整药物剂量。依托泊苷：胆红素1.5～3.0mg/dl，推荐减量50%，此外，低白蛋白血症考虑减量。该患者总胆红素31.7μmol/L（1.89mg/dl）、白蛋白25.3g/L，推荐剂量调整为100mg（第1天、第2天），50mg（第3天）。异环磷酰胺：血小板50×10^9/L～100×10^9/L，推荐减量50%，此外，低血清白蛋白和肝损伤会降低异环磷酰胺的活化，降低有效性且增加肾毒性。患者血小板为81.0×10^9/L，推荐剂量调整为1.5g（第1天～第3天），加强监护。泽布替尼：重度肝损伤患者推荐减量50%。该患者child-Pugh B，推荐剂量调整为80mg，po，bid。注射用艾普拉唑钠：说明书指出，肝、肾功能不全者慎用，建议更换艾司奥美拉唑钠（轻到中度肝功能损害的患者无需调整剂量）。艾曲泊帕说明书指出，中、重度肝功能不全者，初始剂量25mg，po，qd，至少等待两周后，根据血小板计数监测结果，再考虑调整剂量，肝硬化患者，增加剂量前需等待3周。因此，推荐剂量调整为25mg，po，qd，密切监测血小板计数。

（3）止吐方案　甲氨蝶呤≤50mg/m²属于小致吐风险，依托泊苷属于低度致吐风险，异环磷酰胺＜2g/（m²·d）属于中度致吐风险，方案总的来说为中度致吐风险方案。根据《中国肿瘤药物治疗相关恶心呕吐防治专家共识（2022年版）》，可以选用的方案：①5-HT₃受体拮抗剂［格拉司琼，10mg，ih，第1天/2mg，po，第1天/3mg，iv，第1天或3.1mg/24h透皮贴剂（化疗前24～48h使用）；昂丹司琼，16～24mg，po，第1天或8～16mg，iv，第1天；托烷司琼，5mg，iv/po，第1天；阿扎司琼，10mg，iv/po，第1天；雷莫司琼，0.3mg，iv，第1天；多拉司琼，100mg，po/iv，第1天；帕洛诺司琼，0.25mg，iv/0.5mg，po，第1天］+地塞米松（5～10mg，po/iv，第1天～第3天）。②帕洛诺司琼（0.25mg，iv/0.5mg，po，第1天）+奥氮平（5～10mg，po，第1天～第3天）+地塞米松（5～10mg，po/iv，第1天）。③5-HT₃受体拮抗剂（同①）+NK-1受体拮抗剂（阿瑞匹坦125mg，po，第1天，80mg，po，第2天～第3天；阿瑞匹坦注射乳剂130mg，iv，第1天；福沙匹坦150mg，iv，第1天；复方奈妥匹坦300mg/帕洛诺司琼0.5mg，po，第1天；复方福奈妥匹坦235mg/帕洛诺司琼0.25mg，iv，第1天；罗拉吡坦180mg，po，第1天）+地塞米松（6～20mg，po/iv，第1天，3.75～8mg，po/iv，第2天～第3天）。本方案使用的5-HT₃受体拮抗剂（多拉司琼，100mg，iv，第1天）+地塞米松（20mg，iv，第1天、第2天），地塞米松用量稍大于推荐用量，建议降低。

（4）预处理　本方案中需要进行预处理的药物有利妥昔单抗和异环磷酰胺。美司钠可用于预防异环磷酰胺的泌尿道毒性，如出血性膀胱炎。其在体内经过酶的催化形成代谢物美司钠二硫化物，其代谢物分布在循环中，迅速运送到肾脏，并在肾小管上皮内降解为游离硫化物的形式，进而与尿液中环磷酰胺和异环磷酰胺的 4-羟基代谢物、丙烯醛发生反应，从而起到保护作用。静脉注射给药时，使用剂量为异环磷酰胺剂量的20%，在应用异环磷酰胺时的0，4，8h使用。本方案中使用的美司钠给药频次不合理，应当增加频次，至给药前的0，4，8h。利妥昔单抗每次使用前都应该预先使用解热镇痛药（如对乙酰氨基酚）、抗组胺药（如苯海拉明）和糖皮质激素，由于方案中已有地塞米松，建议增加口服解热镇痛药。

（5）溶剂　说明书推荐利妥昔单抗应使用0.9%氯化钠注射液或5%葡萄糖注射液稀释，浓度应为1mg/ml，在初次滴注速度应控制在50mg/h，若无输液反应可以每30min提高50mg/h，最大速度至400mg/h，再次滴注可以控制在100mg/h，若无输液反应可以每30min提高100mg/h，最大速度至400mg/h。原方案中使用利妥昔单抗700mg，建议使用700ml 0.9%氯化钠注射液稀释后滴注。依托泊苷使用浓度不超过0.25mg/ml，建议增加0.9%氯化钠注射液用量至400ml。

综合案例 ❸

性别：男　　　　　　年龄：54 岁

临床诊断：胃癌术后，残胃癌，伴肝脏、肾上腺、腹腔转移，HER2（−）

基本信息：身高167cm，体重54.5kg

实验室检查：AST 21.0U/L

　　　　　　ALT 22.6U/L

　　　　　　肌酐 115.0μmol/L

　　　　　　肌酐清除率 50ml/min

处方内容：

① ⎰ 左亚叶酸钙　　　　　320mg　　　d1　　　iv gtt
　 ⎱ 0.9%氯化钠注射液　250ml

② ⎰ 氟尿嘧啶　　　　　　0.6g　　　 d1　　　iv
　 ⎱ 0.9%氯化钠注射液　30ml

③	氟尿嘧啶	3.8g	46h	civ
	0.9%氯化钠注射液	78ml		
④	伊立替康	290mg	d1	iv gtt
	0.9%氯化钠注射液	500ml		
⑤	地塞米松	10mg	d1	iv gtt
	0.9%氯化钠注射液	100ml		
⑥	多拉司琼	100mg	d1	iv
	0.9%氯化钠注射液	20ml		
⑦	阿托品	0.3mg	d1	ih
⑧	艾普拉唑	10mg	d1	iv gtt
	0.9%氯化钠注射液	100ml		
⑨	福沙匹坦	150mg	d1	iv gtt
	0.9%氯化钠注射液	150ml		

【处方分析】

（1）治疗方案　患者为胃癌术后，伴有广泛的腹腔转移，综合考虑采用FOLFIRI方案。

（2）药物剂量　氟尿嘧啶主要经由肝脏分解代谢，大部分分解为二氧化碳由呼吸道排出体外。仅15%在给药1h内经过肾脏以原形药排出体外，故通常不建议减少肾功能不全患者的氟尿嘧啶剂量。伊立替康主要在肝脏内由羧酸酯酶代谢转化成活性代谢产物 SN-38，尿液排泄量是其注射剂量的11%～20%，在胆汁和尿路累积排泄大约为25%～50%。目前没有对肾功能损害患者进行临床研究，因此要特别注意监测肾功能损害患者，说明书指出，肾功能不全不是伊立替康的禁忌证，但不推荐透析患者使用。

（3）止吐方案　伊立替康属于中度致吐药物，氟尿嘧啶属于低度致吐药物，本方案总的来说为中度致吐风险方案。根据《中国肿瘤药物治疗相关恶心呕吐防治专家共识（2022年版）》，可以选用的方案：①5-HT$_3$受体拮抗剂+地塞米松；②帕洛诺司琼+地塞米松；③5-HT$_3$受体拮抗剂+NK-1受体拮抗剂（方案具体剂量同综合案例2）。本方案使用的5-HT$_3$受体拮抗剂（多拉司琼100mg，iv，第1天）+地塞米松（10mg，iv，第1天），方案合理。

（4）预处理　左亚叶酸钙通常作为氟尿嘧啶的增强剂，给药剂量为

$100mg/m^2$，说明书建议100mg药物加入100ml 0.9%氯化钠注射液中静脉滴注1h。使用伊立替康可能出现胆碱能综合征，这些症状在静脉滴注药物的同时或结束后短时间内发生。它们被认为与盐酸伊立替康母体化合物的抗胆碱酯酶活性有关，在高剂量的时候更容易发生。对使用盐酸伊立替康时或结束后短时间内出现胆碱能综合征的患者静脉内或皮下注射$0.25 \sim 1mg$（总剂量 ≤ 1mg/d）的阿托品（除非有使用禁忌证）。在下次使用本品时，应预防性使用硫酸阿托品。

（5）溶剂　氟尿嘧啶半衰期短，在FOLFIRI方案中会采用先静脉注射使药物浓度快速达峰后，再以滴注或微量泵入的方式维持。伊立替康会通过各种酶系统进行广泛的代谢转化，包括酯酶以形成活性代谢物SN-38，UGT1A1介导SN-38的葡萄糖醛酸化以形成无活性的葡糖苷酸代谢物SN-38G。伊立替康还可以通过CYP3A4介导的氧化代谢转变为几种非活性氧化产物，其中一种可以被羧酸酯酶水解以释放SN-38。出于基因多态性的考虑，不同个体间对活性代谢物的反应存在差别，延长给药时间可以使SN-38作用时间延长，不良反应也持续较长时间，控制给药时间在$30 \sim 90min$有利于降低毒性反应，建议方案调整为250ml的0.9%氯化钠注射液。

（6）药物相互作用　伊立替康和地塞米松存在一定程度的相互作用，地塞米松可能加重伊立替康淋巴细胞减少的情况，另外有使血糖升高的风险，尤其对于有糖尿病病史或糖耐量下降的患者。

参考文献

［1］王冠军，赫捷.肿瘤学概论［M］.北京：人民卫生出版社，2013.

［2］郝希山.肿瘤学［M］.北京：人民卫生出版社，2015.

［3］杨威.静脉用药调配医嘱审核速览［M］.北京：中国医药科技出版社，2021.

［4］陈忠，杜俊蓉.药理学［M］.北京：人民卫生出版社，2022.

［5］苏冠华，王朝晖.新编临床用药速查手册［M］.北京：人民卫生出版社，2021.

［6］Samir N. Khleif, Olivier Rixe, Roland T. Skeel. 斯基尔癌症治疗手册［M］.9版.北京：科学出版社，2020.

［7］中国临床肿瘤学会指南工作委员会.肿瘤放化疗相关中性粒细胞减少症规范化管理指南［J］.中华肿瘤杂志，2017，39（11）：11.

［8］国家癌症中心，中国药师协会肿瘤专科药师分会.抗体类抗肿瘤药物药学服务指南［J］.中华肿瘤杂志，2022，44（10）：30.

［9］中国药学会医院药学专业委员会，《化疗所致恶心呕吐的药物防治指南》编写组.化疗所致恶心呕吐的药物防治指南［J］.中国医院药学杂志，2022，42（5）：457-473.

［10］中国抗癌协会肿瘤营养专业委员会，石汉平，崔久嵬，等.肿瘤恶液质临床诊断与治疗指南（2020年版）［J］.中国肿瘤临床，2021，48（8）：7.

［11］广东省药学会.处方审核标准索引（2019年版）［J］.今日药学，2019，29（7）：433-445.

［12］中国临床肿瘤学会，中华医学会血液学分会.蒽环类药物心脏毒性防治指南（2013年版）［J］.临床肿瘤学杂志，2013，18（010）：925-934.

［13］中国抗癌协会.肿瘤营养治疗通则［J］.肿瘤代谢与营养电子杂志，2016，0（1）：28-33.

［14］辛文秀，黄萍，卢晓阳，等.紫杉醇制剂超敏反应预处理指导意见［J］.中国现代应用药学，2019，36（8）：1023-1027.

［15］左玮，刘容吉，孙雅佳，等.《中国超药品说明书用药管理指南（2021）》推荐意见及要点解读［J］.协和医学杂志，2023，14（1）：8.

［16］广东省药学会.超药品说明书用药目录（2023年版新增用法）［J］.今日药学，2023，33（7）：481-498.

［17］中国抗癌协会肿瘤药物临床研究专业委员会，国家抗肿瘤药物临床应用监测专家委员会，国家肿瘤质控中心乳腺癌专家委员会，等.抗体药物偶联物治疗恶性肿瘤临床应用专家共识（2020年版）［J］.中华肿瘤杂志，2021，43（1）：14.

［18］中国抗癌协会肿瘤临床化疗专业委员会，中国抗癌协会肿瘤支持治疗专业委员会.中国肿瘤药物治疗相关恶心呕吐防治专家共识（2022年版）［J］.中华医学杂志，2022，102（39）：15.

［19］中国抗癌协会肿瘤临床化疗专业委员会，中国抗癌协会肿瘤支持治疗专业委员会.肿瘤化疗导致的中性粒细胞减少诊治中国专家共识（2023年版）［J］.中华肿瘤杂志，2023，45（7）：575-583.

［20］中国中西医结合学会血液病专业委员会，徐瑞荣，崔思远，等.肿瘤放化疗后白细胞减少症中西医结合治疗专家共识（2022年版）［J］.中华肿瘤防治杂志，2022，29（23）：7.

［21］中华医学会血液学分会红细胞疾病（贫血）学组.中性粒细胞减少症诊治中国专家共识［J］.中华医学杂志，2022，102（40）：7.

［22］中国医师协会放射肿瘤治疗医师分会，中华医学会放射肿瘤治疗学分会，中国抗癌协会肿瘤放射治疗专业委员会.同步放化疗期间应用聚乙二醇化重组人粒细胞刺激因子中国专家共识［J］.中华肿瘤防治杂志，2023，30（6）：333-340.

［23］杨珺，黄红兵，翟青，等.抗肿瘤药物处方审核专家共识——乳腺癌［J］.中国药学杂志，2020，55（11）：7.

［24］中华医学会临床药学分会《生物类似药临床应用管理专家共识》编写专家组.生物类似药临床应用管理专家共识［J］.中华医学杂志，2020，100（38）：2982-2989.

［25］中国临床肿瘤学会免疫治疗专家委员会.免疫检查点抑制剂特殊人群应用专家共识［J］.临床肿瘤学杂志，2022，27（5）：442-454.

［26］中华医学会血液学分会感染学组，中华医学会血液学分会淋巴细胞疾病

学组，中国临床肿瘤学会（CSCO）抗淋巴瘤联盟.血液肿瘤免疫及靶向药物治疗相关性感染预防及诊治中国专家共识（2021年版）[J].中华血液学杂志，2021，42（9）：11.

[27] 石远凯，杨林，周利群，等.中国蒽环类药物特性专家共识[J].中国肿瘤临床，2018，45（3）：3.

[28] 胡夕春，刘晓安，刘真真，等.中国蒽环类药物治疗乳腺癌专家共识[J].中国肿瘤临床，2018，45（3）：6.

[29] 中国抗癌协会腹膜肿瘤专业委员会，广东省抗癌协会肿瘤热疗专业委员会.中国腹腔热灌注化疗技术临床应用专家共识（2019版）[J].中华医学杂志，2020，100（2）：89-96.

[30] 国家癌症中心，中国药师协会肿瘤专科药师分会.紫杉类抗肿瘤药物药学服务中国专家共识[J].中国医院用药评价与分析，2022，22（12）：19.

[31] 广东省药学会.超药品说明书用药中患者知情同意权的保护专家共识[J].今日药学，2019，029（006）：361-367.

[32] 广东省药学会.医疗机构超药品说明书用药管理专家共识[J].中国现代应用药学，2017，034（003）：436-438.

[33] 中华人民共和国国家卫生健康委员会.中国结直肠癌诊疗规范（2023年版）[J].中国实用外科杂志，2023，43（6）：602-630.

[34] 中华人民共和国国家卫生健康委员会.癌症疼痛诊疗规范（2018年版）[S/OL].http://www.nhc.gov.cn/ewebeditor/uploadfile/2018/09/20180918161638365.docx.

[35] 中华人民共和国国家卫生健康委员会.原发性肺癌诊疗指南（2022年版）[S/OL].[2022-04-03].http://www.nhc.gov.cn/yzygj/s2911/202204/a0e67177df1f439898683e1333957c74/files/82f8125743a6452fab3304d291a6ecec.pdf.

[36] 中华人民共和国国家卫生健康委员会.膀胱癌诊疗指南（2022年版）[S/OL].[2022-04-03].http://www.nhc.gov.cn/yzygj/s2911/202204/a0e67177df1f439898683e1333957c74/files/7224e506d4a24b90a9df0424888ba38a.pdf.

[37] 中华人民共和国国家卫生健康委员会.胃癌诊疗指南（2022年版）[S/OL].[2022-04-03].http://www.nhc.gov.cn/yzygj/s2911/202204/a0e671

77df1f439898683e1333957c74/files/dfc6063ce0a441a5b6d9c7350cac2c2a.
pdf.

［38］中华人民共和国国家卫生健康委员会. 食管癌诊疗指南（2022年版）［S/
OL］.［2022-04-03］. http：//www. nhc. gov. cn/yzygj/s2911/202204/a0e
67177df1f439898683e1333957c74/files/da4d1b88634146a09fd63ccc5d728
dc7. pdf.

［39］中华人民共和国国家卫生健康委员会. 胰腺癌诊疗指南（2022年版）［S/
OL］.［2022-04-03］. http：//www. nhc. gov. cn/yzygj/s2911/202204/
a0e67177df1f439898683e1333957c74/files/0ed82a23691e45babd217538a
ca97911. pdf.

［40］中华人民共和国国家卫生健康委员会. 肾癌诊疗指南（2022年版）［S/
OL］.［2022-04-03］. http：//www. nhc. gov. cn/yzygj/s2911/202204/a0e67
177df1f439898683e1333957c74/files/71c1a3953bcd42059e1bda2859305cef.
pdf.

［41］中华人民共和国国家卫生健康委员会. 乳腺癌诊疗指南（2022年版）［S/
OL］.［2022-04-03］. http：//www. nhc. gov. cn/yzygj/s2911/202204/a0e67
177df1f439898683e1333957c74/files/c001a73dfefc4ace889a1ea6e0230865.
pdf.

［42］中华人民共和国国家卫生健康委员会. 子宫内膜癌诊疗指南（2022年版）
［S/OL］.［2022-04-03］. http：//www. nhc. gov. cn/yzygj/s2911/202204/a0
e67177df1f439898683e1333957c74/files/22a422760c924a91bf07faf1e66ad7
de. pdf.

［43］中华人民共和国国家卫生健康委员会. 宫颈癌诊疗指南（2022年版）［S/
OL］.［2022-04-03］. http：//www. nhc. gov. cn/yzygj/s2911/202204/a0
e67177df1f439898683e1333957c74/files/361f086b71214c4e8336fa7d251
dc020. pdf.

［44］中华人民共和国国家卫生健康委员会. 卵巢癌诊疗指南（2022年版）［S/
OL］.［2022-04-03］. http：//www. nhc. gov. cn/yzygj/s2911/202204/a0e67
177df1f439898683e1333957c74/files/0feefc11d98840898b136ac3d9a4ee20.
pdf.

［45］中华人民共和国国家卫生健康委员会. 前列腺癌诊疗指南（2022年版）

［S/OL］.［2022-04-03］. http：//www. nhc. gov. cn/yzygj/s2911/202204/a0
e67177df1f439898683e1333957c74/files/64eb7728ee494e299a77846fff0984
0e. pdf.

［46］中华人民共和国国家卫生健康委员会. 甲状腺癌诊疗指南（2022 年版）
［S/OL］.［2022-04-03］. http：//www. nhc. gov. cn/yzygj/s2911/202204/a0
e67177df1f439898683e1333957c74/files/95b301aab5de437192f9fbda9baf52
2e. pdf.

［47］中华人民共和国国家卫生健康委员会. 脑胶质瘤诊疗指南（2022 年版）
［S/OL］.［2022-04-03］. http：//www. nhc. gov. cn/yzygj/s2911/202204/
a0e67177df1f439898683e1333957c74/files/2888d8e5c72c48ca8a9844000f5
5be58. pdf.

［48］中华人民共和国国家卫生健康委员会. 淋巴瘤诊疗指南（2022 年版）［S/
OL］.［2022-04-03］. http：//www. nhc. gov. cn/yzygj/s2911/202204/a0e67
177df1f439898683e1333957c74/files/abcfc8aae54a4c3bbcfc5c6eea87cb71.
pdf.

［49］中华人民共和国国家卫生健康委员会. 黑色素瘤诊疗指南（2022 年版）
［S/OL］.［2022-04-03］. http：//www. nhc. gov. cn/yzygj/s2911/202204/
a0e67177df1f439898683e1333957c74/files/58f7070620874d608e72a
3f737330777. pdf.

［50］中华人民共和国国家卫生健康委员会. 弥漫性大 B 细胞淋巴瘤诊疗指南
（2022 年版）［S/OL］.［2022-04-03］. http：//www. nhc. gov. cn/yzygj/
s2911/202204/a0e67177df1f439898683e1333957c74/files/697cd66a248e41
86bec17040d53a1f3f. pdf.

［51］中华人民共和国国家卫生健康委员会. 慢性髓性白血病诊疗指南
（2022 年版）［S/OL］.［2022-04-03］. http：//www. nhc. gov. cn/yzygj/
s2911/202204/a0e67177df1f439898683e1333957c74/files/c7a0fa249a2943e
dbbe1c023985dd8cc. pdf.

［52］中华人民共和国国家卫生健康委员会. 慢性淋巴细胞白血病/小淋巴细胞
淋巴瘤诊疗指南（2022 年版）［S/OL］.［2022-04-03］. http：//www. nhc.
gov. cn/yzygj/s2911/202204/a0e67177df1f439898683e1333957c74/files/afad
5500fabf45ff876b24026b719321. pdf.

［53］中华人民共和国国家卫生健康委员会. 儿童脑胶质瘤诊疗规范（2021年版）［S/OL］. http：//www. nhc. gov. cn/yzygj/s7659/202105/3c18fec8a37d452b82fe93e2bcf3ec1e/files/6ac8fe34f0f54cbcbc950908708621fe. pdf.

［54］中华人民共和国国家卫生健康委员会. 儿童髓母细胞瘤诊疗规范（2021年版）［S/OL］. http：//www. nhc. gov. cn/yzygj/s7 659/202105/3c18fec8a37d452b82fe93e2bcf3ec1e/files/cdc4919916ec440296874b7604d581b0. pdf.

［55］中华人民共和国国家卫生健康委员会. 儿童颅咽管瘤诊疗规范（2021年版）［S/OL］. http：//www. nhc. gov. cn/yzygj/s7659/202105/3c18fec8a37d452b82fe93e2bcf3ec1e/files/3336be65bb8d4237b2f52fcd1e938504. pdf.

［56］中华人民共和国国家卫生健康委员会. 儿童室管膜肿瘤诊疗规范（2021年版）［S/OL］. http：//www. nhc. gov. cn/yzygj/s7659/202105/3c18fec8a37d452b82fe93e2bcf3ec1e/files/80312697a4ed405589e7ff7c1f502525. pdf.

［57］中华人民共和国国家卫生健康委员会. 儿童中枢神经系统生殖细胞肿瘤诊疗规范（2021年版）［S/OL］. http：//www. nhc. gov. cn/yzygj/s7659/202105/3c18fec8a37d452b82fe93e2bcf3ec1e/files/a27830e3c11a46a4817fa312bbf9a518. pdf.

［58］中华人民共和国国家卫生健康委员会. 儿童颅外恶性生殖细胞肿瘤诊疗规范（2021年版）［S/OL］. http：//www. nhc. gov. cn/yzygj/s7659/202105/3c18fec8a37d452b82fe93e2bcf3ec1e/files/eea2244f614c48498f64cb83cfc600bf. pdf.

［59］中华人民共和国国家卫生健康委员会. 儿童及青少年鼻咽癌诊疗规范（2021年版）［S/OL］. http：//www. nhc. gov. cn/yzygj/s7659/202105/3c18fec8a37d452b82fe93e2bcf3ec1e/files/e3461ab9e12f4e64a9089e48980e0d49. pdf.

［60］中华人民共和国国家卫生健康委员会. 儿童胸膜肺母细胞瘤诊疗规范（2021年版）［S/OL］. http：//www. nhc. gov. cn/yzygj/s7659/202105/3c18fec8a37d452b82fe93e2bcf3ec1e/files/6a37d5ceb0124d10b49c76cb08c85d16. pdf.